医院分级管理参考用书
医学院校师生参考用书
医学继续教育参考用书

医学临床"三基"训练试题集

医技分册

第三版

U0784005

主　　编：吴钟琪

副 主 编：黄建华　周蓉蓉　李海平

主编助理：黄佩刚

编委名单：（按姓氏笔画为序）

王　伟　石　柯　伍　勇　刘绍辉　安如俊　李海平

李瑞珍　杨元华　吴　钟　吴安华　张毕奎　陈　嘉

陈哲林　易　军　周蓉蓉　黄　勋　黄兆民　黄建华

黄佩刚　梁昌华　彭争荣　彭慧平　霍　刚

秘　　书：文迅杰　邓　珺　彭志刚

湖南科学技术出版社

医学临床"三基"训练试题集
医技分册
第三版

作者名单：（按姓氏笔画为序）

于平平　王　伟　王素娥　文冬生　尹光明　尹艳妮

石　柯　朱海霞　伍　勇　刘　敏　刘绍辉　安如俊

李　君　李现红　李海平　李惠明　李瑞珍　杨元华

肖际东　肖奇明　吴　莹　吴双桂　吴安华　吴玮辰

吴泓光　吴泓俊　吴钟琪　吴致德　旷寿金　张毕奎

张锐梅　陈　伟　陈　嘉　陈哲林　陈朝辉　易军晖

周蓉蓉　姚　欣　姚海燕　贺广湘　袁福来　聂晚频

唐晓鸿　黄　勋　黄兆民　黄佩刚　黄程辉　萧梅芳

盛晓原　梁昌华　彭　力　彭　媛　彭争荣　彭慧平

喻　晃　程春霞　霍　刚

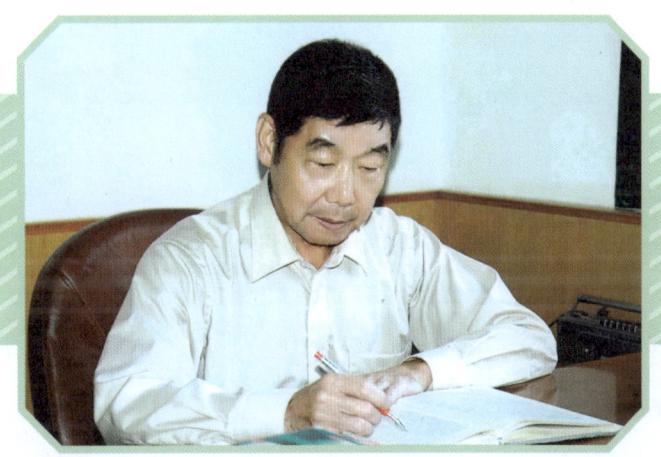

主编简介

吴钟琪，教授，硕士生导师。1938年生，河北人，中国共产党党员。1962年毕业于湖南医学院（现中南大学湘雅医学院），曾任湘雅医院高压氧科主任、湘雅医院医务科科长、湘雅三医院副院长等，1988年赴澳大利亚弗灵顿大学考察医院管理及高压氧医学，1992～1999年任湖南医科大学副校长，享受国务院政府特殊津贴。

吴钟琪为我国高压氧医学学术带头人之一，历任中华医学会高压氧医学分会副主任委员、卫生部医政司医用高压氧岗位培训中心主任、湖南省医学会高压氧专业委员会主任委员。1992年起先后担任湖南省医院管理协会副会长、湖南省医院分级管理委员会副主任、湖南省卫生事业管理学会副主任委员、湖南省老年卫生工作者协会副主任委员等。

吴钟琪主编了《医学临床"三基"训练系列丛书》，畅销近30年，受到全国医学界的好评；此外，还主编了《现代诊疗新技术》《医学精粹丛书》《中国农村医师全书》《高压氧医学》《高压氧临床医学》《高压氧在儿科及产科的应用》《中国高压氧医学论文集》《全科医师临床药物学》《国家执业医师资格考试系列丛书》《临床医学试题精集》《临床症状鉴别及诊疗》等著作，共5000万字。此外还参编和翻译了《腹部外科手术学》《医院感染学》《实用内科学》等多部著作，并担任《现代医学》杂志常务编委及《当代护士》《中国航海医学与高压氧医学》等杂志的编委。

吴钟琪教授先后入选《中国当代医药界名人录》《中国科技名人录》《中华科技精英大典》及《当代中国科学家学术思想精粹》等。

副主编简介

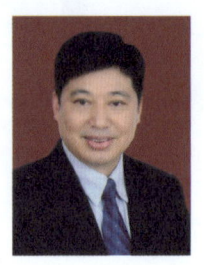

　　黄建华，男，1962年出生，中共党员，中南大学湘雅医院外科教授、主任医师，医学博士。任湘雅医院血管外科主任、普通外科副主任。兼任中华医学会外科学分会血管外科学组委员、中国医师协会血管外科医师分会常务委员、中国老年医学会周围血管病管理分会副会长、国际血管联盟中国分部血管外科专家委员会常委、湖南省医学会血管外科专业委员会主任委员等；《中华血管外科杂志》《中国普通外科杂志》等多家杂志编委。从事普通外科18年，血管外科17年，具有坚实的外科基础和血管外科临床经验。创立了湘雅医院血管外科，开展了一系列医疗新技术，填补了湘雅医院和省内数十项空白。主编专著3部，副主编2部，参加编写15部。主持和参与国家、省部级课题10余项。发表论文近百篇。

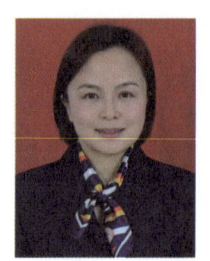

　　周蓉蓉，女，1969年出生，医学博士，留美博士后，主任医师，教授，硕士生导师，中南大学湘雅医院肿瘤科教研室副主任。现任中华医学会放射肿瘤治疗学分会第八届委员会近距离治疗学组委员，湖南省医学会放射肿瘤学专业委员会副主任委员，湖南省医学会肿瘤放射治疗专业委员会立体定向专业学组副组长，湖南省医学会肿瘤学专业委员会第二届鼻咽癌学组副组长，中国南方肿瘤临床研究协会（CSWOG）肺癌专业委员会委员等。一直从事恶性肿瘤放化疗的临床、教学和科研工作，主持和参与国家及省部级课题10余项，发表SCI论文20余篇，参编和副主编中英文教材4本，荣获中南大学医疗新技术二等奖1项，培养研究生多名。

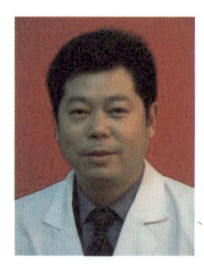

　　李海平，男，1964年出生，中南大学湘雅医院放射科及放射介入副主任医师，副教授，湖南省抗癌协会肝癌专业委员会副主任委员。自1988年9月至今一直从事X射线、CT、磁共振影像诊断及肝癌、肝血管瘤、胆道疾患、食管疾患、布加综合征、经颈静脉肝内门体静脉支架分流术（TIPS）、肾肿瘤及血管疾患、盆腔疾患的放射介入诊疗工作，曾到韩国、日本、法国、英国、德国、奥地利、西班牙等多国参与国际学术交流，发表科研论文20余篇。承担原湖南省卫生厅、湖南省科技厅科研项目各1项，参与编写专著1部。

序

　　"三基""三严"，即临床医学的基本理论、基本知识、基本技术和严格要求、严谨态度、严肃作风，是为医之道、治院之本，是具有中国文化底蕴和特色的医院管理经验的总结、提炼与升华。它起源于中国医学最高学府之一的北京协和医院，哺育着一代代良医踏着这条路径走向成功，济世为民；它又以我国自 20 世纪 80 年代末以来创立的中国医院分级管理和医院评审制度为载体走向全国医疗界，因为将"三基""三严"的训练、考核列入了医院分级管理的标准，并纳入了评审。中南大学（当时的湖南医科大学）的学者、专家，在吴钟琪教授的组织下编写了《医学临床"三基"训练》这部教材，为"三基""三严"迅速普及全国起到了助推加速的作用，使全国的医院、医务工作者受益匪浅。同时，这部教材作为中国医院分级管理和医院评审工作及其实效的目睹者也就理所当然了。

　　已故卫生部老部长陈敏章很赞成将"三基""三严"纳入医院分级管理和医院评审标准系列。为此，他曾精辟地指出，医院分级管理是一种机制，可以依据形势的发展和实际需要，将对医院的新要求纳入标准，就可引导医院不断地发展、提高。吴钟琪教授带领一班人实践了老部长的理念，特别是现在推出的《医学临床"三基"训练试题集》，更是以实际行动在继承和发扬老部长的治院思想和遗愿。

　　虽然现代科学技术的进步，已将人类历史推进到电子、生物学和信息化的时代，医学临床的诊断和治疗技术与既往不可同日而语，但是医务人员的临床基本功还是绝对不可忽视的。如此强调绝非像吃腻了奶油、面包、牛排而想粗茶淡饭的那种简单地回归，而应该说是被千千万万实践所证明了的铁律。《医学临床"三基"训练试题集》的问世，为医务人员带来更新、更深刻的启迪。为此，我作为有着 40 年临床和医院管理经历的一名医师和医政管理者，有超过 12 条的理由向全国的同道们推荐这部书。

　　我还提议：谨以此书献给已故老部长陈敏章！

中华医院管理学会原副会长

于宗河

于北京

第三版前言

作为《医学临床"三基"训练》丛书的配套资料,《医学临床"三基"训练试题集》(含医师分册、护士分册、医技分册3个分册)2003年出版发行以来,受到广大医务人员和医学生的欢迎和支持,在此作者谨致谢忱。

随着国内外医学事业的不断发展和进步,许多新理论、新知识、新技术不断涌现,我们又于2009年对《医学临床"三基"训练》丛书进行了修订(第四版)和再版(第五版)。第五版的《医学临床"三基"训练》丛书增加了许多新的内容,作为配套试题的《医学临床"三基"训练试题集》势必需要随之修订。在《医学临床"三基"训练试题集》的修订过程中,我们适当加强了医学基础理论知识的比重,增加了医学人文知识和医疗卫生政策法规方面的内容,同时对专业知识内容进行了较大篇幅的增删,并根据最新版全国高等医学院校规划教材对部分专业内容进行了重组。此外,我们对整体结构也进行了调整,如每套试卷中配有概述,以便读者更加了解该章节的内容和重要性;选择题的答案采用了表格形式,使读者更为便捷地查找A型、B型、C型和X型题各种选择题的正确答案;名词解释和简答题配有适当的图片或表格,目的是帮助读者更好地理解和记忆;对判断题的答案增加了"解析"。通过上述增删、重组和使《医学临床"三基"训练试题集》的内容更为全面、更趋合理,以适应我国医学事业发展和卫生工作改革的需要。

本丛书修订的指导思想是:

1. 紧跟医学科技新进展,更新知识内容。

2. 坚持以实用性为主,兼顾提高基本理论知识水平。

3. 以人为本,重视人文医学和卫生政策法规,推动医学模式的转变。

由于本丛书各章节的内容不同,故各试卷的题型、题量亦有所不同,至于各试卷所附的计分办法仅供读者参考。现就本丛书医师分册、护士分册、医技分册3个分册修订中的有关具体问题做如下说明。

(一)医师分册

1. 为加强医师基础医学知识的学习和训练,本次修订增编了"基础医学分科试卷",如增加了"临床常用药物知识试卷"和"临床药学试卷"。

2. 增编了"医学心理学试卷""预防与控制医院感染试卷""饮食、营养、健康与医院饮食试卷"。

3. 根据诊断学的发展,全面修订为诊断试卷,增编了"诊断学概述与病史采集试卷""病历写作试卷""体格检查试卷""实验诊断试卷"和"基因诊断试卷"。

4. 为了更好地研究人体疾病发生原因、发生机制、病理变化、结局和转归的医学基础学科，增编了两套"临床病理学试卷"。

5. 增编了新发现疾病如"新型冠状病毒肺炎试卷"。

6. 对外科总论试卷中的"休克试卷"和"加强监护病房（ICU）试卷"具体内容进行了调整、重组和修改。

（二）护士分册

护士分册初版之时，我国医学护理教育尚处于以中等职业教育为主的阶段，当时全国还没有系统的护理学规划教材。目前，我国医学护理教育已进入以专科教育、本科教育为主的新阶段，而且出版发行了较为系统的护理学规划教材。因此，在此次修订中护士分册的内容有较大范围的增删。

1. 为加强基础医学理论知识的学习，新增了"临床药学试卷"和"人体寄生虫学试卷"。

2. 将原"微生物学和免疫学试卷"拆分为"免疫学试卷"和"医学微生物学试卷"两个试卷。

3. "以人为本"的医学理念日益受到国内外医学界的广泛重视，特此增编了"护理学概述试卷"。

4. 鉴于临床上对病人的生理、心理、社会文化和精神诸方面的表现以及对危重病人生命体征的监测日益重视，增编了"医院护理试卷""护理礼仪试卷""护理文件书写规范试卷""心理护理试卷"和"护理管理与护理质量管理基本知识试卷"。

5. 根据高等护理学规划教材，增编了"基础护理学试卷"，包括"预防与控制医院感染试卷""无菌技术与手卫生试卷""生命体征测量试卷""生活护理试卷""饮食、营养、健康与医院饮食试卷""给药试卷""静脉输血试卷"和"静脉输液试卷"。

6. 增编了"急症护理（学）试卷"，包括"常见急症护理试卷""创伤急救试卷""心肺复苏（CPR）护理试卷""加强监护病房（ICU）准入护士试卷""骨科疾病护理试卷"和"烧伤科试卷"。

7. 增编了"临床医学基本知识试卷"，包括"电子病历系统和医院信息系统试卷""医学影像诊断试卷""肿瘤学试卷"和"加强监护病房（ICU）试卷"。

8. 为了帮助读者更好地理解儿科护理学和妇产科护理学相关知识，新增了"产科护理学试卷""妇科护理学试卷"和"新生儿护理试卷"。

9. 增编了"预防医学知识试卷"，包括"手卫生试卷""清洁、消毒与灭菌知识试卷"和"医学隔离技术试卷"。

10. 除上述修订内容外，对其他有关章节还进行了必要的调整和补充。例如，加强了外科护理学的内容，增加了"新型冠状病毒肺炎试卷"等新发现疾病的专题试卷等。

（三）医技分册

由于医技科室十分广泛而又各自性质不同，医技科室的工作人员对医学临床"三基"知识的需求存在较大差异。因此，读者在使用本书时，应对其内容有所侧重，编者也尽量考虑适应各医技科室的不同需求。

1. 由于不同的医技科室对基础医学知识的要求有很大差异，为适应这一情况，我们增编了"预防医学试卷"和"全科医学试卷"。

2．为了防止临床上抗维生素的滥用及外环境变化的影响，致病性和条件致病性微生物正在发生变异，导致新发病种或复发性感染，增编了"预防与控制医院感染试卷"。

3．随着医技科室的发展与进步，其工作范围不断扩大，对临床诊疗技术的要求也日益增加，故此增编了"临床诊疗器械检查试卷"和"临床药学试卷"。

4．增编了"放射治疗学试卷""高压氧医学试卷"和"康复医学试卷"。

5．对于新发现的某些疾病如新型冠状病毒肺炎等的诊断，医技科室有着举足轻重的作用，因此我们增编了这方面知识的专题试卷。

我们编写《医学临床"三基"训练试题集》的目的是帮助读者提高医学基本理论、基本知识和基本技能，通过做题复习和巩固已有的"三基"知识，训练和提高读者的应试能力。希望通过本丛书的修订能更好地适应读者的需要，从而为读者参加"三基"考试等各种医学考试提供帮助。

由于编者的水平有限，加之编写时间较为仓促，错漏之处在所难免，望广大读者不吝赐正。

吴钟琪
于长沙

前　言

应读者要求和湖南科学技术出版社的委托，我们特组织《医学临床"三基"训练》丛书的原班作者编写了《医学临床"三基"训练试题集》。为与《医学临床"三基"训练》相配套，本试题集也分为3个分册，即医师分册、护士分册和医技分册。

医学临床"三基"训练是提高医务人员整体业务素质的重要途径和方法，是提高医院医疗、护理水平的重要保证。"三基"训练在全国各级医院已广泛开展。编写本试题集的目的就是为了帮助广大医务人员在医学临床"三基"训练过程中更好地巩固已学得的知识，并对学习成果进行测试；同时也是为了帮助学习者掌握包括选择题在内的多种题型，做好应试准备。本试题集亦可作为各级医院在"三基"训练考核中命题的参考。本试题集可供各级医院医师、护士和医技人员使用，亦可作为各级医学院校和护理学校师生的参考用书。

本试题集各分册均包括多种题型的试题和多种类型的组卷，依据医学临床"三基"内容的不同，分别组织了单科试卷、多科试卷及综合试卷等。本试题集的题型包括选择题（A型、B型、C型和X型）、填空题、判断题、名词解释和简答题。本试题集的试题中70%以上是直接或间接取自《医学临床"三基"训练》各个分册的内容，少量其他试题也不超出最新版的医学教材范围。为防治传染性非典型肺炎（SARS）的需要，各分册中均增编了有关传染性非典型肺炎知识的试卷。

本试题集在每一份试卷之后附有该试卷的参考答案。希望读者在使用本书的过程中首先自行答题，不要依赖参考答案。参考答案仅供读者自测评分使用，这样才能达到较好的学习效果。

在《医学临床"三基"训练·医技分册》中，原来未编入基础医学知识（包括人体解剖学、生理学、医学微生物学和免疫学、病理生理学、药理学、卫生学等）的内容。为适应临床医技各科"三基"训练和考核的需要，在本试题集的医技分册中我们增编了12套有关基础医学知识的综合试卷，以作为基础医学知识内容的补充。

为使读者更好地掌握选择题的各种题型特点，兹简要介绍如下：

（一）A型题（单个最佳选择题）

A型题每道试题由1个题干和A、B、C、D、E 5个备选答案组成。备选答案中只有1个是最佳选择，称为正确答案，其余4个均为干扰答案。干扰答案或是完全不正确或是部分正确，相互排斥的答案可同时提供。这类试题常常具有比较意义。在答题时，应当找出最佳的或最恰当的备选答案，排除似乎有道理而实际上是不恰当的选择。

例如：

预防风湿热复发的最有效药物是

A. 阿司匹林

B. 对氨基苯甲酸

C. ACTH

D. 青霉素

E. 可的松

答案：D

(二) B 型题（配伍选择题）

B 型题的基本结构是先列出 5 个用英文字母标明的备选答案，接着是 2 道以上用数字标明的试题，要求学生从备选答案中为每道试题配 1 个最合适的答案。B 型题和 A 型题的区别是：A 型题 1 道题配 1 组答案，B 型题则是若干道题共用 1 组备选答案。例如：

问题 1～3

A. 风疹

B. 艾滋病

C. 血友病

D. 红斑狼疮

E. 支气管哮喘

1. 属自身免疫性疾病的是

2. 属免疫缺陷性疾病的是

3. 属遗传性疾病的是

答案：1. D　　2. B　　3. C

B 型题可用于考查基础、临床各学科的知识和技能，特别是可有效地测试知识的相关性，如考查应试者对关系密切的几种药物作用的了解，鉴别几种类似疾病的症状和体征等。

(三) C 型题

C 型题的使用已日趋减少，本试题集中仅选用了少量 C 型题，以便读者了解这种题型。C 型题与 B 型题的区别是：C 型题有 4 个备选答案，要求应试者对 2 种药物、2 个症状、2 个体征或 2 个化验结果等加以比较，选择最适合的答案。例如：

问题 1～2

A. 缩窄性心包炎

B. 门脉性肝硬化

C. 两者均是

D. 两者均否

1. 大量腹水伴肝功能损害

2. 颈静脉怒张

答案：1. C　　2. A

(四) X 型题（任意选择题）

X 型题是任意选择题，有别于 A 型题，在备选答案中应选出 2～5 个正确答案。例如：

下列哪些是听神经瘤脑干听觉诱发电位的表现

A. Ⅴ波波峰幅度变小

B. Ⅰ波波峰幅度变小

C. Ⅴ波潜伏期延长或消失

D. Ⅰ波潜伏期延长或消失

E. Ⅲ波波峰幅度变小

答案：AC

由于编写时间比较仓促，本书如有组卷和选题不当之处，诚望读者指正。

编　者

于中南大学

目　录

§1

基础医学基本
知识试卷

人体解剖学（human anatomy）是研究正常人体各部分形态、结构、位置、毗邻及结构与功能关系的科学，分为大体解剖学和显微解剖学两部分。大体解剖学是借助解剖器械切割尸体的方法，用肉眼观察人体各器官、系统的形态和结构的科学。显微解剖学可分为细胞学和组织学。显微解剖学必须借助光学显微镜或电子显微镜的放大作用研究人体的微细结构。随着人类的进步和科学文化的发展，人体解剖学由于所服务的对象不同，在研究方法、着重点和目的性等方面产生了差异，分为系统解剖学、局部解剖学、艺术解剖学和运动解剖学。本试卷内容涉及人体解剖学相关知识点。

§1.1　人体解剖学试卷

一、选择题

【A 型题】

1. 颞区外伤引起急性硬膜外血肿，最常见损伤的血管是　　　　　　　　（　　）
   A. 颞浅动脉　　　B. 大脑中动脉　　　C. 脑膜中动脉　　　D. 板障静脉　　　E. 乙状窦

2. 肱骨外科颈骨折损伤腋神经后，肩关节将出现哪种运动障碍　　　　　（　　）
   A. 不能屈　　　B. 不能伸　　　C. 不能内收　　　D. 不能外展　　　E. 不能旋转

3. 一侧耳蜗神经核受损，将会导致　　　　　　　　　　　　　　　　　（　　）
   A. 同侧耳全聋　　　B. 对侧耳全聋　　　C. 两耳全聋　　　D. 两耳听力均减弱　　　E. 两耳听觉均正常

4. 下列动脉中，哪种没有分支到胃　　　　　　　　　　　　　　　　　（　　）
   A. 腹腔干　　　B. 肠系膜上动脉　　　C. 肝固有动脉　　　D. 脾动脉　　　E. 胃十二指肠动脉

5. 腹股沟淋巴结收集　　　　　　　　　　　　　　　　　　　　　　　（　　）
   A. 下肢的淋巴　　　B. 腹壁的淋巴　　　C. 腰背部的淋巴　　　D. 会阴部的淋巴　　　E. 臀部的淋巴

6. 心肌的血液来自　　　　　　　　　　　　　　　　　　　　　　　　（　　）
   A. 胸主动脉的分支　　　B. 主动脉弓的分支　　　C. 左右冠状动脉　　　D. 胸廓内动脉　　　E. 心包膈动脉

7. 胸骨角两侧平对　　　　　　　　　　　　　　　　　　　　　　　　（　　）
   A. 第 5 肋　　　B. 第 4 肋　　　C. 第 3 肋　　　D. 第 2 肋　　　E. 第 1 肋

8. 不从内囊后脚通过的纤维束为　　　　　　　　　　　　　　　　　　（　　）

A. 皮质脊髓束　　　B. 皮质脑干束　　　C. 视辐射　　　D. 听辐射　　　E. 丘脑皮质束

9. 迷走神经　　　　　　　　　　　　　　　　　　　　　　　　　　　　　　（　　）

A. 内脏运动纤维支配全身平滑肌运动　　　B. 内脏运动纤维支配咽喉肌运动　　　C. 内脏运动纤维支配全身腺体分泌活动　　　D. 内脏运动纤维支配心肌　　　E. 内脏感觉纤维管理全身黏膜感觉

10. 男性尿道　　　　　　　　　　　　　　　　　　　　　　　　　　　　　　（　　）

A. 成人尿道长 10~15 cm　　　B. 兼有排尿和排精功能　　　C. 前列腺部尿道长约 1 cm　　　D. 膜部尿道长约 3 cm　　　E. 有一个狭窄、一个膨大和一个弯曲

11. 手指夹纸试验是检查　　　　　　　　　　　　　　　　　　　　　　　　（　　）

A. 腋神经　　　B. 桡神经　　　C. 尺神经　　　D. 肌皮神经　　　E. 正中神经

12. 关于网膜孔的描述，下列哪项错误　　　　　　　　　　　　　　　　　　（　　）

A. 上方有肝尾叶　　　B. 下方有十二指肠壶腹部　　　C. 前方有胆总管　　　D. 后方有门静脉　　　E. 是腹膜腔与网膜囊的通道

13. 右主支气管的特点是　　　　　　　　　　　　　　　　　　　　　　　　（　　）

A. 细而短　　　B. 粗而短　　　C. 细而长　　　D. 粗而长　　　E. 较左主支气管倾斜

14. 下列何者不是精索的结构　　　　　　　　　　　　　　　　　　　　　　（　　）

A. 输精管　　　B. 睾丸动脉　　　C. 蔓状静脉丛　　　D. 提睾肌　　　E. 射精管

【X 型题】

15. 两眼瞳孔不等大，左>右，可能是由于　　　　　　　　　　　　　　　　（　　）

A. 左侧动眼神经损伤　　　B. 右侧颈交感干损伤　　　C. 左侧动眼神经副核损伤　　　D. 顶盖前区损伤　　　E. 脊髓胸段一二节右半损伤

16. 与眼有关的神经包括　　　　　　　　　　　　　　　　　　　　　　　　（　　）

A. 三叉神经　　　B. 动眼神经　　　C. 展神经　　　D. 滑车神经　　　E. 面神经

17. 淋巴器官包括　　　　　　　　　　　　　　　　　　　　　　　　　　　（　　）

A. 淋巴结　　　B. 脾　　　C. 扁桃体　　　D. 胸腺　　　E. 肝

18. 声波从外耳道传至内耳，其传导途径中包括　　　　　　　　　　　　　　（　　）

A. 鼓膜　　　B. 半规管　　　C. 听小骨链　　　D. 前庭窗　　　E. 耳蜗

19. 支配心脏的神经包括　　　　　　　　　　　　　　　　　　　　　　　　（　　）

A. 交感神经　　　B. 心脏神经　　　C. 膈神经　　　D. 副交感神经　　　E. 胸腔神经

20. 小脑损伤的典型体征包括　　　　　　　　　　　　　　　　　　　　　　（　　）

A. 眼球震颤　　　B. 共济失调　　　C. 随意运动丧失　　　D. 语言障碍　　　E. 意向性震颤

二、填空题

1. 翼点位于_____、_____、_____、_____四骨的会合处。

2. 骨盆由_____、_____、_____以及_____构成。

3. 关节的基本结构是 _____、_____ 和 _____。关节的辅助结构是 _____、_____ 和_____。

4. 肩关节由 _____ 和 _____ 的关节面构成。能做 _____、_____、_____、_____、_____、_____，还可做_____运动。

5. 输卵管由内侧向外侧可分为 4 部，即_____、_____、_____、_____。

6. 喉腔可区分为 3 部分，即_____、_____和_____。

7. 男性尿道的 2 个弯曲为 _____ 和 _____。男性尿道的 3 个狭窄为 _____、_____ 和_____。

8. 第 I 躯体运动区位于_____和_____；第 I 躯体感觉区位于_____和_____；视区位于_____；听区位于_____。

9. 眼球的屈光系统包括_____、_____、_____和_____。

10. 脑干包括_____、_____、_____ 3 部分。

三、判断题

1. 门静脉收集腹盆腔内所有不成对脏器的静脉血。 （　）
2. 正常成人脊髓下端达第 1 腰椎下缘水平。 （　）
3. 睫状肌收缩时，睫状小带绷紧，晶状体变凸，适于看近物。 （　）
4. 男性膀胱底后方，有输尿管越过输精管的前上方。 （　）
5. 骨髓可分为黄骨髓和红骨髓，黄骨髓没有造血功能。 （　）

四、名词解释

1. 椎间盘
2. 三偏征
3. 牵涉痛
4. 膀胱三角
5. 硬膜外隙

五、简答题

1. 上肢骨包括哪些骨？下肢骨包括哪些骨？
2. 试述胸骨角的位置及临床意义。
3. 简述关节的基本结构。
4. 试述上颌窦的位置、各壁的组成及开口部位。
5. 何谓肺门和肺根？肺根内主要结构排列有什么规律？
6. 试述泌尿系统的组成及功能。
7. 肾区是指什么部位？有何意义？
8. 输尿管的狭窄部在什么部位？有何临床意义？

9. 何谓阴道穹？有何意义？
10. 简述咽鼓管的结构与功能。

参考答案

一、选择题

【A 型题】

题序	1	2	3	4	5	6	7	8	9	10	11	12	13	14
答案	C	D	A	B	A	C	D	B	D	B	C	D	B	E

【X 型题】

题序	15	16	17	18	19	20
答案	ABCE	ABCDE	ABCD	ACD	AD	ABE

二、填空题

1. 颞窝前部额骨　顶骨　颞骨　蝶骨
2. 左右髋骨　骶骨　尾骨　骨连结
3. 关节面　关节囊　关节腔　韧带　关节盘　关节唇
4. 肩胛骨的关节盂　肱骨头　屈　伸　收　展　旋内　旋外　环转
5. 间质部　峡部　壶腹部　伞部
6. 喉前庭　喉中间腔　声门下腔
7. 耻骨下弯　耻骨前弯　尿道内口　膜部　尿道外口
8. 中央前回　中央旁小叶的前部　中央后回　中央旁小叶的后部　距状沟的两侧皮质　颞横回
9. 角膜　房水　晶状体　玻璃体
10. 中脑　脑桥　延髓

三、判断题

题序	答案	解　析
1	×	门静脉是肝脏重要的血供来源，75％的血液来自门静脉。门静脉包括肝门静脉和垂体门静脉。肝门静脉由脾静脉（肠系膜下静脉注入脾静脉）、肠系膜上静脉汇合而成，回收来自腹腔脏器的血液。
2	√	正常成年人的脊髓最末端也就是脊髓的最底端，在人体第一节腰椎的下缘，从第一节腰椎往下，一直到骶椎尾椎都为脊髓的马尾神经。

题序	答案	解 析
3	×	当睫状体收缩时，悬韧带松弛，晶状体借助自身弹性变凸，焦距变短，屈光度改变，睫状体放松，使悬韧带保持张紧，晶状体变得较为扁平。因此睫状体收缩时，睫状体的位置上移，使睫状小带（悬韧带）松弛，晶状体受到牵拉力减少，曲度增加，就是变厚，适应看近处物体。
4	×	男性的膀胱位于身体的下腹部，在空虚状态下呈三棱锥的形态，处于盆腔的底部，可以把毗邻分为 4 个方位，上方有腹膜覆盖，毗邻小肠，下方毗邻前列腺，前方有耻骨联合后面，后方有直肠、精囊腺、输精管壶腹。
5	×	骨髓可分为黄骨髓和红骨髓，黄骨髓主要由脂肪组织构成，即骨髓的基质细胞大量变为脂肪细胞，仅有少量幼稚细胞团，其造血功能微弱。

四、名词解释

1. 椎间盘：是连结相邻两个椎体的纤维软骨盘，中央部是柔软而富有弹性的髓核，周围部是由多层纤维软骨按同心圆排列组成的纤维环，富于坚韧性，限制髓核向周围膨出。椎间盘的主要功能是承受和转移压力，缓冲震荡和协调脊柱的运动。

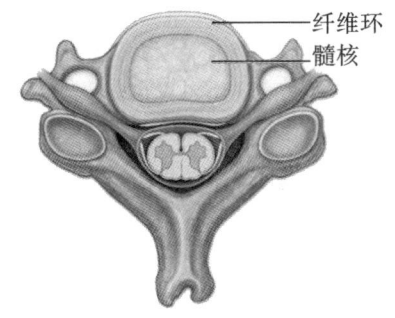

正常椎间盘

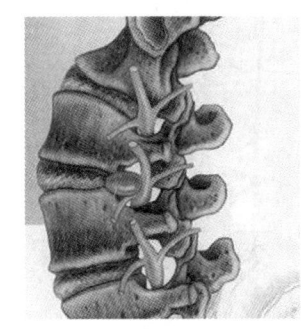

椎间盘突出

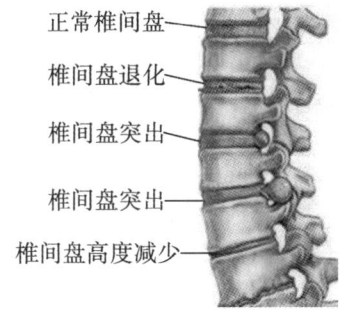

椎间盘病变

2. 三偏征：内囊损伤后会出现典型的"三偏征"，即偏瘫、偏盲、偏感觉障碍。

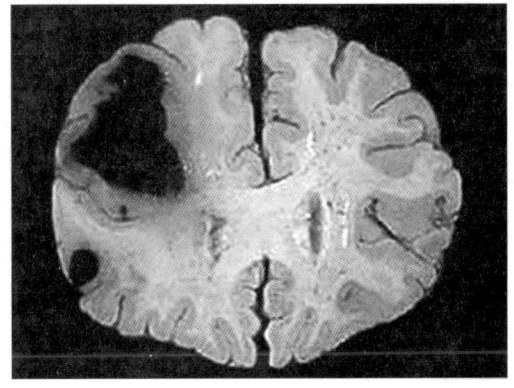

三偏征示意图

3. 牵涉痛：内脏疾病引起同一神经节段支配的体表皮肤疼痛或痛觉过敏。

4. 膀胱三角：在膀胱底的内面，两侧输尿管口及尿道内口三者连线之间的区域。

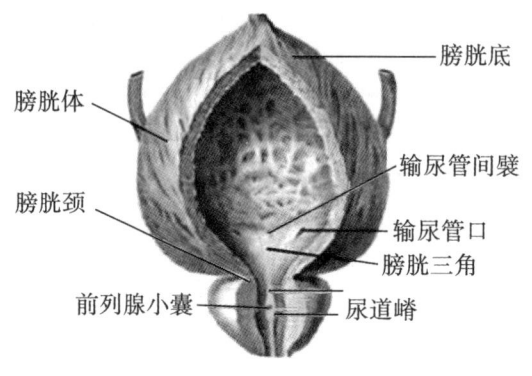

膀胱三角

5. 硬膜外隙：硬脊膜与椎管内面的骨膜之间的腔隙称为硬膜外隙；其内有脊神经根通行，临床上进行硬膜外阻滞时，就是将药物注入此腔内，以阻滞脊神经的传导作用。

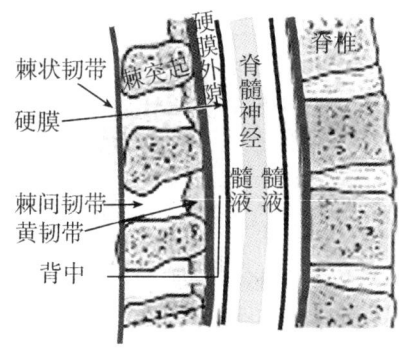

硬膜外隙示意图

五、简答题

1. 上肢骨包括锁骨、肩胛骨、肱骨、桡骨、尺骨和 8 块腕骨（包括手舟骨、月骨、三角骨、豌豆骨、大多角骨、小多角骨、头状骨和钩骨）、5 块掌骨、14 块指骨。下肢骨包括髋骨、股骨、髌骨、胫骨、腓骨、7 块跗骨（包括距骨、跟骨、足舟骨、骰骨、内侧楔骨、中间楔骨和外侧楔骨）、5 块跖骨和 14 块趾骨。

2. 胸骨角为胸骨柄与胸骨体连结处微向前突的横嵴。其两侧平对第 2 肋关节，是计数肋骨的重要标志。胸骨角平面通过第 4 胸椎体下缘水平，可作为纵隔分部和一些胸腔内器官分段的体表标志。

3. 关节的基本构造包括关节面、关节囊和关节腔。

（1）关节面：为两骨互相接触的骨面，覆盖有关节软骨，多为一凸一凹相互适配的面，凸者为关节头，凹者为关节窝。关节软骨具有弹性，能承受压力和吸收震荡。关节软骨表面光滑，覆以少量滑液，有利于活动。关节软骨无血管、无神经，其营养由滑液和关节囊滑膜层的血管供应。

（2）关节囊：呈袋状，附着于关节面周缘的骨面，并与骨膜相续连。关节囊分内、外两层。外层为纤维层，由致密的纤维结缔组织构成，富有血管、神经、淋巴管。在某些部位，纤维层的表面增厚形成

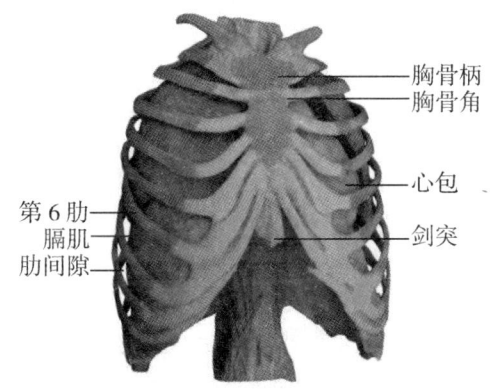

胸骨角示意图

韧带，可加强连结，其厚薄、松紧程度与关节的作用相适应。内层为滑膜层，由平滑光亮、薄而柔润的疏松结缔组织膜构成。其边缘附着于关节软骨的周缘，除关节软骨、关节唇和关节盘外，滑膜覆盖关节内的一切结构。滑膜富含血管网，能产生滑液，并对关节软骨提供部分营养。

（3）关节腔：是由关节软骨和关节囊滑膜层共同围成的密闭的腔，在正常状态下腔内含少量的滑液。关节腔内为负压，对维持关节的稳固性有一定的作用。

4. 上颌窦位于鼻腔两侧的上颌骨体内，呈四棱锥体形。上颌窦有 5 个壁，前壁由上颌体的前外侧面构成；后壁由上颌体的后面构成，毗邻颞下窝和翼腭窝；上壁为上颌体的眶面并与眶腔相隔；下壁即上颌骨的牙槽突；内侧壁即上颌体的鼻面并与鼻腔相隔。上颌窦在其内侧壁上部开口于中鼻道的半月裂孔。

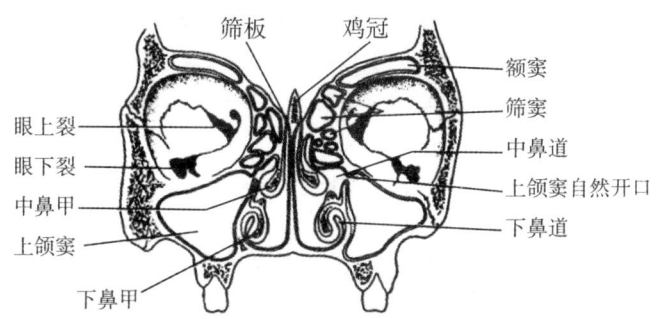

上颌窦示意图

5. 位于肺内侧面的中部，有支气管、肺动脉、肺静脉和其他血管、淋巴管、神经进出肺的部位，称为肺门。这些出入肺门的结构，由结缔组织包裹在一起，将肺连于纵隔，称为肺根。肺根内的结构排列自前向后为：上肺静脉、肺动脉、主支气管。左肺根的结构自上向下是肺动脉、左主支气管、下肺静脉；右肺根的结构自上向下为上叶支气管、肺动脉、肺静脉。

6. 泌尿系统由肾、输尿管、膀胱和尿道组成，其主要功能是排出机体新陈代谢过程中产生的废物和多余的水，保持机体内环境的平衡和稳定。肾生成尿液，输尿管将尿液输送至膀胱，膀胱为储存尿液的器官，尿道将尿液排出体外。

7. 在腰背部，竖脊肌外侧缘与第 12 肋之间的区域，称为肾区。其深面有肾脏，叩击此区有无疼痛或疼痛加剧，可协助对肾脏疾患的诊断。

8. 输尿管有 3 个狭窄部，一个在肾盂与输尿管移行处，一个位于小骨盆入口输尿管跨过髂血管处，一个在输尿管穿过膀胱壁的壁内部。输尿管结石常易嵌顿在这些狭窄部位。

9. 阴道的上端包绕子宫颈的阴道部，两者之间形成环状凹陷，称为阴道穹。阴道穹可分为互相连通的前部、后部和两侧部，其中以阴道穹后部最深，并与直肠子宫陷凹紧密相邻，两者间隔以阴道后壁和一层腹膜。直肠子宫陷凹是腹膜腔的最低部位，腹腔内的炎性渗出液、脓液等易积存于此，因此可经阴道穹后部行穿刺或引流进行诊断和治疗。

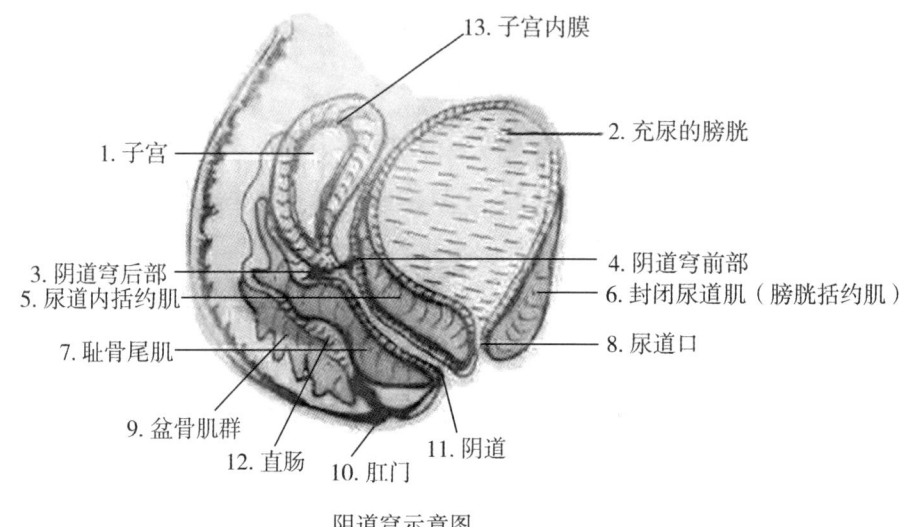

阴道穹示意图

10. 咽鼓管是连通鼻咽部和鼓室的管道，其结构分骨部和软骨部，骨部即颞骨岩部的咽鼓管半管，以其鼓室口开口于鼓室的前壁。软骨部紧连骨部，其内侧端开口于鼻咽部的侧壁，平对下鼻甲的后方，即咽鼓管咽口。咽鼓管的生理意义是维持鼓室和外界的大气压平衡，以便鼓膜振动。

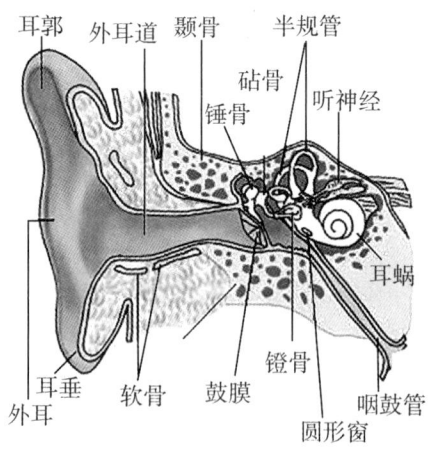

咽鼓管示意图

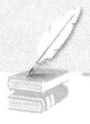

　　生理学（physiology）是生物学的一个主要分支，是研究生物机体的各种生命现象，特别是机体各组成部分的功能及实现其功能的内在机制的一门学科。本试卷内容涉及生理学相关知识。

§1.2　生理学试卷

一、选择题

【A 型题】

1. 氢化可的松的主要作用是　　　　　　　　　　　　　　　　　　　　　　　　（　　）

　　A. 降低血糖　　B. 减少嗜酸性粒细胞和淋巴细胞　　C. 减少体内水的排出　　D. 减少血小板和红细胞　　E. 激活儿茶酚氧位甲基转移酶

2. 同时影响肾小球滤过和肾小管重吸收的因素是　　　　　　　　　　　　　　　（　　）

　　A. 血浆胶体渗透压　　B. 滤过膜的通透性　　C. 血液中葡萄糖　　D. 抗利尿激素
　　E. 醛固酮

3. 某人的红细胞与 B 型血血清凝集，而其血清与 B 型血的红细胞不凝集，此人血型为

　　　　　　　　　　　　　　　　　　　　　　　　　　　　　　　　　　　　（　　）

　　A. A 型　　B. B 型　　C. O 型　　D. AB 型　　E. Rh 型

4. 心肌不会产生强直收缩，其原因是　　　　　　　　　　　　　　　　　　　　（　　）

　　A. 心脏是功能上的合胞体　　B. 心肌肌浆网不发达，储 Ca^{2+} 少　　C. 心肌有自律性，呈自动节律收缩　　D. 心肌的有效不应期长　　E. 心肌呈"全或无"收缩

5. 肾素血管紧张素系统活动增强时　　　　　　　　　　　　　　　　　　　　　（　　）

　　A. 醛固酮释放减少　　B. 静脉回心血量减少　　C. 体循环平均充盈压减低　　D. 交感神经末梢释放递质减少　　E. 肾脏排钠量减少

6. 最重要的消化液是　　　　　　　　　　　　　　　　　　　　　　　　　　　（　　）

　　A. 唾液　　B. 胃液　　C. 胆汁　　D. 胰液　　E. 肠液

7. 大量饮清水后尿量增多，主要是由于　　　　　　　　　　　　　　　　　　　（　　）

　　A. 肾小球滤过率增加　　B. 血浆胶体渗透压降低　　C. 抗利尿激素分泌减少
　　D. 醛固酮分泌减少　　E. 囊内压降低

8. 切除狗的肾上腺皮质，出现　　　　　　　　　　　　　　　　　　　　　　　（　　）

　　A. 血容量↓，血钠↓，尿钾↑　　B. 血容量↓，血钠↑，尿钾↑　　C. 血容量↓，血

钠↑，尿钾↓   D. 血容量↑，血钠↓，尿钾↑   E. 血容量↓，血钠↓，尿钾↓

9. 基础体温随月经周期变化，与下列何种激素有关 （   ）
   A. 甲状腺激素   B. 孕激素   C. 雌激素   D. 催乳素   E. ACTH

10. 机体保钠的主要激素是 （   ）
    A. 醛固酮   B. 氢化可的松   C. ACTH   D. 生长激素   E. 抗利尿激素

11. 下列哪种属于类固醇激素 （   ）
    A. 1,25(OH)$_2$D$_3$ B. 氢化可的松   C. 卵泡刺激素   D. 甲状旁腺激素
    E. 促甲状腺激素

12. 决定血浆胶体渗透压的主要物质是 （   ）
    A. 球蛋白   B. 脂蛋白   C. 糖蛋白   D. 补体   E. 清蛋白

13. 用已知 B 型人的血液与待测者血液做交叉合血，若主反应凝集，次反应不凝集，待测者的血型是 （   ）
    A. B 型   B. O 型   C. A 型   D. AB 型   E. Rh 阴性

14. 心室肌的前负荷是指 （   ）
    A. 右心房压力   B. 射血期心室内压   C. 心室舒张末期压力   D. 大动脉血压
    E. 等容收缩期心室内压

15. 人体安静状态下，下列哪种器官的动脉血和静脉血含氧量差值最大 （   ）
    A. 脑   B. 肾脏   C. 心脏   D. 骨骼肌   E. 肝脏

16. 下述钾的生理功能中，哪项是错的 （   ）
    A. 参与细胞内糖和蛋白质的代谢   B. 高钾使神经肌肉兴奋性降低   C. 参与静息电位的形成   D. 高钾抑制心肌收缩   E. 维持细胞内的渗透压

17. 胃泌素的生理作用中，下列哪项是错的 （   ）
    A. 刺激胃黏膜细胞增殖   B. 刺激胃黏膜细胞分泌盐酸与胃蛋白酶原   C. 刺激胃窦与肠运动   D. 刺激胰液、胆汁分泌   E. 刺激幽门括约肌收缩

18. 衡量组织兴奋性的指标是 （   ）
    A. 动作电位   B. 阈电位   C. 肌肉收缩或腺体分泌   D. 阈强度   E. 静息电位

19. 使重症肌无力病人的肌肉活动恢复正常可给予 （   ）
    A. 箭毒   B. 阿托品   C. 新斯的明   D. α-银环蛇毒   E. 甘氨酸

20. 机体的内环境是指 （   ）
    A. 血液   B. 细胞内液   C. 组织液   D. 脑脊液   E. 细胞外液

21. 下列哪项不是评定心功能的指标 （   ）
    A. 心指数   B. 射血分数   C. 心排血量   D. 循环血量   E. 每搏功

22. 下列哪项是左心室的后负荷 （   ）
    A. 快速射血期心室内压   B. 减慢射血期心室内压   C. 快速充盈期心室内压
    D. 等容收缩期心室内压   E. 主动脉压

23. 甘露醇利尿的基本原理是　　　　　　　　　　　　　　　　　　　　（　　）
    A. 肾小球滤过率增加　　B. 肾小管分泌减少　　C. 渗透性利尿　　D. 水利尿
    E. 增加清除率

24. 对脂肪和蛋白质消化作用最强的消化液是　　　　　　　　　　　　　（　　）
    A. 胃液　　B. 胆汁　　C. 胰液　　D. 小肠液　　E. 唾液

25. 心脏正常起搏点位于　　　　　　　　　　　　　　　　　　　　　　（　　）
    A. 窦房结　　B. 心房　　C. 房室交界区　　D. 心室末梢浦肯野纤维网　　E. 心室

26. 下列哪项可引起心率减慢　　　　　　　　　　　　　　　　　　　　（　　）
    A. 交感神经活动增强　　B. 迷走神经活动增强　　C. 肾上腺素　　D. 甲状腺激素
    E. 发热

【X 型题】

27. 增强神经肌肉接头传递的因素　　　　　　　　　　　　　　　　　　（　　）
    A. Ca^{2+}　　B. 新斯的明　　C. K^+　　D. 胆碱酯酶　　E. 箭毒

28. 胃次全切除的病人引起贫血与下列哪些因素有关　　　　　　　　　　（　　）
    A. Fe^{2+}　　B. 维生素 B_2　　C. 维生素 B_{12}　　D. 维生素 E　　E. 内因子

29. 用已知 A 型血与待测者血做交叉配血，若主反应凝集，次反应不凝集，待测者血型可
    能为　　　　　　　　　　　　　　　　　　　　　　　　　　　　　（　　）
    A. AB 型　　B. O 型　　C. A_1 型　　D. B 型　　E. A_2 型

30. 影响血钙水平的激素为　　　　　　　　　　　　　　　　　　　　　（　　）
    A. 降钙素　　B. 1，25 $(OH)_2D_3$　　C. 胰岛素　　D. 11-去氧皮质酮　　E. 甲状
    旁腺激素

31. 糖皮质激素的生理作用是　　　　　　　　　　　　　　　　　　　　（　　）
    A. 促进蛋白质分解　　B. 使淋巴细胞减少　　C. 升高血糖　　D. 使胃酸和胃蛋白酶
    增加　　E. 刺激Ⅱ型肺泡细胞产生二软脂酰卵磷脂

32. 孕激素的生理作用是　　　　　　　　　　　　　　　　　　　　　　（　　）
    A. 助孕　　B. 促进排卵　　C. 安胎　　D. 促进乳房腺泡发育　　E. 产热

33. 内脏痛觉的特点是　　　　　　　　　　　　　　　　　　　　　　　（　　）
    A. 定位精确　　B. 有牵涉痛　　C. 对牵拉烧伤敏感　　D. 对炎症、切割敏感
    E. 对缺血敏感

34. 哪些是胆碱能神经纤维　　　　　　　　　　　　　　　　　　　　　（　　）
    A. 交感节前纤维　　B. 支配汗腺的交感节后纤维　　C. 副交感节后纤维　　D. 交感
    舒血管纤维　　E. 躯体运动神经纤维

35. 感受器有哪些共同生理特征　　　　　　　　　　　　　　　　　　　（　　）
    A. 需适宜刺激　　B. 有感觉阈值　　C. 容易疲劳　　D. 有适应现象　　E. 有换能
    作用

36. 使瞳孔缩小的因素　　　　　　　　　　　　　　　　　　　　　　　（　　）

A. 肾上腺素　　B. 视近物　　C. 副交感神经兴奋　　D. 阿托品　　E. 有机磷农药

37. 突触传递有何特征　　　　　　　　　　　　　　　　　　　　　　（　　）

A. 单向传递　　B. 总和　　C. 相对不易疲劳　　D. 中枢延搁　　E. 对内环境变化敏感

38. 肾脏的内分泌功能包括　　　　　　　　　　　　　　　　　　　　（　　）

A. 分泌肾素　　B. 分泌前列腺素　　C. 分泌活性维生素 D_3　　D. 分泌肾上腺素

E. 分泌促红细胞生成素

39. M 样作用可有哪些表现　　　　　　　　　　　　　　　　　　　　（　　）

A. 心跳加快、增强　　B. 支气管平滑肌舒张　　C. 血压升高　　D. 缩瞳肌收缩

E. 胃肠道平滑肌收缩

40. 瞳孔反射的特点为　　　　　　　　　　　　　　　　　　　　　　（　　）

A. 强光时瞳孔缩小，弱光时瞳孔变化不大　　B. 看近物时，晶状体前凸　　C. 看近物时，瞳孔扩大　　D. 光照一侧瞳孔时，两侧瞳孔都缩小　　E. 看近物时，副交感神经兴奋

二、填空题

1. 晶体渗透压影响_____内外水的移动，胶体渗透压主要影响_____内外水的移动。

2. 缺铁可使_____形成减少，缺乏叶酸和维生素 B_{12} 将影响_____合成。

3. 蚕豆病是儿童先天性缺乏_____所致。

4. 血凝过程中，内源性途径的始动因子是_____。

5. 父亲为 AB 型，母亲为 O 型，其子女血型可能为_____。

6. 影响血压的主要因素是_____，_____。

7. 微循环的 3 条通路是_____，_____，_____。

8. 眼的调节反应包括：_____，_____，_____。

9. 调节肾小管 Na^+、K^+ 交换的激素是_____，调节肾小管水重吸收的激素是_____。

10. 甲状腺功能减退时，血中胆固醇水平_____。甲状腺功能亢进时，血中胆固醇水平_____。

三、判断题

1. 体重 50 kg 的正常人的血液总量为 3.5～4.0 L。　　　　　　　　　（　　）

2. 由于胆汁中含有脂肪酶，所以胆汁可促进脂肪的消化和吸收。　　（　　）

3. 呆小病是幼年时生长激素分泌不足。　　　　　　　　　　　　　　（　　）

4. 内脏痛的特点是有牵涉痛，定位准确。　　　　　　　　　　　　　（　　）

5. 胆囊炎病人吃油腻蛋白食物可诱发胆绞痛。　　　　　　　　　　　（　　）

四、名词解释

1. 自身调节

2. 窦性节律和异位节律

3. 血氧饱和度

4. 内脏痛觉

5. 激素

五、简答题

1. 何谓兴奋与抑制?

2. 正常人的血量有多少?

3. 试述钾的生理功能。

4. 何谓心输出量?

5. 何谓血压? 血压受哪些因素影响?

6. 为什么主要根据舒张压来诊断高血压?

7. 试述冠脉循环的特点。

8. 试述血液运输氧的方式。

9. 试述糖皮质激素的生理作用。

10. 试比较应激反应与应急反应的异同。

 参考答案

一、选择题

【A 型题】

题序	1	2	3	4	5	6	7	8	9	10	11	12	13
答案	B	A	D	D	E	D	C	E	B	A	B	E	B
题序	14	15	16	17	18	19	20	21	22	23	24	25	26
答案	C	C	B	E	D	C	E	D	E	C	C	A	B

【X 型题】

题序	27	28	29	30	31	32	33	34	35
答案	AB	CE	BE	ABE	ABCDE	ACDE	BE	ABCDE	ABDE
题序	36	37	38	39	40				
答案	BCE	ABDE	ABCE	DE	BDE				

二、填空题

1. (红) 细胞   毛细血管

2. 血红蛋白   DNA

3. 6-磷酸葡萄糖脱氢酶

4. Ⅻ因子

5. A或B型

6. 心排血量　外周阻力

7. 迂回通路　直捷通路　动静脉短路

8. 晶状体前凸　瞳孔缩小　视轴会聚

9. 醛固酮　抗利尿激素（ADH）

10. 升高　低于正常

三、判断题

题序	答案	解　　　析
1	√	体重50 kg的正常人的血液总量为3.5～4.0 L，因为人每千克含血量80 mL，所以50 kg的人含血量是4000 mL。
2	×	胆汁是一种消化液，有乳化脂肪的作用，但不含消化酶。胆汁对脂肪的消化和吸收具有重要作用。胆汁中的胆盐、胆固醇和卵磷脂等可降低脂肪的表面张力，使脂肪乳化成许多微滴，利于脂肪的消化；胆盐还可与脂肪酸甘油一酯等结合，形成水溶性复合物，促进脂肪消化产物的吸收。
3	×	呆小病是一种先天性甲状腺功能低下或发生障碍所引起的病症。呆小病又称克汀病，主要是由于甲状腺先天性发育不良，或者甲状腺激素合成途径中酶缺陷所造成的，部分病人多是由于该地区水土或者食物中缺乏碘所导致；该病主要表现为身材矮小、上身长、下身短，并常伴有四肢骨畸形，还会出现表情淡漠、神经呆滞、智力低下、动作迟缓，并伴有耳聋的现象。
4	×	内脏疼痛的特点很多，人体的内脏分布有许多神经，呈弥散分布，当内脏组织器官出现缺血、炎症、痉挛等，或受到机械牵拉时都会出现内脏痛。主要特点是呈弥散性，定位不准确，不能准确指出疼痛的部位。内脏痛不是急性起病，发展较为缓慢，持续时间也比较长，当病情加重时也会转变为剧烈难忍的急性疼痛。内脏痛发生时常伴有其他的躯体症状，如恶心、呕吐等，甚至引起心血管系统的症状，同时会使病人情绪低落。内脏痛可以引起体表其他较远部位的不适，如心绞痛，可以向左肩、左背部发散，表现为咽痛及牙痛，都需要提高警惕，必要时及时就诊，避免耽误病情。
5	×	胆绞痛是指胆结石从胆囊移至胆囊管或胆囊壶腹并嵌顿在胆汁出口时，引起胆囊或胆总管平滑肌收缩，欲将胆结石排出而产生的右上腹部绞痛。本症是消化系统常见症状，常发生在胆囊炎、胆石症的急性发作期。女性多于男性。

四、名词解释

1. 自身调节：是指组织细胞在不依赖于外来神经或体液调节的情况下，对刺激发生的适应性反应过程。例如，血压在80～180 mmHg范围内发生波动时，肾血流量保持相对稳定的现象，称为肾血流量的自身调节。

2. 窦性节律和异位节律：由正常起搏点（窦房结起搏细胞）控制的心脏跳动节律称为窦性节律。由窦房结起搏细胞以外的其他自律细胞控制的心跳节律，称为异位节律。

3. 血氧饱和度：每升血液中，血红蛋白（Hb）所能结合的最大氧量称为氧容量。每升血液中，Hb实际结合的氧量称为氧含量。Hb氧含量与氧容量的百分比称为Hb氧饱和度，即血氧饱和度。

4. 内脏痛觉：不同于躯体痛觉，其特点如下。①缓慢持续，定位不精确。②伴随不安与恐怖感。③有牵涉痛（即放射痛）。④对牵拉、缺血、痉挛、炎症敏感，对切割、烧伤不敏感。

5. 激素：由内分泌腺、分散的内分泌细胞和某些神经细胞（如下丘脑的视上核与室旁核）所分泌的高效能生物活性物质统称为激素。

五、简答题

1. 机体组织接受刺激后，由原来的相对静止状态变为显著的活动状态，或由较弱的活动状态变为较强的活动状态称为兴奋；相反，由原来的活动状态转为相对静止状态，或由强变弱的活动状态则称为抑制。机体最基本的反应形式是兴奋。组织接受刺激后，既可兴奋，也可抑制，这取决于刺激的质和量，也取决于组织当时所处的功能状态。

2. 我国正常成年男性的血量约占体重的 8%，女性约占体重的 7.5%，即男性为 80 mL/kg，女性为 75 mL/kg。

3. 钾的生理功能如下：
   (1) 参与细胞内糖和蛋白质的代谢。
   (2) 维持细胞内的渗透压和调节酸碱平衡。
   (3) 参与静息电位的形成，静息电位就是钾的平衡电位。
   (4) 维持神经肌肉组织的兴奋性，高钾使神经肌肉兴奋性增高，低钾使兴奋性降低。
   (5) 维持正常心肌舒缩运动的协调，高钾抑制心肌收缩，低钾导致心律失常。

4. 左心室或右心室每次搏动所排出的血量称为每搏输出量，安静时为 60～80 mL。左心室或右心室每分钟搏出的血量称为每分输出量。通常说的心输出量是指每分输出量，它等于每搏输出量乘以心率。安静时为 4.5～6.0 L/min。

5. 血管内流动的血液对单位面积血管壁的侧压力称为血压，用毫米汞柱（mmHg）表示。通常所说的血压是指动脉血压。影响血压的因素有：
   (1) 心排血量：主要影响收缩压。心排血量增加，收缩压升高；反之降低。
   (2) 外周阻力：主要影响舒张压。外周阻力增加时，舒张压升高；反之降低。外周阻力又受小动脉口径的影响，小动脉口径变小时，外周阻力增加；反之则减小。
   (3) 大动脉弹性：主要影响脉压。老年人大动脉弹性降低时，脉压增大。
   (4) 心率：若心搏量不变，心率加快则使收缩压升高；如果心率太快，超过 180 次/min，则心室舒张不完全，可使舒张压升高更明显，致使脉压降低。
   (5) 血量/容量比值：比值增大则充盈压升高，血压升高；比值减小则充盈压降低，血压降低。

6. 国家制定的高血压标准规定：凡舒张压持续（经多次测定）超过 90 mmHg，不论其收缩压如何，均列为高血压。根据舒张压来诊断高血压有两个原因：
   (1) 平均动脉压接近舒张压，等于舒张压加 1/3 脉压，低于收缩压，略高于舒张压。正常值为 70～100 mmHg。
   (2) 影响血压的主要因素为心排血量和外周阻力。心排血量主要影响收缩压，外周阻力只在小动脉硬化时才持续增高，外周阻力增高将导致舒张压增高。因此，舒张压升高可反映小动脉硬化情况。

7. 冠脉循环的特点如下：
   (1) 血压高，血流量大。
   (2) 心肌耗氧量大，摄氧率高，故动静脉氧差大。
   (3) 心肌节律性收缩对冠状动脉血流影响大，心舒促灌，心缩促流。

（4）心肌代谢水平对冠状动脉血流量调节作用大，神经调节作用小。

8. 血液运输氧，大部分是靠红细胞中的血红蛋白与氧结合，形成氧合血红蛋白而运输，小部分氧是直接溶解于血浆中而运输的。

9. 糖皮质激素的生理作用如下：

（1）物质代谢：升高血糖，促进蛋白质分解并抑制合成，促进脂肪分解，血脂升高，使体脂重新分配，长期使用可出现向心性肥胖和满月脸。

（2）水盐代谢：排钠排水。

（3）对各器官系统的作用：①使淋巴细胞和嗜酸性粒细胞减少，临床用氢化可的松治疗淋巴细胞白血病和淋巴肉瘤。②提高血管对儿茶酚胺的敏感性。③使胃酸和胃蛋白酶增加，黏液减少，故溃疡病慎用。④脱钙，骨蛋白合成减少，久用易致病理性骨折。⑤蛋白质合成减少，分解增强，出现肌无力。⑥刺激Ⅱ型肺泡细胞产生二软脂酰卵磷脂，有利于肺的扩张，妇产科用于防止婴儿肺萎陷。

（4）参与应激，对机体有保护作用。

10. （1）应激反应：是指环境急剧变化或各种伤害性刺激引起以"下丘脑腺垂体肾上腺皮质系统"活动增强为主的反应，血中 ACTH 和糖皮质激素（氢化可的松）浓度立即增高，以进一步提高机体耐受伤害性刺激的能力。这类激素又称"保命激素"。

（2）应急反应：是指环境急剧变化或各种伤害性刺激引起以"交感神经肾上腺髓质系统"活动增强为主的反应，血中肾上腺素和去甲肾上腺素浓度增高，整体紧急总动员，提高适应能力，以应付环境急变。这类激素称为"警觉激素"。

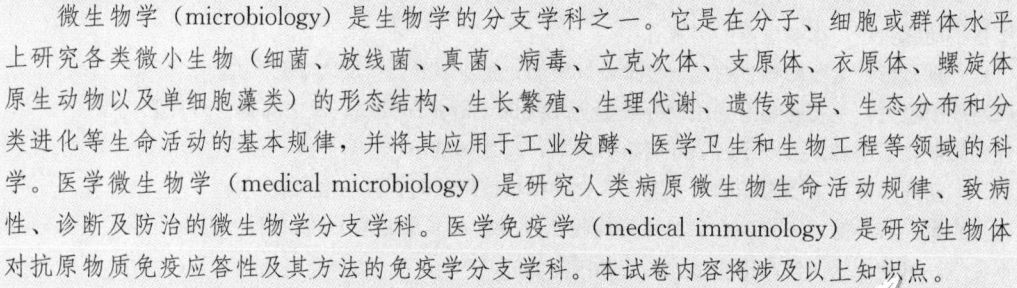

　　微生物学（microbiology）是生物学的分支学科之一。它是在分子、细胞或群体水平上研究各类微小生物（细菌、放线菌、真菌、病毒、立克次体、支原体、衣原体、螺旋体、原生动物以及单细胞藻类）的形态结构、生长繁殖、生理代谢、遗传变异、生态分布和分类进化等生命活动的基本规律，并将其应用于工业发酵、医学卫生和生物工程等领域的科学。医学微生物学（medical microbiology）是研究人类病原微生物生命活动规律、致病性、诊断及防治的微生物学分支学科。医学免疫学（medical immunology）是研究生物体对抗原物质免疫应答性及其方法的免疫学分支学科。本试卷内容将涉及以上知识点。

§1.3　医学微生物和免疫学试卷

一、选择题

【A 型题】

1. 质粒是　　　　　　　　　　　　　　　　　　　　　　　　　　（　　）

A. 细菌的一种特殊结构　　　B. 染色体外的遗传物质，存在于胞质中　　　C. 染色体外的遗传物质，存在于核质中　　　D. 细菌的基本结构，存在于核质中　　　E. 细菌生命活动所必需的物质

2. 关于外毒素的叙述，下列哪项是错误的 （　　）

A. 是活菌释放至菌体外的一种蛋白质　　　B. 主要由革兰氏阳性菌产生，少数革兰氏阴性菌也能产生　　　C. 性质稳定，耐热　　　D. 毒性强，引起特殊病变　　　E. 抗原性强

3. 病原菌侵入血流并在其中大量繁殖，造成机体严重损伤，引起严重的症状称为 （　　）

A. 毒血症　　　B. 菌血症　　　C. 败血症　　　D. 脓毒血症　　　E. 病毒血症

4. 能在无生命培养基上生长的最小微生物是 （　　）

A. 细菌　　　B. 真菌　　　C. 衣原体　　　D. 支原体　　　E. 立克次体

5. 免疫系统包括 （　　）

A. 胸腺、骨髓　　　B. T 细胞、B 细胞　　　C. 免疫器官、免疫细胞　　　D. 免疫器官、免疫分子　　　E. 免疫组织、免疫器官、免疫细胞、免疫分子

6. 在人血清中含量最高的 Ig 是 （　　）

A. IgM　　　B. IgA　　　C. IgE　　　D. IgG　　　E. IgD

7. 下述哪一组细菌可引起食物中毒 （　　）

A. 蜡样芽孢杆菌、变形杆菌、金黄色葡萄球菌　　　B. 肉毒杆菌、结核分枝杆菌、伤寒沙门菌　　　C. 鼠伤寒沙门菌、破伤风梭菌　　　D. 产气荚膜杆菌、肺炎链球菌　　　E. 副溶血弧菌、布氏杆菌

8. 化验结果：HBsAg（＋）、HBeAg（＋）、抗-HBc（＋）、抗-HBe（－）、抗-HBs（－）。该病人为 （　　）

A. 乙型肝炎病毒感染潜伏期　　　B. 急性乙型肝炎　　　C. 乙型肝炎恢复期　　　D. 急性甲型肝炎　　　E. 乙肝疫苗接种后的反应

9. 关于"流脑"的叙述，下列哪一项是错误的 （　　）

A. 主要致病因素为内毒素　　　B. 主要通过飞沫传播　　　C. 人为唯一的传染源　　　D. 暴发型以儿童罹患为主　　　E. 95％以上由 B 群脑膜炎奈瑟菌引起

10. 关于补体的生物学活性，下列哪一项是错误的 （　　）

A. 具有溶菌、杀菌作用　　　B. 具有免疫调理作用　　　C. 具有免疫黏附作用　　　D. 具有趋化功能　　　E. 能促进抗体大量合成

11. 杀灭细菌芽孢最有效的方法是 （　　）

A. 煮沸法　　　B. 巴氏消毒法　　　C. 高压蒸汽灭菌法　　　D. 紫外线照射　　　E. 90％乙醇消毒

12. 担负体液免疫功能的细胞是 （　　）

A. T 细胞　　　B. K 细胞　　　C. B 细胞　　　D. NK 细胞　　　E. 巨噬细胞

13. 下列抗原与抗体中，哪种一般不能从血标本中检测到 （　　）

A. HBsAg　　　B. HBeAg　　　C. HBcAg　　　D. 抗-HBs　　　E. 抗-HBc

14. 免疫活性细胞包括 （　　）

    A. T 细胞　　B. K 细胞、NK 细胞　　　C. T 和 B 淋巴细胞　　　D. B 淋巴细胞

    E. T 和 B 淋巴细胞、吞噬细胞

15. 关于 IgG 的叙述，下列哪项是错误的 （　　）

    A. 是一种球蛋白　　　B. 能通过胎盘　　　C. 血清中含量最多　　　D. IgG1、IgG2、IgG4 的 Fc 段能与 SPA 结合　　　E. 其作用与抗体完全一样

16. 能通过胎盘的 Ig 是 （　　）

    A. IgG　　B. IgM　　C. IgA　　D. IgD　　E. SIgA

17. 青霉素过敏性休克属于 （　　）

    A. Ⅰ型超敏反应　　　B. Ⅱ型超敏反应　　　C. Ⅲ型超敏反应　　　D. Ⅳ型超敏反应

    E. 免疫耐受

18. OT 试验原理是 （　　）

    A. 迟发型超敏反应　　　B. 速发型超敏反应　　　C. Ⅳ型超敏反应在局部的表现

    D. Ⅰ型超敏反应在局部的表现　　　E. 免疫排斥反应

19. 注射破伤风抗毒素（TAT）的作用是 （　　）

    A. 中和白喉外毒素　　　B. 中和破伤风外毒素　　　C. 中和所有的外毒素　　　D. 中和病毒　　　E. 刺激人体产生抗毒素

20. 新生儿抗感染的主要抗体是 （　　）

    A. IgG　　B. IgM　　C. IgA　　D. IgD　　E. IgE

21. 担负细胞免疫功能的细胞是 （　　）

    A. T 细胞　　B. K 细胞　　C. B 细胞　　D. NK 细胞　　E. 巨噬细胞

【X 型题】

22. OT 试验的临床意义有 （　　）

    A. 协助对儿童结核病的诊断　　　B. 诊断成年人结核病　　　C. 选择 BCG 接种对象

    D. 是成年人细胞免疫功能指标之一　　　E. 可作为 BCG 接种效果的检测指标

23. 病毒灭活的概念是 （　　）

    A. 失去感染性　　　B. 保留抗原性　　　C. 保留血凝特性　　　D. 保留细胞融合特性

    E. 保留遗传特性

24. 乙型病毒性肝炎传播的途径有 （　　）

    A. 消化道传播　　　B. 呼吸道传播　　　C. 母婴传播　　　D. 性接触传播　　　E. 血行传播

25. 引起性病的病原体有 （　　）

    A. 淋病奈瑟菌　　　B. 梅毒螺旋体　　　C. 衣原体　　　D. HIV　　　E. HAV

26. 免疫三大标记技术是 （　　）

    A. 免疫荧光技术　　　B. 酶免疫测定　　　C. 放射免疫测定　　　D. 协同凝集　　　E. 免疫电泳

27. 自然疫源性疾病的特点有 （　　）
   A. 自然界长期有病原体存在　　B. 节肢动物为传播媒介　　C. 发病有地方性
   D. 发病有季节性　　E. 局部地区突发性烈性传染病

28. 下列哪些病原体可引起食物中毒 （　　）
   A. 霍乱弧菌　　B. 肉毒杆菌　　C. 蜡样芽孢杆菌　　D. 黄曲霉　　E. 产气荚膜
   梭菌

29. 引起脑膜炎的病原体有 （　　）
   A. 脑膜炎奈瑟菌　　B. 结核分枝杆菌　　C. 新型隐球菌　　D. 钩端螺旋体
   E. 白喉棒状杆菌

30. 立克次体的特点是 （　　）
   A. 大多是人畜共患病原体　　B. 节肢动物常为传播媒介　　C. 在活细胞内以二分裂
   方式繁殖　　D. 所致疾病多为自然疫源性疾病　　E. 对所有抗生素及磺胺类药敏感

二、填空题

1. 需用电镜才能观察到的细菌特殊结构是_____，细菌繁殖的方式为_____，对热抵
   抗力最强的病毒为_____。

2. 细菌的特殊结构有_____、_____、_____、_____。

3. 常见的化脓性球菌包括_____、_____、_____、_____、_____。

4. 写出与下列疾病相关的病毒。原发性肝癌：_____；宫颈癌：_____；鼻咽癌：
   _____；尖锐湿疣：_____。

5. 免疫的基本功能是_____、_____、_____。

6. 完全抗原具有_____和_____两种性能。

7. 细菌繁殖的方式是_____，而病毒增殖的方式是以_____进行。

8. 免疫球蛋白根据其重链抗原性不同可分为_____、_____、_____、_____、
   _____ 5类。

9. 人工自动免疫进入人体的物质是_____。

10. OT 试验阳性说明人体对_____有免疫力。

三、判断题

1. 用高压蒸汽灭菌即可破坏溶液中的热原质。 （　　）
2. 卡介苗是人型结核分枝杆菌的死菌苗，用于预防结核病。 （　　）
3. 病毒属非细胞型微生物，其增殖方式为自我复制。 （　　）
4. 干扰素具有广谱抗病毒的作用，它能直接抑制病毒的复制。 （　　）
5. 流行性乙型脑炎、狂犬病、钩端螺旋体病均为自然疫源性疾病。 （　　）

四、名词解释

1. 菌群失调症

2. 荚膜

3. 干扰素

4. 迟发感染

5. 超敏反应

五、简答题

1. 何谓微生物？微生物有哪些种类？

2. 细菌的特殊结构有哪些？各有何医学意义？

3. 试述细菌合成代谢产物及意义。

4. 何谓噬菌体？在医学上有何应用？

5. 病原性球菌可致哪些疾病？

6. 试述大肠埃希菌在医学上的意义。

7. 使人致病的沙门菌有哪些？可致哪些疾病？

8. 何谓厌氧菌？试述其主要特点。

9. 何谓衣原体？可致哪些疾病？

10. 何谓水平传播和垂直传播？

11. 孕妇感染哪些微生物可引起胎儿先天性畸形？其表现如何？

12. 什么是免疫？它有哪些基本功能？

13. 何谓抗原、完全抗原及半抗原？医学上重要的抗原物质有哪些？

14. 简述青霉素过敏性休克的机制及防治原则。

15. 什么是免疫球蛋白？什么是抗体？

参考答案

一、选择题

【A 型题】

题序	1	2	3	4	5	6	7	8	9	10	11
答案	B	C	C	D	E	D	A	B	E	E	C
题序	12	13	14	15	16	17	18	19	20	21	
答案	C	C	C	E	A	A	C	B	A	A	

【X 型题】

题序	22	23	24	25	26	27	28	29	30
答案	ACDE	ABC	CDE	ABCD	ABC	ABCD	BCDE	ABCD	ABCD

二、填空题

1. 菌毛　　二分裂　　HBV
2. 芽孢　　鞭毛　　荚膜　　菌毛
3. 葡萄球菌　　链球菌　　肺炎链球菌　　脑膜炎奈瑟菌　　淋病奈瑟菌
4. HBV　　HSV-Ⅱ　　EBV　　HPV
5. 免疫防御　　免疫稳定　　免疫监视
6. 免疫原性　　抗原性
7. 二分裂　　自我复制
8. IgG　　IgM　　IgA　　IgD　　IgE
9. 抗原
10. 结核分枝杆菌

三、判断题

题序	答案	解　　析
1	×	热原质还具有耐热性。常规高压蒸汽灭菌法（121.3 ℃，20分钟）不能破坏热原质，一般需经250 ℃干烤30分钟或180 ℃处理4小时，才能将其破坏。
2	×	卡介苗（BCG Vaccine）是由减毒牛型结核杆菌悬浮液制成的活菌苗，具有增强巨噬细胞活性，加强巨噬细胞杀灭肿瘤细胞的能力，活化T淋巴细胞，增强机体细胞免疫的功能。可大幅度降低儿童粟粒性结核和结核性脑膜炎的发病率。
3	√	病毒是一种个体微小，结构简单，只含一种核酸（DNA或RNA），必须在活细胞内寄生并以复制方式增殖的非细胞型生物。
4	×	干扰素是一种广谱的抗病毒剂，它并不直接杀伤或者抑制病毒，而主要是通过细胞表面的受体作用，使细胞产生抗病毒的蛋白，从而抑制病毒的复制。
5	√	若干种动物源性传染病（动物作为传染源的疾病），如鼠疫、森林脑炎、兔热病、蜱传回归热、钩端螺旋体病、恙虫病、肾综合征出血热、流行性乙型脑炎、炭疽、狂犬病、莱姆病、布鲁菌病等，经常存在于某地区，是由于该地区具有该病的动物传染源、传播媒介及病原体在动物间传播的自然条件，当人类进入这种地区时可被感染得病，这些地区称为自然疫源地，这些疾病称为自然疫源性疾病。这类疾病的病原体能在自然界动物中生存繁殖，在一定条件下，可传播给人。

四、名词解释

1. 菌群失调症：由于长期使用抗生素或滥用抗生素，机体某些部位的正常菌群中，各种细菌的正常比例发生变化，称为菌群失调。例如，长期使用抗生素治疗腹泻的病人，可使肠内正常的大肠埃希菌数目大量减少，而导致金黄色葡萄球菌及白假丝酵母菌大量繁殖，引起假膜性肠炎，此类疾病称为菌群失调症。为防止菌群失调症的发生，在临床工作中，必须合理使用抗生素。

2. 荚膜：是某些细菌胞壁外包绕的一层较厚的黏液性物质，可帮助鉴定细菌。荚膜具有抗原性，可作为细菌分型的依据之一。荚膜还具有保护细菌抵抗宿主吞噬细胞的吞噬和消化作用。荚膜也能保护菌体避免或减少一些物质，如溶菌酶、补体、抗体和抗菌物质对细菌的损伤，因而增强了细菌的侵袭力，故荚膜与细菌的致病性相关。荚膜多糖还可使细菌彼此相连，黏附于组织细胞表面，是引起感染的重要因素之一。

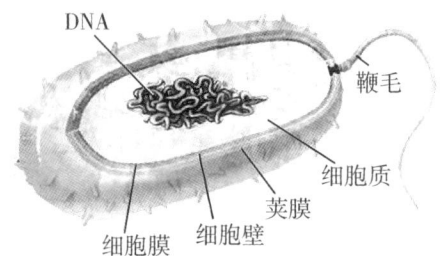

荚膜示意图

3. 干扰素：是病毒或其他干扰素诱生剂刺激人或动物细胞所产生的一种糖蛋白，它具有抗病毒、抗肿瘤和免疫调节等多种生物学活性。干扰素具有广谱抗病毒作用，它在控制病毒感染、阻止病毒在机体内扩散以及促进病毒性疾病的痊愈等方面都起着重要作用。另外，干扰素也有调节免疫功能和抑制肿瘤细胞生长的作用，是抗病毒的主要生物试剂，在防治病毒性疾病中发挥重要的作用。

4. 迟发感染：又称慢发病毒感染。病毒感染后，潜伏期很长，可达数月、数年或数十年之久。一旦症状出现，多为亚急性、进行性，最后以死亡而告终。例如，麻疹病毒感染后的亚急性硬化性全脑炎（SSPE）。

5. 超敏反应：某些抗原或半抗原物质再次进入致敏的机体，在体内引起特异性体液或细胞免疫反应，由此导致组织损伤或生理功能紊乱，称为变态反应或超敏反应，人们习惯上称为过敏反应。超敏反应根据其发生机制不同分为 4 型，即 I 型、II 型、III 型和IV型。

五、简答题

1. 微生物是存在于自然界中一群体积小、结构简单、肉眼看不见，必须借助于光学显微镜或电子显微镜放大几百倍或几万倍才能观察到的微小生物。微生物的种类繁多，自然界存在的微生物达数十万种以上。根据微生物有无细胞基本结构、分化程度、化学组成等特点，可分为三大类。

（1）非细胞型微生物：无细胞结构，无产生能量的酶系统，由单一核酸（RNA 或 DNA）和蛋白质衣壳组成，具有严格的活细胞内寄生性。病毒属此类微生物。

（2）原核细胞型微生物：细胞核分化程度低，只有 DNA 盘绕而成的拟核，无核仁和核膜。除核糖体外，无其他细胞器。这类微生物包括细菌、衣原体、支原体、立克次体、螺旋体和放线菌。

（3）真核细胞型微生物：细胞核的分化程度高，有核膜、核仁和染色体，胞质内有多种细胞器（如内质网、高尔基体、线粒体等），真菌属此类微生物。

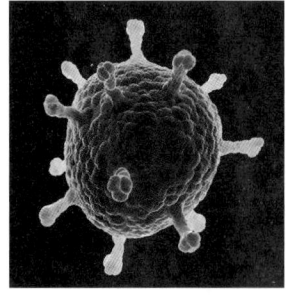
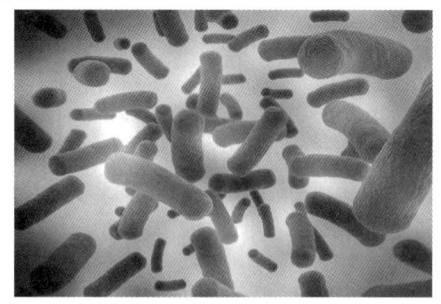

绿色球状微生物示意图　　　　显微镜下的微生物示意图

2. 细菌除了基本结构外，某些细菌还具有一些特殊结构，包括荚膜、鞭毛、芽孢和菌毛。它们的医学意义如下：

（1）荚膜：是某些细菌细胞壁外包绕的一层较厚的黏液性物质，可帮助鉴定细菌。荚膜具有抗原性，可作为细菌分型的依据之一。荚膜还具有保护细菌抵抗宿主吞噬细胞的吞噬和消化作用。荚膜也能保护菌体避免或减少一些物质，如溶菌酶、补体、抗体和抗菌物质对细菌的损伤，因而增强了细菌的侵袭力，故荚膜与细菌的致病性相关。荚膜多糖还可使细菌彼此相连，黏附于组织细胞表面，是引起感染的重要因素之一。

（2）鞭毛：是附着于菌体表面上的细长而又弯曲的丝状物。它是细菌的运动器官，亦可黏附于细胞表面，故与细菌的致病性有关。不同细菌形成鞭毛的数目及部位不同，可以鉴定细菌。鞭毛还具有抗原性，可刺激机体产生免疫应答，对细菌的分类也具有一定的意义。

（3）芽孢：细胞质浓缩脱水后在菌体内形成的圆形或椭圆形小体称为芽孢。不同细菌形成芽孢的大小、位置不同，据此可以鉴定细菌。芽孢的抵抗力强，需高压蒸汽灭菌才能杀死芽孢，因此，医学上常将杀死芽孢作为灭菌的指标。

（4）菌毛：菌体表面细而短的微丝状物称为菌毛，按其功能不同分为普通菌毛和性菌毛两种。普通菌毛是细菌的黏附结构，它可黏附于多种细胞受体上进而侵入黏膜，因此它与细菌的致病性有关。性菌毛由致育因子 F 质粒编码，故有性菌毛的细菌又称 F^+ 菌，参与 F 质粒的接合与传递。

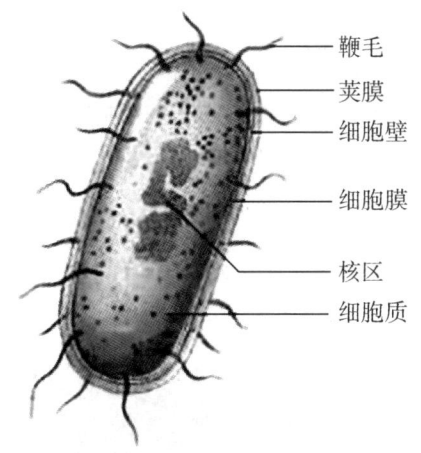

细菌结构示意图

3. 细菌在合成代谢过程中，除合成菌体自身成分外，还能合成一些其他代谢产物。

（1）热原质：许多细菌能合成一种物质，注入人体或动物体能引起发热反应，故称为热原质。热原质即菌体中的脂多糖。热原质耐高温，高压蒸汽灭菌亦不被破坏，需在 250 ℃高温下干烤才能被破坏。用吸附剂和特制石棉滤板可除去液体中的大部分热原质。

（2）毒素和侵袭性酶：细菌产生的毒素有内毒素和外毒素两种。某些细菌还能产生具有侵袭性的酶，能损伤机体组织，如链球菌的透明质酸酶等。

（3）色素：某些细菌在一定条件下能产生各种颜色的色素，不同细菌可有不同色素，在细菌鉴别上有一定意义。

（4）抗生素：某些微生物在代谢过程中能产生一些抗微生物的物质，称为抗生素。它能抑制或杀死某些微生物和癌细胞。抗生素大多由放线菌和真菌产生。

（5）细菌素：是某些细菌菌株产生的一类具有抗菌作用的蛋白质。与抗生素不同，细菌素作用范围狭窄，仅对与产生该种细菌素的细菌有近缘关系的细菌才有抗菌作用。

4. 噬菌体是感染细菌、真菌、放线菌和螺旋体等微生物的病毒，它具有病毒的生物特性。

噬菌体有两种，一种为毒性噬菌体，另一种为温和噬菌体。噬菌体感染细菌后，导致细菌裂解，释放的噬菌体再感染其他细胞，建立一个溶菌性周期，这种噬菌体称为毒性噬菌体。有的噬菌体感染细菌后不增殖，只是噬菌体的核酸整合到细菌染色体上，这种整合在细菌染色体上的噬菌体基因称为前噬菌体，该细菌称为溶原性细菌，形成溶原状态的噬菌体称为溶原性噬菌体或温和噬菌体。

毒性噬菌体裂解细菌具有特异性，因此可应用毒性噬菌体裂解细菌来鉴定菌种和菌型，这种分型方法在流行病学调查上，对追查细菌感染的传染源具有极其重要的意义。近年来利用噬菌体作载体已成为分子生物学研究的重要实验手段，已广泛用于遗传工程等研究领域，在基因工程研究中取得了重大的进展。

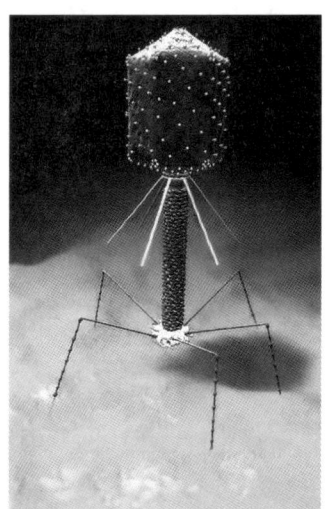

噬菌体示意图

5. 病原性球菌主要引起化脓性炎症，故又称化脓性球菌，各种球菌分别可致以下疾病。

（1）葡萄球菌：所致疾病有侵袭性和毒素性两种。侵袭性疾病，主要引起局部或全身化脓性炎症。毒素性疾病，一般由外毒素引起，如食物中毒、假膜性肠炎、烫伤样皮肤综合征、中毒性休克综合征等。

（2）链球菌：A群链球菌引起的疾病占人类链球菌感染的90%。可引起化脓性感染，如淋巴结炎、蜂窝织炎、扁桃体炎、中耳炎、产褥热等。可引起中毒性疾病，如猩红热。可引起变态反应性疾病，如风湿热、急性肾小球肾炎。

（3）肺炎链球菌：主要引起人类大叶性肺炎。

（4）脑膜炎奈瑟菌：是流行性脑脊髓膜炎（简称流脑）的病原菌，引起流脑。

（5）淋病奈瑟菌：是淋病的病原菌，人类是淋病奈瑟菌的唯一宿主。

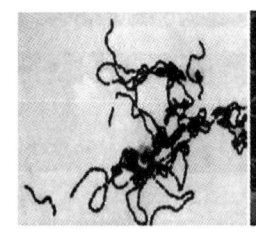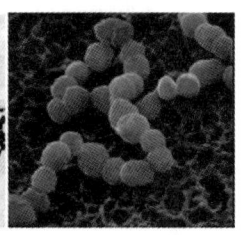

病原性球菌示意图

6. 大肠埃希菌在医学上的意义如下：

（1）大肠埃希菌在肠道为正常菌群，能抑制其他病原微生物的生长，维持肠道正常菌群的平衡，还能合成B族维生素和维生素K。

（2）引起感染：当宿主免疫力下降或细菌侵入肠外组织或器官时，可引起感染。大肠埃希菌的某些血清型菌株致病性强，能直接导致肠道感染，称为致病性大肠埃希菌。

（3）大肠埃希菌在卫生细菌学上常被作为饮水、食品等被粪便污染的检测指标。我国的卫生标准规定，大肠埃希菌菌群数在每 1000 mL 饮水中不得超过 3 个；每 100 mL 瓶装汽水、果汁等饮料中，大肠埃希菌菌群数不得超过 5 个。

（4）在分子生物学和基因工程的实验研究中，大肠埃希菌是重要的实验材料和载体。

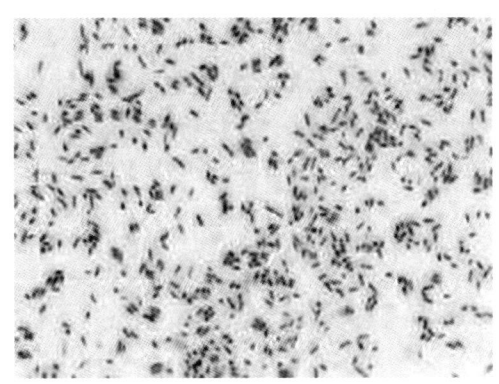

大肠埃希菌示意图

7. 使人致病的沙门菌常见的有伤寒沙门菌、甲型副伤寒沙门菌、乙型副伤寒沙门菌、肖氏副伤寒沙门菌，此外还有鼠伤寒沙门菌、肠炎沙门菌、鸭沙门菌及猪霍乱沙门菌等。这些沙门菌所致疾病包括：

（1）伤寒和副伤寒：由伤寒沙门菌，甲型副伤寒沙门菌和肖氏副伤寒沙门菌引起。

（2）食物中毒：由摄入被大量鼠伤寒沙门菌、猪霍乱沙门菌、肠炎沙门菌等污染的食物而引起。

（3）败血症：多见于儿童或原有慢性病病人，致病菌以猪霍乱沙门菌、丙型伤寒沙门菌、鼠伤寒沙门菌等常见。

8. 只能在缺氧环境下才能生长繁殖的细菌，称为厌氧菌。厌氧菌以革兰氏阴性无芽孢杆菌为最多，厌氧菌主要特点为：

（1）分布：厌氧菌广泛分布于自然界和人体中，如肠道、皮肤、口腔、上呼吸道、女性生殖道等部位均存在厌氧菌。

（2）感染特征：梭状芽孢杆菌属引起的感染是外源性感染，大多有特定的临床特征，如破伤风梭菌引起破伤风。无芽孢厌氧菌的感染多为内源性感染，常致局部炎症、脓肿和组织坏死。

（3）治疗特点：多数无芽孢厌氧菌对青霉素、氯霉素、头孢菌素敏感。但脆弱类杆菌能产生 β-内酰胺酶，能破坏青霉素和头孢菌素，在治疗时须注意选用氯霉素或林可霉素。此外，甲硝唑对厌氧菌也有很好的疗效。

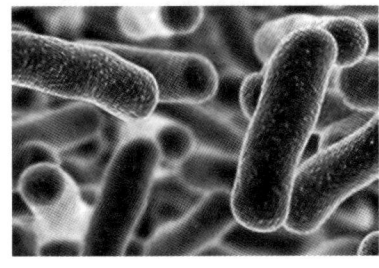

厌氧菌示意图

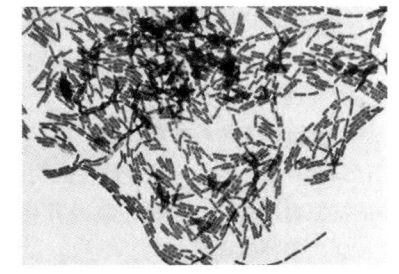

革兰氏阳性厌氧菌示意图

9. 衣原体是一类能通过细菌滤器，有独特发育周期，严格细胞内寄生的原核细胞型微生物。衣原体所致疾病有沙眼、包涵体结膜炎、生殖道感染、性病淋巴肉芽肿、传染性非典型肺炎等。

10. 病毒在人群个体之间的传播，称为水平传播。通过胎盘或产道，病毒直接由亲代传给子代的方式称为垂直传播。垂直传播在其他微生物中极少见，但在病毒中多见，如乙型肝炎病毒、风疹病毒、巨细胞病毒及人类免疫缺陷病毒（艾滋病病毒）均可垂直传播，并可致早产、流产或先天性畸形，甚至胎儿死亡。

11. 孕妇感染了病原微生物可经垂直传播感染胎儿而造成先天性畸形，常见的病原微生物有：

    (1) 苍白密螺旋体苍白亚种（俗称梅毒螺旋体）：可通过胎盘进入胎儿血流，并扩散至肝、脾、肾等内脏并大量繁殖，引起胎儿全身性感染，出生后这种先天性梅毒的婴幼儿呈现锯齿形牙、间质性角膜炎、先天性耳聋等症状。

    (2) 风疹病毒：孕妇在妊娠期 4 个月内感染风疹病毒可经胎盘引起垂直传播，导致胎儿先天性畸形或先天性风疹综合征，表现为先天性心脏病、耳聋、失明及智力低下等。

    (3) 单纯疱疹病毒：妊娠妇女因单纯疱疹病毒原发感染或潜伏感染的病毒被激活，病毒可经胎盘感染胎儿，影响胚胎细胞的有丝分裂，引起胎儿畸形及智力低下。

    (4) 巨细胞病毒：病毒通过胎盘感染胎儿，引起造血系统、中枢神经系统损伤，出现小脑畸形、视神经萎缩等。

    (5) 人类免疫缺陷病毒（HIV）和人乳头瘤病毒（HPV）：均可通过胎盘或产道导致胎儿及新生儿先天性感染。HPV 可引起尖锐湿疣或癌症；HIV 可导致获得性免疫缺陷综合征（AIDS，即艾滋病）而引起人类免疫缺陷，最后伴发各种疾病或癌症而死亡。

12. 免疫是指机体接触"抗原性异物"或"异己成分"的一种特异性生理反应，其作用是识别和/或排除抗原性异物，以此维持机体的生理平衡。正常情况下对机体有利，但在某些条件下也可以有害。免疫的基本功能有以下 3 个方面：

    (1) 免疫防御：正常情况下，机体可以阻止病原微生物入侵或抑制它们在体内繁殖与扩散，或解除病原微生物及其代谢产物对机体的有害作用。但在异常情况下，若反应过高，则引起超敏反应。反应过低或缺乏，则出现免疫缺陷病。

    (2) 免疫稳定：正常情况下，机体的免疫系统可以经常地清除体内损伤或衰老的自身细胞，并进行免疫调节，以维持机体生理平衡。当自身稳定功能紊乱时，则易导致自身免疫病。

    (3) 自身监视：正常情况下，机体的免疫系统能够识别、杀伤和清除体内的突变细胞，防止肿瘤的发生。如果功能失调，则可导致肿瘤或持续感染的发生。

13. 抗原、完全抗原和半抗原定义如下：

    (1) 抗原：是一类能与相应克隆的淋巴细胞上独特的抗原受体特异性结合，诱导淋巴细胞产生免疫应答，产生抗体或致敏淋巴细胞，并能与相应抗体或致敏淋巴细胞在体内或体外发生特异性结合的物质。抗原具有两种性能：①免疫原性，即能刺激机体产生免疫应答。②抗原性，即与相应抗体或致敏淋巴细胞发生特异性结合的能力。

    (2) 完全抗原：具有以上两种性能的物质称为免疫原，又称完全抗原。

    (3) 半抗原：只具有抗原性而无免疫原性的物质称为半抗原，又称不完全抗原。

    医学上重要的抗原物质包括：①微生物及其代谢产物。②动物血清。③异嗜性抗原。④同种异型抗原。⑤自身抗原。⑥肿瘤抗原。

14. 青霉素系半抗原，无变应原作用，因此大多数人用青霉素无不良反应。极少数人用青霉素后可发生过敏性休克，甚至死亡，其机制是属 I 型超敏反应的全身表现。为防止该现象的发生，首先应仔细询问是否有对青霉素过敏的病史；在使用青霉素前必须做皮试，皮试阳性者禁用。注射青霉素时还必须准备抗过敏性休克的药物肾上腺素及抢救设施，以防万一。个别人在皮试时亦可发生过敏性休克，因此要做好各种抢救准备工作，以便及时抢救病人。

15. 免疫球蛋白、抗体定义如下：

(1) 免疫球蛋白：具有抗体活性或化学结构上与抗体相似的球蛋白统称为免疫球蛋白（Ig），所以免疫球蛋白是一个结构化学的概念。

(2) 抗体：是功能与生物学概念，它是在抗原刺激下由浆细胞产生的具有与相应抗原特异性结合的免疫球蛋白。虽然抗体都是免疫球蛋白，但并非所有的免疫球蛋白都是抗体。

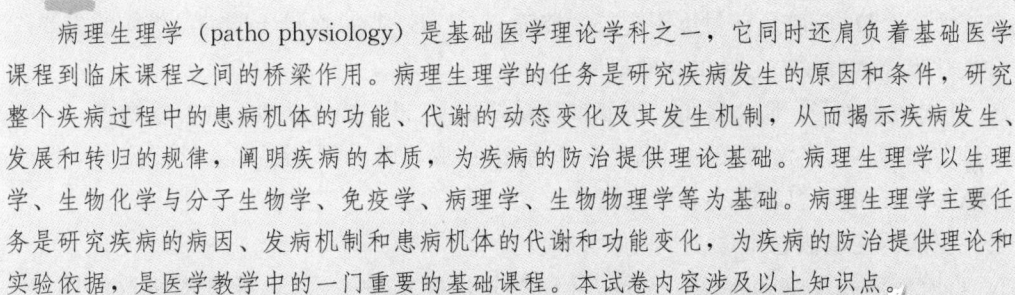

病理生理学（patho physiology）是基础医学理论学科之一，它同时还肩负着基础医学课程到临床课程之间的桥梁作用。病理生理学的任务是研究疾病发生的原因和条件，研究整个疾病过程中的患病机体的功能、代谢的动态变化及其发生机制，从而揭示疾病发生、发展和转归的规律，阐明疾病的本质，为疾病的防治提供理论基础。病理生理学以生理学、生物化学与分子生物学、免疫学、病理学、生物物理学等为基础。病理生理学主要任务是研究疾病的病因、发病机制和患病机体的代谢和功能变化，为疾病的防治提供理论和实验依据，是医学教学中的一门重要的基础课程。本试卷内容涉及以上知识点。

§1.4 病理生理学试卷

一、选择题

【A 型题】

1. 急性肾小球肾炎产生全身性水肿的主要机制是 （　）

A. 醛固酮分泌增加　　B. 抗利尿激素释放增多　　C. 肾小球钠水滤过下降　　D. 肾小球毛细血管通透性升高　　E. 血浆胶体渗透压减低

2. 某幽门梗阻病人入院后行胃肠减压，血气分析结果为：pH 7.47、$PaCO_2$ 48 mmHg（6.4 kPa）、HCO_3^- 34 mmol/L。该病人应诊断为 （　）

A. 呼吸性碱中毒　　B. 呼吸性酸中毒　　C. 代谢性酸中毒　　D. 代谢性碱中毒　　E. 混合性酸碱中毒

3. 氧疗对下列哪型缺氧效果最好 （　）

A. 血液性缺氧　　B. 低张性缺氧　　C. 循环性缺氧　　D. 组织性缺氧　　E. 混合性缺氧

4. 机体发热时常出现 　　　　　　　　　　　　　　　　　　　　　　　　　　（　　）

    A. 低渗性脱水　　B. 等渗性脱水　　C. 高渗性脱水　　D. 水中毒　　E. 水肿

5. DIC 最主要的病理特征是 　　　　　　　　　　　　　　　　　　　　　　（　　）

    A. 大量微血栓形成　　B. 凝血功能失常　　C. 纤溶过程亢进　　D. 凝血物质大量消
    耗　　E. 溶血性贫血

6. 休克早期组织微循环灌流的特点是 　　　　　　　　　　　　　　　　　　　（　　）

    A. 少灌少流，灌少于流　　　B. 少灌多流，灌少于流　　　C. 少灌少流，灌多于流
    D. 多灌少流，灌多于流　　E. 多灌多流，灌少于流

7. 下列哪项最符合心力衰竭的概念 　　　　　　　　　　　　　　　　　　　　（　　）

    A. 心脏每搏输出量降低　　B. 静脉回流量超过心排血量　　C. 心功能障碍引起大小循
    环充血　　D. 心脏负荷过度引起心功能障碍　　E. 心排血量不能满足机体的需要

8. 慢性呼吸衰竭并发右心衰的主要机制是 　　　　　　　　　　　　　　　　　（　　）

    A. 外周血管扩张、阻力降低，静脉回流量增加　　B. 慢性缺氧后血容量增多　　C. 红
    细胞数目增多，血液黏滞性增高　　D. 肺部病变，肺毛细血管床大量破坏　　E. 肺泡
    缺氧和 CO_2 潴留引起肺小动脉收缩

9. 肝性脑病的正确概念应是 　　　　　　　　　　　　　　　　　　　　　　　（　　）

    A. 肝脏疾病并发脑部疾病　　B. 肝衰竭并发脑水肿　　C. 肝衰竭所致的昏迷
    D. 肝衰竭所致的精神紊乱性疾病　　E. 严重肝病所致的神经精神综合征

10. 哪一类水、电解质紊乱最容易发生低血容量性休克 　　　　　　　　　　　（　　）

    A. 低渗性脱水　　B. 高渗性脱水　　C. 等渗性脱水　　D. 水中毒　　E. 低钾血症

11. 下述哪项最符合急性肾衰竭的概念 　　　　　　　　　　　　　　　　　　（　　）

    A. 肾脏内分泌功能急剧障碍　　B. 肾脏泌尿功能急剧障碍　　C. 肾脏排泄废物能力
    急剧降低　　D. 肾脏排酸保碱能力急剧降低　　E. 肾脏浓缩稀释功能降低

12. 慢性肾衰竭病人尿量的变化特点是 　　　　　　　　　　　　　　　　　　（　　）

    A. 早期多尿，晚期夜尿　　B. 早期少尿，晚期多尿　　C. 早期多尿、夜尿，晚期少
    尿　　D. 早期夜尿，晚期多尿　　E. 早期多尿、血尿，晚期少尿

13. 输入大量库存过久的血液易导致 　　　　　　　　　　　　　　　　　　　（　　）

    A. 高钠血症　　B. 低钠血症　　C. 低钾血症　　D. 高钾血症　　E. 低镁血症

14. 对 DIC 发病机制的描述哪项是不正确的 　　　　　　　　　　　　　　　（　　）

    A. 血管内皮细胞损伤，激活凝血因子Ⅻ　　B. 组织严重破坏，大量组织因子进入血液
    C. 血细胞大量破坏，释放促凝血物质　　D. 羊水进入血液，激活内源性凝血系统
    E. 癌细胞进入血液，激活内源性凝血系统

15. 鼻咽癌的发生可能与哪一种病毒感染有关 　　　　　　　　　　　　　　　（　　）

    A. 流感病毒　　B. 麻疹病毒　　C. EB病毒　　D. 巨细胞病毒　　E. 腺病毒

16. 血液缓冲系统中最重要的是 　　　　　　　　　　　　　　　　　　　　　（　　）

    A. 血浆蛋白缓冲系统　　B. 磷酸盐缓冲系统　　C. 碳酸氢盐缓冲系统　　D. 血红蛋

白缓冲系统　　　E. 氧合血红蛋白缓冲系统

17. 某肾病病人，血气分析结果 pH7.32、$PaCO_2$ 30 mmHg（4 kPa）、HCO_3^- 15 mmol/L。应诊断为　　　　　　　　　　　　　　　　　　　（　　）

　　A. 呼吸性碱中毒　　B. 呼吸性酸中毒　　C. 代谢性碱中毒　　D. 代谢性酸中毒

　　E. 混合性酸碱紊乱

【X 型题】

18. 高渗性脱水易出现　　　　　　　　　　　　　　　　　　　　　　（　　）

　　A. 口渴　　B. 休克　　C. 尿少　　D. 脱水热　　E. 皮肤弹性降低

19. 低钾血症可引起　　　　　　　　　　　　　　　　　　　　　　　（　　）

　　A. 骨骼肌兴奋性降低　　B. 心肌兴奋性降低　　C. 心肌传导性升高　　D. 心肌自律性升高　　E. 平滑肌兴奋性降低

20. 低钾血症时心电图的变化是　　　　　　　　　　　　　　　　　　（　　）

　　A. T 波低平　　B. 出现 u 波　　C. QRS 波群增宽　　D. PR 间期缩短　　E. QT 间期缩短

21. 对血清钾浓度过高者可采取的措施有　　　　　　　　　　　　　　（　　）

　　A. 葡萄糖和胰岛素同时静脉注射　　B. 可用腹膜透析　　C. 阳离子交换树脂灌肠或口服　　D. 补充钙剂使细胞外液 Ca^{2+} 增多　　E. 补充钠盐使细胞外液 Na^+ 增多

22. 导致有效胶体渗透压下降的因素有　　　　　　　　　　　　　　　（　　）

　　A. 血浆清蛋白浓度下降　　B. 微血管通透性降低　　C. 毛细血管血压增高　　D. 淋巴回流受阻　　E. 组织间液胶体渗透压降低

23. 导致血管内外液体失衡而形成水肿的基本因素有　　　　　　　　　（　　）

　　A. 毛细血管有效流体静压升高　　B. 有效胶体渗透压降低　　C. 淋巴回流受阻

　　D. 血浆清蛋白含量升高　　E. 微血管通透性降低

24. 代谢性酸中毒常见的临床表现有　　　　　　　　　　　　　　　　（　　）

　　A. 呼吸深快　　B. 心肌收缩力减弱　　C. 中枢神经系统抑制　　D. 心律失常

　　E. 血管对儿茶酚胺失去反应

25. 能反映酸碱平衡代谢性指标的是　　　　　　　　　　　　　　　　（　　）

　　A. $PaCO_2$　　B. AB　　C. AG　　D. SB　　E. BE

二、填空题

1. 血清钾浓度低于 _____ mmol/L 称为低钾血症。其产生原因包括：_____、_____、_____。

2. 代谢性酸中毒的基本特征是血浆 _____ 浓度原发性减少，血浆 SB、AB、BB 均_____，BE _____，$PaCO_2$ _____。

3. 代谢性碱中毒时 BE 正值_____。

4. 根据缺氧的原因和血氧的变化，一般将缺氧分为 _____、_____、_____ 和

_____ 4 种类型。

5. 根据发热的病因不同，发热可分_____和_____两大类。前者是由_____引起，后者由_____引起。

6. 弥散性血管内凝血（DIC）主要临床表现为_____、_____、_____和_____。

7. 尽管引起休克的原因很多，但休克发生的始动环节是_____、_____、_____ 3个方面。

8. 肝性脑病时，引起血氨升高的原因是_____、_____。

9. 黄疸时巩膜和皮肤较易被黄染是因为它们富含与胆红素亲和力较强的_____。

10. 引起慢性肾衰竭的疾病中以_____最常见，除此以外，还有许多其他疾病也可引起慢性肾衰竭，它们共同的发病环节是_____。

三、判断题

1. 小儿失钾最重要的原因是经肾失钾。 （　　）
2. 吸入烟雾和毒气可引起急性呼吸窘迫综合征。 （　　）
3. 根据近代死亡概念，整体死亡的标志是脑死亡，即全脑功能的永久性消失。 （　　）
4. 测定血清转氨酶水平可反应肝细胞受损状况。 （　　）
5. 代谢性酸中毒时 SB 增加。 （　　）

四、名词解释

1. 亚健康
2. 脱水热
3. 缓冲系统
4. 缺氧
5. 心理社会呆小状态

五、简答题

1. 什么是疾病？
2. 亚健康有哪些表现？
3. 近代死亡概念的主要内容是什么？
4. 低渗性脱水与高渗性脱水各有哪些基本特征？
5. 何谓高钾血症？试述常见病因。
6. 试述急性肾小球肾炎产生全身性水肿的机制。
7. 何谓脑水肿？试述其分类与发病机制。
8. 机体通过哪 4 个方面对酸碱平衡进行调节？各有何特点？
9. 简述临床处理水、电解质和酸碱平衡紊乱的基本原则。
10. 何谓弥散性血管内凝血（DIC）？

11. 何谓休克？

12. MODS病人最常累及的器官是哪一个？为什么？

13. 试述引起缺血再灌注损伤的常见原因。

14. 试述心力衰竭的常见诱因。

15. 何谓急性呼吸窘迫综合征？

16. 何谓新生儿生理性黄疸？试述其发病机制。

17. 何谓急性肾衰竭？

18. 何谓少尿、多尿和夜尿？

19. 何谓慢性肾功能不全？

20. 何谓意识障碍？

参考答案

一、选择题

【A 型题】

题序	1	2	3	4	5	6	7	8	9	10	11
答案	C	D	B	C	B	A	E	E	E	A	B
题序	12	13	14	15	16	17					
答案	C	D	A	C	C	D					

【X 型题】

题序	18	19	20	21	22	23	24	25
答案	ACD	ADE	ABC	ABCDE	AD	ABC	ABCDE	BCDE

二、填空题

1. 3.5　　钾摄入减少　　钾排出增多　　细胞外钾向细胞内转移

2. HCO_3^-　　降低　　负值增大　　代偿性降低

3. 增大

4. 低张性缺氧　　血液性缺氧　　循环性缺氧　　组织性缺氧

5. 感染性发热　　非感染性发热　　各种生物病原体　　生物病原体以外的因素

6. 出血　　休克　　脏器功能障碍　　溶血性贫血

7. 血容量减少　　心排血量急剧减少　　外周血管容量扩大

8. 氨清除不足　　氨生成过多

9. 弹性蛋白

10. 慢性肾小球肾炎　　大量肾单位被破坏

三、判断题

题序	答案	解　　析
1	×	引起小儿低钾的原因，主要包括以下几种情况：①含钾食物摄入过少。如果儿童的胃口比较差，平时摄入含钾的食物特别少，会引起儿童出现低钾血症。②钾丢失过多。如果儿童摄入的钾基本正常，但是丢失得过多也会引起低钾的情况，如频繁的呕吐或剧烈的腹泻，都可以通过呕吐物以及腹泻排出大量的钾造成低钾。针对儿童的低钾，需要及时的补钾处理，比如给儿童口服氯化钾。
2	√	根据对肺损伤作用途径的不同，可分为直接肺损伤因素（肺源性 ARDS）和间接肺损伤因素（肺外源性 ARDS）。其中直接肺损伤因素中的误吸就是对胃内容物、烟雾、毒气等误吸进入损伤肺脏。
3	√	脑死亡是全脑功能包括脑干功能不可逆终止。人体的呼吸中枢位于脑干，如果脑干发生结构性破坏，会直接导致呼吸功能停止，无论采取何种医疗手段都无法挽救病人的生命。因此，与心脏死亡相比，脑死亡显得更为科学，标准更加可靠、规范。
4	√	一般来说转氨酶升高是肝脏炎症、肝细胞损害的表现。血清转氨酶含量升高程度常与肝细胞损伤一致，故临床医师通过检测血清中的转氨酶，就可以推测肝脏的损害程度。
5	×	代谢性酸中毒碳酸氢根（SB）低，血中碱性物质减少，酸性物质增加。

四、名词解释

1. 亚健康：机体除了健康状态和疾病状态之外，还存在着一种非健康非疾病的中间状态，即亚健康状态，又称慢性疲劳综合征，是近年来医学研究的热点之一。

2. 脱水热：高渗性脱水病人因细胞内液明显减少，使汗腺分泌减少、皮肤蒸发的水分也减少，散热功能受到影响，可出现体温升高，称为脱水热。

3. 缓冲系统：是指一种弱酸和它共轭的碱所组成具有缓冲酸碱能力的混合溶液。人体血液中有许多对缓冲系统，其中以血浆中碳酸氢盐缓冲系统（$NaHCO_3/H_2CO_3$）最重要。

4. 缺氧：当组织得不到充足的氧，或不能充分利用氧时，组织的代谢、功能甚至形态结构都可发生异常变化，这一病理过程称为缺氧。根据缺氧的原因和血氧的变化，一般将缺氧分为低张性缺氧、血液性缺氧、循环性缺氧和组织性缺氧 4 种类型。

5. 心理社会呆小状态：慢性应激可在儿童引起生长发育的延迟，特别是失去父母或生活在父母粗暴、亲子关系紧张家庭中的儿童，可出现生长缓慢、青春期延迟，并伴有行为异常如抑郁等，称为心理社会呆小状态或心因性侏儒。

五、简答题

1. 疾病是机体在一定的条件下受病因损害作用后，因机体自稳调节紊乱而发生的异常生命活动过程。在多数疾病中，机体对致病因素所引起的损害发生一系列防御性的抗损害反应，从而表现出功能、代谢、形态上的改变，临床上出现各种症状、体征和社会行为的异常。

2. 亚健康的表现错综复杂，可有下述几种表现形式：①躯体性亚健康状态，主要表现为疲乏无力，精神不振。②心理性亚健康状态，主要表现为焦虑、烦躁、易怒、睡眠不佳等，严重时可伴有胃痛、心悸等。这些表现持续存在可诱发心血管疾病及肿瘤等的发生。③人际交往亚健康状态，主要表现为与社会成员的关系不稳定状态，心理距离变大，产生被社会抛弃和遗忘的孤独感。

3. 近代认为死亡应当是指机体作为一个整体功能的永久性丧失。整体死亡的标志是脑死亡，即全脑功能的永久性消失。判断脑死亡的主要指征是：深度的不可逆昏迷和大脑全无反应性、所有脑干神经反射消失、自主呼吸停止、瞳孔散大或固定，脑电波消失和脑血液循环停止等。脑血液循环停止是判断脑死亡的重要指征，脑血管造影或同位素检查一旦证明脑血液循环完全停止，即可立即判定死亡。

4. 低渗性脱水与高低渗性脱水的基本特征如下：

(1) 低渗性脱水：又称低容量性低钠血症。基本特征是失钠多于失水，细胞外液低渗，血清钠浓度小于 135 mmol/L，血浆渗透压小于 290 mOsm/L。

(2) 高渗性脱水：又称低容量性高钠血症。基本特征是失水多于失钠，细胞外液高渗，血清钠大于 150 mmol/L，血浆渗透压大于 310 mOsm/L。

5. 血清钾浓度高于 5.5 mmol/L 称为高钾血症。常见的病因如下：

(1) 肾脏排钾减少：如急性肾衰竭。

(2) 钾摄入过多：如静脉内补钾过多过快。

(3) 细胞内钾释放进入细胞外液过多：如酸中毒、缺氧、严重创伤和挤压伤等。

6. 急性肾小球肾炎时，由于肾小球毛细血管内皮细胞和系膜细胞发生肿胀和增生、炎性细胞渗出和纤维蛋白的堆积和充塞囊腔，使管腔变窄，造成肾小球钠水滤过量显著下降，导致水钠潴留而出现全身性水肿。

7. 脑组织的液体含量增多引起脑容积增大，称为脑水肿。脑水肿可分为以下 3 种类型：

(1) 血管源性脑水肿：是最常见的一类。见于脑的外伤、肿瘤、出血、梗死、脓肿及化脓性脑膜炎等。其发病机制是毛细血管通透性增高，血浆外渗，大量液体聚积在白质的细胞间隙。

(2) 细胞中毒性脑水肿：主要见于严重脑缺血、缺氧及各种中毒性脑病。其主要发病机制是细胞代谢障碍，ATP 生成减少，钠泵功能障碍，细胞内钠水潴留，导致细胞内水肿。灰质、白质可同时受累。

(3) 间质性脑水肿：主要发生于阻塞性脑室积水时。当肿瘤、炎症或胶质增生堵塞了导水管或脑室孔道时，便可引起脑积水和相应脑室周围白质的间质性水肿。

8. 机体由血液中缓冲系统、肺的呼吸、肾脏排酸保碱以及组织细胞 4 个方面共同调节和维持体内酸碱平衡。由于它们在作用时间和强度上有差别，因此各有其特点：血液缓冲系统反应迅速，作用不能持久。肺的调节作用效能最大，缓冲作用于 30 分钟时达最高峰，但仅对 CO_2 有调节作用。细胞的缓冲能力虽强，于 3~4 小时后发挥作用，但常可导致血清钾的异常。肾脏的调节作用较缓慢，常在数小时后起作用，3~5 天才达高峰，但维持时间长，特别对保留 $NaHCO_3$ 和排出非挥发性酸具有重要的作用。

9. 无论是哪一种水、电解质及酸碱平衡失调，都会造成机体代谢的紊乱，进一步恶化则可导致器官功能衰竭，甚至死亡。因此，如何维持病人水、电解质及酸碱平衡，如何及时纠正已产生的平衡失调，成为临床工作的首要任务。处理水、电解质及酸碱平衡失调的基本原则是：

(1) 充分掌握病史和临床表现，详细检查病人体征。大多数水、电解质及酸碱平衡失调都能从病史、症状及体征中获得有价值的信息，得出初步诊断。

(2) 及时进行实验室检查。

(3) 综合病史及实验室资料，确定水、电解质及酸碱平衡失调的类型及程度。

(4) 在积极治疗原发病的同时，制订纠正水、电解质及酸碱平衡失调的治疗方案。如果存在多种失调，应分轻重缓急，依次予以调整纠正：①积极补充病人的血容量，保证循环状态良好。②积极纠正缺氧状态。③及时纠正严重的酸中毒或碱中毒。④及时治疗重度高钾血症。纠正任何一种失调不可能一步到位，应密切观察病情变化，边治疗边调整方案。最理想的治疗效果往往是在彻底治疗原发病的基础上获得。

10. 弥散性血管内凝血（DIC）是指在某些致病因子作用下，凝血因子或血小板被激活，大量促凝物质入血，凝血酶增加，广泛的微血栓形成，从而引起一个以凝血功能失常为主要特征的病理过程。主要临床表现为出血、休克、器官功能障碍和溶血性贫血。

11. 休克是各种强烈致病因子作用于机体引起的急性循环衰竭，其特点是微循环障碍、重要脏器的灌流不足和细胞功能代谢障碍，由此引起全身性危重的病理过程。其主要临床表现是血压下降、面色苍白、皮肤冰冷、出冷汗、脉搏频弱、尿量减少和神志淡漠等。

12. MODS病人中最常累及的器官是肺。临床表现为进行性呼吸困难、进行性低氧血症、发绀及肺水肿。肺功能受损伤的原因：①肺是全身静脉血液的滤器，从全身各器官组织来源的许多代谢产物、活性物质、血中的异物和活化的炎症细胞都要经过肺，容易引起肺损伤。②肺富含巨噬细胞，这些细胞活化后释放许多细胞因子，可导致肺损伤。

13. 引起缺血再灌注损伤的常见原因如下：
   （1）全身循环障碍后恢复血液供应：如休克微血管痉挛解除后、心搏骤停后心脑肺复苏等。
   （2）组织器官缺血后血流恢复后：如器官移植及断肢再植术后。
   （3）某血管再通后：如冠状动脉搭桥术、经皮腔内冠状动脉成形术、溶栓治疗等，以及冠状动脉痉挛缓解后。

14. 心力衰竭的常见诱因有感染，心律失常，水、电解质及酸碱平衡紊乱，妊娠和分娩，过多过快的输液，洋地黄中毒，情绪激动，过度体力活动，气候的急剧变化等。

15. 急性呼吸窘迫综合征（ARDS）是由急性肺损伤引起的一种急性呼吸衰竭。

16. 新生儿（特别是早产儿）出生后多在最初几天内发生轻度的非酯型高胆红素血症和一过性黄疸，1～2周后逐渐消退，这种黄疸称为新生儿生理性黄疸。其发病机制为：①新生儿肝细胞合成胆红素葡萄糖醛酸基转移酶的功能不成熟，以致肝脏不能充分酯化胆红素。②在新生儿期，肝细胞合成 Y 蛋白相对不足，使肝细胞对胆红素的摄取运载过程减慢。③新生儿期都有一时性红细胞急速破坏，使肝细胞的胆红素负荷增加。

17. 急性肾衰竭（ARF）是指各种原因在短期内引起肾脏泌尿功能急剧障碍，以致机体内环境出现严重紊乱的病理过程。其主要代谢变化为氮质血症、高钾血症和代谢性酸中毒。

18. 成人 24 小时尿量少于 400 mL 或每小时尿量少于 17 mL 称为少尿。每 24 小时尿量超过 2000 mL 称为多尿。正常人排尿量具有一定的昼夜节律，通常白天尿量较夜间多 2～3 倍，但在慢性肾衰竭早期病人夜间排尿量与白天尿量相近，甚至超过白天，这种情况称为夜尿。

19. 慢性肾功能不全（CRI）是指由各种慢性肾脏疾病进行性地破坏肾单位，以致残存的有功能的肾单位终于不足以充分排出代谢废物和维持内环境的恒定，导致泌尿功能障碍、内分泌功能失调和内环境的紊乱。慢性肾功能不全主要表现为代谢废物和毒性物质在体内潴留，以及水、电解质及酸碱平衡紊乱。

20. 意识障碍是指不能正确认识自身状态和/或客观环境，不能对环境做出反应的一种病理过程，其病理基础是大脑皮质、丘脑和脑干网状系统的功能异常。意识障碍常是急性脑功能不全的主要表现形式。

药理学（pharmacology）是研究药物与机体间相互作用规律及其药物作用机制的一门科学，主要包括药物效应动力学和药物代谢动力学两个方面。前者是阐明药物对机体的作用和原理；后者阐明药物在体内吸收、分布、生物转化和排泄等过程，及药物效应和血药浓度随时间消长的规律。本试卷内容涉及上述两个方面的内容。

§1.5　药理学试卷

一、选择题

【A 型题】

1. 药物的血浆半衰期是指　　　　　　　　　　　　　　　　　　　　　　　　（　　）
   A. 50％药物从体内排出所需的时间　　B. 50％药物生物转化所需的时间　　C. 药物从血浆中消失所需时间的一半　　D. 血药浓度下降一半所需的时间　　E. 药物作用强度减弱一半所需的时间

2. 服用某些磺胺类药时同服碳酸氢钠的目的是　　　　　　　　　　　　　　　（　　）
   A. 预防过敏反应　　B. 避免影响血液酸碱度　　C. 增加药物疗效　　D. 增加尿中药物溶解度避免析出结晶　　E. 减少消化道反应

3. 下列糖皮质激素药物中，抗炎作用最强的是　　　　　　　　　　　　　　　（　　）
   A. 氢化可的松　　B. 泼尼松　　C. 曲安西龙　　D. 氟氢可的松　　E. 地塞米松

4. 药液漏出血管外，可引起局部缺血坏死的药物是　　　　　　　　　　　　　（　　）
   A. 普萘洛尔　　B. 肾上腺素　　C. 去甲肾上腺素　　D. 异丙肾上腺素　　E. 麻黄碱

5. 硫喷妥钠维持时间短主要是由于　　　　　　　　　　　　　　　　　　　　（　　）
   A. 在肝脏代谢快　　B. 由肾脏排泄快　　C. 无肝肠循环　　D. 与血浆蛋白结合率低　　E. 重新分布于肌肉、脂肪

6. 可诱发变异型心绞痛的药物是　　　　　　　　　　　　　　　　　　　　　（　　）
   A. 维拉帕米　　B. 普萘洛尔　　C. 硝苯地平　　D. 哌唑嗪　　E. 利血平

7. 治疗沙眼衣原体感染应选用　　　　　　　　　　　　　　　　　　　　　　（　　）
   A. 四环素　　B. 青霉素　　C. 链霉素　　D. 庆大霉素　　E. 磺胺类药

8. 氯丙嗪治疗精神病时最常见的不良反应是　　　　　　　　　　　　　　　　（　　）
   A. 直立性低血压　　B. 过敏反应　　C. 内分泌障碍　　D. 消化系统症状　　E. 锥体外系反应

9. 抗肿瘤药最常见的严重不良反应是　　　　　　　　　　　　　　　　　　　（　　）

A. 肝脏损害　　B. 神经毒性　　C. 胃肠道反应　　D. 抑制骨髓　　E. 脱发

10. 阿托品不具有的作用是　　　　　　　　　　　　　　　　　　　　　　（　　）

A. 扩瞳　　B. 抑制腺体分泌　　C. 解除胃肠平滑肌痉挛　　D. 便秘　　E. 减慢心率

11. 下列哪种药物可诱发支气管哮喘　　　　　　　　　　　　　　　　　　（　　）

A. 肾上腺素　　B. 普萘洛尔　　C. 酚妥拉明　　D. 酚苄明　　E. 硝普钠

【B 型题】

问题 12～13

A. 青霉素

B. 制霉菌素

C. 庆大霉素

D. 利福平

E. 新霉素

12. 治疗钩端螺旋体病用　　　　　　　　　　　　　　　　　　　　　　　（　　）

13. 治疗肺结核用　　　　　　　　　　　　　　　　　　　　　　　　　　（　　）

【C 型题】

问题 14～15

A. 心源性哮喘

B. 支气管哮喘

C. 两者皆可

D. 两者皆不可

14. 吗啡可用于治疗　　　　　　　　　　　　　　　　　　　　　　　　　（　　）

15. 氨茶碱可用于治疗　　　　　　　　　　　　　　　　　　　　　　　　（　　）

【X 型题】

16. 肝素和双香豆素作用的主要区别是　　　　　　　　　　　　　　　　　（　　）

A. 肝素静脉注射，双香豆素口服　　B. 肝素体内、外均抗凝，双香豆素仅体内抗凝

C. 肝素起效快，双香豆素起效慢　　D. 肝素维持时间短，双香豆素维持时间长

E. 肝素过量用鱼精蛋白对抗，双香豆素过量用大剂量维生素 K 对抗

17. 对晕动病所致呕吐有效的药物是　　　　　　　　　　　　　　　　　　（　　）

A. 苯海拉明　　B. 异丙嗪　　C. 氯丙嗪　　D. 东莨菪碱　　E. 美克洛嗪

18. 过敏性休克首选肾上腺素，主要与其下述哪些作用有关　　　　　　　　（　　）

A. 兴奋心脏 β_1 受体，使心排血量增加　　B. 兴奋支气管 β_2 受体，使支气管平滑肌松弛　　C. 兴奋瞳孔开大肌 α 受体，使瞳孔散大　　D. 兴奋血管 α 受体，使外周血管收缩，血压升高；使支气管黏膜血管收缩，降低毛细血管通透性，有利于消除支气管黏膜水肿，减少支气管分泌　　E. 抑制肥大细胞释放过敏性物质

二、填空题

1. 有机磷农药中毒时，常选用_____和_____来解救。
2. 阿司匹林的基本作用有_____、_____、_____和_____。
3. 氨基糖苷类的耳毒性包括_____和_____两类。
4. 毛果芸香碱直接激动眼虹膜括约肌的_____受体，使瞳孔_____。
5. 卡托普利主要通过抑制_____酶，使血管扩张而发挥降压作用。
6. 冬眠合剂Ⅰ的主要成分是_____、_____和_____。

三、判断题

1. 强心苷既能用于治疗慢性心功能不全，也可用于治疗心房颤动和心房扑动。（　　）
2. 磺胺嘧啶和甲氧苄啶通过不同环节干扰叶酸代谢，两者合用可提高疗效。（　　）
3. 阿司匹林抗血小板聚集作用宜用大剂量。（　　）
4. 吗啡和阿司匹林均可镇痛，但前者作用部位在中枢，后者作用部位主要在外周。（　　）
5. 硝酸甘油治疗心绞痛的主要机制是直接扩张冠状动脉。（　　）

四、名词解释

1. 药物半衰期
2. 首关消除
3. 安慰剂
4. 双盲法
5. 化疗
6. 扩瞳药

五、简答题

1. 试述地西泮的临床用途。
2. 试述毛果芸香碱滴眼缩瞳药的主要临床应用。
3. 试述药物不良反应的表现形式。
4. 试述抗菌药物联合用药的目的。
5. 试述糖皮质激素的适应证。

一、选择题

【A 型题】

题序	1	2	3	4	5	6	7	8	9	10	11
答案	D	D	E	C	E	B	A	E	D	E	B

【B 型题】

题序	12	13
答案	A	D

【C 型题】

题序	14	15
答案	A	C

【X 型题】

题序	16	17	18
答案	ABCDE	ABDE	ABDE

二、填空题

1. 阿托品　　碘解磷定（或氯解磷定）
2. 解热　　镇痛　　抗炎抗风湿　　抗血小板聚集
3. 前庭功能损害　　耳蜗神经损害
4. M　　缩小
5. 血管紧张素 I 转化
6. 哌替啶（度冷丁）　　氯丙嗪（可乐静）　　异丙嗪（非那根）

三、判断题

题序	答案	解析
1	√	强心苷用于治疗慢性心功能不全、心房颤动、心房扑动和阵发性室上性心动过速。
2	√	本品与磺胺类药合用可使细菌的叶酸合成代谢遭到双重阻断，有协同作用，使磺胺类药抗菌活性增强，并可使抑菌作用转为杀菌作用，减少耐药菌株产生。
3	×	阿司匹林是一种非甾体抗炎药，有解热、镇痛、抗风湿等作用。临床用于治疗发热、牙痛、头痛、偏头痛、肌肉痛、月经痛、风湿性关节炎、类风湿关节炎。阿司匹林还有抗血小板聚集、预防血栓形成的作用，用于治疗心肌梗死、不稳定型心绞痛、脑梗死、短暂性脑缺血发作等。

题序	答案	解　　　析
4	√	吗啡属于一种阿片类止痛药，主要用于中重度疼痛的止痛，作用部位在中枢；阿司匹林〔Aspirin, 2-（乙酰氧基）苯甲酸，又称乙酰水杨酸〕是一种白色结晶或结晶性粉末，无臭或微带醋酸臭，微溶于水，易溶于乙醇，可溶于乙醚、氯仿，水溶液呈酸性。本品为水杨酸的衍生物，经近百年的临床应用，证明对缓解轻度或中度疼痛，如牙痛、头痛、神经痛、肌肉酸痛及痛经效果较好，亦用于感冒、流行性感冒等发热疾病的退热，治疗风湿痛等。其作用部位主要在外周神经末梢。近年来发现阿司匹林对血小板聚集有抑制作用，能阻止血栓形成，临床用于预防短暂脑缺血发作、心肌梗死、术后血栓的形成等。
5	×	硝酸甘油抗心绞痛的主要机制是扩张动脉和静脉，降低心肌耗氧量；扩张冠状动脉和侧支血管，改善局部供血。

四、名词解释

1. 药物半衰期：指血浆药物浓度下降一半所需要的时间，用 $t_{1/2}$ 表示。不少药物根据血浆半衰期确定给药次数，如磺胺类药 SMZ 和 SIZ 的血浆半衰期分别为 10～12 小时和 5～7 小时，故前者每天给药 2 次，后者每天给药 4 次。

2. 首关消除：是某些药物从胃肠道吸收入门静脉系统，在通过肠黏膜及肝脏时先经受灭活代谢，使其进入体循环的药量减少，该过程称为首关消除，即首关效应，又称第一关卡效应。普萘洛尔口服剂量比注射剂量大约高 10 倍，其主要原因是由于该制剂首关消除较强。口腔黏膜给药及直肠给药能避开首关消除。

3. 安慰剂：是一种在外形、颜色、味道等方面都与被测试药物一样，而实际并无药理活性的物质（如淀粉）。在科学地评价一个新的临床药物疗效时，有必要设立一组只给安慰剂的对照组。只有当所试药物的疗效明显超过安慰剂的疗效时方可认为有价值。有时安慰剂亦可表现出临床疗效或产生不良反应，因而要正确评价药物疗效，必须排除病人心理、精神和环境等因素的干扰作用。

4. 双盲法：是在使用安慰剂的基础上设计的一种试验方法，指被试者（病人）和试验者（医师）双方都不知道使用的是什么药，试验结果的资料由第三者进行处理、评定，故称双盲。因为任何一种治疗方法的效果不仅取决于药物本身，还与病人对药物的信任、医师与病人的关系、医师对治疗方法的暗示或宣传，以及病人对治疗的反应性有关。这些因素都会影响对疗效的评价。采用双盲法可避免或减少上述因素的影响和试验者在判断结果时的主观推测，取得真实准确的结论。

5. 化疗：对各种微生物、寄生虫及恶性肿瘤所致疾病的化学药物治疗统称为化学治疗，简称化疗。

6. 扩瞳药：扩瞳的药物根据药物作用持续时间的不同，可分为两种。第一种为短效扩瞳药物，包括复方托吡卡胺滴眼液等，药物持续的时间一般为 6～8 小时；第二种为长效扩瞳药物，包括硫酸阿托品眼用凝胶、阿托品滴眼液等。这些药物主要用于扩瞳验光、治疗葡萄膜炎、假性近视等眼科疾病。

五、简答题

1. 地西泮在临床上可用于焦虑症、麻醉前给药、失眠及各种原因引起的惊厥（抽搐），如破伤风、子痫等；是治疗癫痫持续状态的首选药，用于中枢病变引起的肌强直及腰肌劳损引起的肌痉挛，加强全身麻醉药的肌肉松弛作用。

2. 低浓度（1%～2%）的毛果芸香碱滴眼可用于治疗闭角型青光眼（angle-closure glaucoma，充血性青光眼），用药后可使病人瞳孔缩小、前房角间隙扩大，眼压下降。

3. 药物的不良反应表现形式如下：

(1) 副反应：是指药物固有的、在治疗剂量下出现与治疗无关的作用，多为可以恢复的功能性变化，常因药物作用的选择性较低之故，如阿托品解除胃肠平滑肌痉挛时，其抑制腺体分泌作用可表现口干的副反应。副反应常可设法纠正或消除。例如用氢氯噻嗪利尿时，由于具有排钾作用，长期用药可致低钾血症的副反应，同时服用氯化钾即可纠正。

(2) 毒性反应：是指用药剂量过大或药物在体内蓄积过多时发生的危害性反应。毒性反应可立即发生，也可长期蓄积后逐渐产生。前者称为急性毒性，后者称为慢性毒性。此外，还有些药物具有致畸胎、致癌、致突变等特殊形式的药物毒性。

(3) 后遗效应：是指停药后，血浆药物浓度降至阈浓度以下时所残存的药理效应。后遗效应可能非常短暂，如服用巴比妥类催眠药后次晨仍可出现嗜睡、乏力等宿醉现象。后遗效应也可能比较持久，如链霉素停药后造成的神经性耳聋便是永久性的后遗效应。

(4) 停药反应：是指突然停药后原有疾病加剧的反应。

(5) 变态反应：又称过敏反应，症状有皮疹、发热、造血系统抑制、肝肾功能损害、休克等。

(6) 特异质反应：为先天遗传异常所致的反应，有的病人对某些药物反应特别敏感，如缺乏G-6-PD的病人极容易发生溶血、发绀。

4. 抗菌药物联合用药的目的如下：

(1) 发挥药物的协同抗菌作用以提高疗效。

(2) 延缓或减少耐药菌的出现。

(3) 对混合感染或不能做细菌学诊断的病例，联合用药可扩大抗菌范围。

(4) 可减少个别药物剂量，从而减少毒副反应。

5. 糖皮质激素的适应证如下：

(1) 替代疗法：用于急、慢性肾上腺皮质功能减退症（包括肾上腺危象），用于腺垂体功能减退及肾上腺次全切除术后作替代疗法。

(2) 严重急性感染：如中毒性细菌性痢疾、暴发型流脑、中毒性肺炎、急性血行播散型肺结核、猩红热及败血症等。在使用有效的、足量的抗生素的同时，可辅以糖皮质激素治疗。原则是先用抗生素，后用激素；先停激素，后停抗生素。病毒性感染一般不宜用激素，因激素可减低机体的防御功能，反使感染扩散加剧。

(3) 防止某些炎症后遗症：如用于结核性脑膜炎、脑炎、心包炎、风湿性心瓣膜炎、关节炎、睾丸炎及烧伤后瘢痕挛缩等。对虹膜炎、角膜炎、视网膜炎和视神经炎等非特异性眼炎，激素能消炎止痛，防止角膜混浊，预防瘢痕粘连的发生。

(4) 自身免疫性疾病和过敏性疾病：自身免疫性疾病，如风湿热、风湿性心肌炎、风湿性及类风湿关节炎、全身性红斑狼疮、皮肌炎、自身免疫性贫血及肾病综合征等，用激素后多可缓解症状。对过敏性疾病，如荨麻疹、花粉症、血清病、血管神经性水肿、变应性鼻炎、支气管哮喘和过敏性休克等，激素有良好的辅助治疗作用。

(5) 抗休克治疗：对感染中毒性休克、过敏性休克、心源性休克、低血容量性休克有辅助治疗作用。

(6) 血液病：用于急性淋巴细胞白血病、再生障碍性贫血、粒细胞减少症、血小板减少症和过敏性紫癜等。

(7) 异体脏器或皮肤移植术后，糖皮质激素可抑制排异反应。

(8) 局部应用：糖皮质激素对接触性皮炎、湿疹、肛门瘙痒、银屑病等有一定疗效，宜用氟轻松、氢化可的松及泼尼松龙。

§ 2

预防医学试卷

现代医学按其研究对象和任务的不同，可分为基础医学、临床医学和预防医学三部分。它们是医学科学中不可分割的部分，共同发挥着防病、治病，保障社会人群健康的职责。

预防医学（preventive medicine）的概念不仅仅是指传染病的预防与控制，还涵盖了环境污染、饮食卫生、职业病以及传染病、地方病、职业病、心脑血管病、医源性疾病、恶性肿瘤等的三级预防，同时还包括卫生学和医学统计学的内容。

一、选择题

【A 型题】

1. 现阶段医学模式的转变是指 （ ）

A. 从神灵主义医学模式向自然哲学医学模式转变　　B. 从机械论医学模式向生物医学模式转变　　C. 从自然哲学的医学模式向生物-心理-社会医学模式转变　　D. 从神灵主义医学模式向生物-心理-社会医学模式转变　　E. 从生物医学模式向生物-心理-社会医学模式转变

2. 生物-心理-社会医学模式的特点是 （ ）

A. 重视社会心理因素对人类健康的影响　　B. 重视生物、心理因素对人类健康的影响　　C. 重视社会生物因素对人类健康的影响　　D. 重视生物、心理、社会因素对人类健康的影响　　E. 重视心理、行为、情感因素对人类心身健康的影响

3. 流行病学研究的对象是 （ ）

A. 疾病　　B. 病人　　C. 人群　　D. 健康人　　E. 亚临床型病人

4. 流行病学与临床医学的区别在于 （ ）

A. 在群体水平上研究疾病现象　　B. 研究疾病的病因学　　C. 提供诊断依据　　D. 不涉及药物治疗　　E. 不研究疾病的预后

5. 流行病学的定义可概括为 （ ）

A. 研究传染病的发生、发展和转归的科学　　B. 研究非传染病的发生、发展和转归的科学　　C. 研究人群中疾病与健康状况的分布及其影响因素，并研究如何防治疾病及促进健康的策略与措施的科学　　D. 研究疾病的诊断、治疗及预防的科学　　E. 研究影响传染病流行的各种因素

6. 表示流行强度的一组术语是 （ ）

A. 散发、流行和大流行　　B. 周期性、季节性和长期变异　　C. 发病率、死亡率和患病率的大小　　D. 传染性、易感性和免疫性的大小　　E. 暴发、传染性、致病力

7. 疾病发生的基本条件是 （ ）

A. 机体抵抗力下降　　B. 环境中有大量的病原体存在　　C. 人群中营养状况普遍不良

D. 致病因素与宿主同时存在　　E. 致病因素、宿主和环境相互作用失去平衡

8. 我国 1989 年规定法定报告的病种中属于甲类的是　　　　　　　　　　（　　）

A. 病毒性肝炎　　B. 流行性乙型脑炎　　C. 流行性脑脊髓膜炎　　D. 流行性感冒

E. 霍乱

9. 我国规定的监测传染病是　　　　　　　　　　　　　　　　　　　　（　　）

A. 疟疾、流感、脊髓灰质炎、斑疹伤寒、回归热、登革热　　B. 鼠疫、霍乱、天花、黄热病、回归热、出血热　　C. 鼠疫、霍乱、黄热病、回归热、斑疹伤寒　　D. 疟疾、流感、脊髓灰质炎、出血热、回归热、登革热　　E. 疟疾、流感、流脑、回归热、登革热、斑疹伤寒

10. 保护易感人群采用的各种免疫措施中最重要的是　　　　　　　　　　（　　）

A. 转移因子等免疫激活剂　　B. 高效价免疫球蛋白　　C. 丙种球蛋白　　D. 疫苗或菌苗　　E. 药物预防

11. 对病毒或真菌污染的物品消毒，如体温表，最好用　　　　　　　　　（　　）

A. 漂白粉　　B. 过氧乙酸　　C. 石炭酸　　D. 乙醇　　E. 来苏儿

12. 目前我国计划免疫的正确含义是　　　　　　　　　　　　　　　　　（　　）

A. 对儿童的基础免疫和加强免疫　　B. 根据疫情监测和人群免疫状况分析，按照规定的免疫程序，有计划地利用生物制品进行人群预防接种，以提高人群免疫水平，达到控制以至最终消灭相应传染病的目的　　C. 对儿童进行脊髓灰质炎、百日咳、白喉、破伤风、结核、麻疹 6 种生物制品的接种　　D. 经常性的常规免疫加上流行时的应急免疫　　E. 在某些传染病流行期间有针对性地进行预防接种

13. 环境可分为　　　　　　　　　　　　　　　　　　　　　　　　　　（　　）

A. 物理环境、生物环境及社会环境　　B. 物理环境、生活环境及社会环境　　C. 物质、化学环境、生物环境及社会环境　　D. 物质环境、生活环境及社会环境　　E. 生存环境、社会环境及物理环境

14. 社会环境包括　　　　　　　　　　　　　　　　　　　　　　　　　（　　）

A. 社会制度、教育和人口等因素　　B. 所有与社会生产力、生产关系及人类行为和生活方式有密切联系的因素　　C. 家庭婚姻、人际关系和社会保障等因素　　D. 经济制度、社会保障、教育制度等因素　　E. 社会文化、教育制度、经济制度等因素

15. 次生环境是指　　　　　　　　　　　　　　　　　　　　　　　　　（　　）

A. 工业"三废"污染所形成的环境　　B. 生活"三废"污染所形成的环境　　C. 农药化肥使用后污染所形成的环境　　D. 人群密集活动所形成的环境　　E. 人群的环境

16. 环境污染最主要的来源是　　　　　　　　　　　　　　　　　　　　（　　）

A. 工业"三废"　　B. 生活"三废"　　C. 农药、化肥　　D. 自然灾害　　E. 交通运输

17. 从世界人类疾病谱来看，当前影响人的健康和死亡的疾病顺次是　　　（　　）

A. 流行病、肿瘤和脑血管疾病　　B. 流行病、恶性肿瘤和消化系统疾病　　C. 心血管疾病、脑血管疾病和恶性肿瘤　　D. 心血管疾病、消化系统疾病和恶性肿瘤　　E. 心血管疾病、脑血管疾病和呼吸系统疾病

18. 目前最常见的介水肠道传染病是　　　　　　　　　　　　　　　（　　）
A. 霍乱、痢疾、肝炎　　B. 霍乱、伤寒、痢疾　　C. 伤寒、痢疾、肝炎、钩端螺旋体病　　D. 霍乱、伤寒、痢疾、肝炎　　E. 细菌性痢疾、传染性肝炎

19. 可引起温室效应的主要物质是　　　　　　　　　　　　　　　（　　）
A. SO_2　　B. CO　　C. CO_2　　D. NO_2　　E. NO

20. 致癌因素中，最多见的是　　　　　　　　　　　　　　　　　（　　）
A. 化学因素　　B. 心理因素　　C. 物理因素　　D. 生物因素　　E. 社会因素

21. 形成酸雨的主要污染物是　　　　　　　　　　　　　　　　　（　　）
A. CO_2 和 NO_x　　B. CO_2 和 O_3　　C. NO_2 和 CO　　D. HC 和 CFC　　E. NO_x 和 SO_2

22. 天然食物中蛋白质生物学价值最高的是　　　　　　　　　　　（　　）
A. 瘦猪肉　　B. 鸡蛋　　C. 牛奶　　D. 鱼　　E. 黄豆制品

23. 腌制或酸渍的肉类、蔬菜食品中可能含有较高浓度的　　　　　（　　）
A. 黄曲霉毒素　　B. 多环芳烃类化合物　　C. 胺类　　D. N 亚硝基化合物　　E. 大肠埃希菌

24. 目前我国居民膳食中蛋白质的主要来源是　　　　　　　　　　（　　）
A. 豆类蛋白质　　B. 肉类蛋白质　　C. 奶及奶制品　　D. 谷类蛋白质　　E. 蛋及其制品

25. 含胆固醇最高的食物是　　　　　　　　　　　　　　　　　　（　　）
A. 羊肉　　B. 猪脑　　C. 鸡肉　　D. 牛排　　E. 猪肝

26. 世界卫生组织建议的食盐摄入量上限为　　　　　　　　　　　（　　）
A. 4 g/d　　B. 6 g/d　　C. 10 g/d　　D. 12 g/d　　E. 15 g/d

27. 人类食物营养是否满足需求的基本标志是　　　　　　　　　　（　　）
A. 热能、维生素　　B. 蛋白质、矿物质　　C. 维生素、矿物质　　D. 热能、蛋白质　　E. 蛋白质、维生素

28. 黄曲霉毒素污染最严重的食品是　　　　　　　　　　　　　　（　　）
A. 大米　　B. 小麦　　C. 高粱　　D. 发酵食品　　E. 花生

29. 关于职业病的特点，下列说法错误的是　　　　　　　　　　　（　　）
A. 病因明确　　B. 存在剂量反应关系　　C. 病因大多数可定量测定　　D. 凡是接触者均可患病　　E. 病变早期处理预后较好

30. 慢性铅中毒主要引起　　　　　　　　　　　　　　　　　　　（　　）
A. 正常细胞性贫血　　B. 小细胞低色素性贫血　　C. 大细胞性贫血　　D. 再生障碍性贫血　　E. 巨幼细胞贫血

31. 慢性苯中毒主要损害的系统是 （　）

    A. 消化　　B. 血液　　C. 造血　　D. 循环　　E. 神经

32. 氰化物中毒的特效解毒剂是 （　）

    A. $Na_2S_2O_3$　　　B. $NaNO_2$　　C. 细胞色素 C　　D. 小剂量的亚甲蓝　　E. 亚硝酸钠-硫代硫酸钠

33. 肺尘埃沉着病诊断的主要临床依据是 （　）

    A. 职业史　　B. 症状与体征　　C. 肺功能　　D. X 线胸片　　E. 病理切片

34. 急性苯中毒主要损害的是 （　）

    A. 神经系统、消化系统、血液系统　　B. 骨骼、泌尿系统　　C. 中枢神经系统

    D. 骨骼、牙齿　　E. 消化系统、呼吸系统

35. 在我国，恶性肿瘤类别中发病及死亡率最高的是 （　）

    A. 肝癌　　B. 鼻咽癌　　C. 肺癌　　D. 食管癌　　E. 胃癌

36. 冠心病发病危险因素中最重要的组合是 （　）

    A. 年龄、肥胖、遗传、性格　　B. 高血压、高胆固醇、肥胖、吸烟　　C. 高血压、环境、遗传、紧张　　D. 高血压、肥胖、年龄、性别　　E. 年龄、性格、糖尿病、吸烟

37. 高血压病病人的主要致死原因是 （　）

    A. 继发性糖尿病　　B. 脑血管意外　　C. 肾功能不全　　D. 冠状动脉粥样硬化性心脏病　　E. 左心室肥厚、扩张，左心衰

38. 吸烟对人体的最大危害是引起 （　）

    A. 肺癌　　B. 冠心病　　C. 高血压　　D. 肺炎　　E. 慢性支气管炎

39. 不洁性行为最主要的危害是 （　）

    A. 导致婚姻关系紧张　　B. 严重影响子女身心健康　　C. 性传播疾病　　D. 道德危机　　E. 社会不安定

40. 药物成瘾是指 （　）

    A. 有心理上的依赖性，有用药的欲望，不伴有耐受性　　B. 有心理上的依赖性，有用药的欲望，伴有耐受性　　C. 渴求用药，对药物有耐受性，但停药后不产生戒断症状　　D. 渴求用药，突然停药出现戒断症状，伴有耐受性　　E. 渴求用药，不伴有耐受性，突然停药出现戒断症状

41. 健康危险因素是指 （　）

    A. 与慢性病发生有密切关系的因素　　B. 机体内外环境中与疾病发生、发展及死亡有联系的因素　　C. 能导致疾病的因素　　D. 有害于健康的因素　　E. 不良行为与生活方式

42. 我国健康教育面临的挑战是 （　）

    A. 经济发展、师资力量、人口老化　　B. 人口老化、新型"疾病"、观念更新

    C. 师资素质、人口老化、城乡差别　　D. 新型"疾病"、经济发展、观念更新

E. 城乡差别、观念更新、经济发展

43. 现代慢性病的主要致病因素是 （   ）
    A. 环境因素   B. 保健因素   C. 生物因素   D. 行为和生活方式   E. 现代因素

44. 为了由样本推断总体，样本应当是总体中 （   ）
    A. 任意一部分   B. 典型部分   C. 有价值的一部分   D. 有意义的一部分
    E. 有代表性的一部分

45. 欲表示某地区某年各种死因的构成比，可绘制 （   ）
    A. 线图   B. 直方图   C. 百分条图或圆图   D. 统计地图   E. 条图

46. 下列哪些统计图适用于计数资料 （   ）
    A. 直条图、直方图   B. 线图、半对数线图   C. 直条图、百分直条图   D. 百分直条图、直方图   E. 散点图、线图

47. 某医院的资料，计算了各种疾病所占的比例，该指标为 （   ）
    A. 发病率   B. 构成比   C. 标化发病比   D. 标化发病率   E. 相对比

48. 一种疾病的病死率为 （   ）
    A. 每10万人的粗死亡率   B. 该病的死亡专率   C. 某疾病的死亡结果   D. 该病死亡在各种死亡中的比例   E. 该病病人的死亡百分比

49. 死亡率是指 （   ）
    A. 某人群在一定期间内的总死亡人数与该人群同期平均人口数之比   B. 某人群在一定期间内的总死亡人数与该人群同期暴露人口数之比   C. 某人群在一定期间内的总死亡人数与该人群同期患病人口数之比   D. 某人群在一定期间内的总死亡人数与该人群同期发病人口数之比   E. 某人群在一定期间内的总死亡人数与该人群同期期末人口数之比

50. 关于临床试验的对照组，下列哪种说法是正确的 （   ）
    A. 为患病的病人组成，但处理因素与试验组不同   B. 与病人同时入院的非某病的病例   C. 由人群中的非病例组成   D. 患某病的较轻型病例   E. 对照组的设立是为了防止抽样误差

51. 在进行药物疗效分析时，下列哪项是正确的 （   ）
    A. 因为是临床试验，不需要对照组   B. 试验组、对照组均只选典型病人   C. 试验组、对照组都应选择有代表性者，并且两组是均衡可比的   D. 试验组应选择较轻的病人   E. 对照组应选择较重的病人

【X型题】

52. 流行病学研究的基本含义包括 （   ）
    A. 从群体的角度研究该病和健康状况   B. 研究各种疾病，不限于传染病   C. 主要研究临床个体的诊断和治疗   D. 从频率和分布出发研究疾病   E. 研究预防和控制疾病的对策与策略

53. 普查的目的包括 （ ）

A. 早期发现和治疗病人　　B. 了解疾病的分布　　C. 了解健康状况的分布　　D. 非常适用于发病率低的疾病的研究　　E. 研究人身体指标的正常标准

54. 下列哪些是第一级预防措施 （ ）

A. 自我保健　　B. 健康教育　　C. 定期体检　　D. 环境保护　　E. 全民健身运动

55. 下列哪些是第二级预防的措施 （ ）

A. 定期健康检查　　B. 早发现　　C. 早诊断　　D. 早治疗　　E. 防止"三废"污染

56. 下列哪些是第三级预防措施 （ ）

A. 防止病残　　B. 防止成慢性者　　C. 防止复发转移　　D. 社会康复　　E. 职业康复

57. 下列哪项属于主动免疫制剂 （ ）

A. 疫苗　　B. 菌苗　　C. 抗毒素　　D. 类毒素　　E. 丙种球蛋白

58. 根据我国《传染病防治法》及其他规定，对下列哪些疾病应采取甲类传染病的预防、控制措施 （ ）

A. 鼠疫病人及病原携带者　　B. 霍乱病人及病原携带者　　C. 艾滋病病人　　D. 人感染禽流感病人　　E. 麻风病病人

59. 环境污染引起的疾病有 （ ）

A. 传染病　　B. 肺尘埃沉着病、中毒性疾病　　C. 公害病　　D. 职业病　　E. 食源性疾病

60. 经饮用水传播的传染病流行特征中，下列哪些是正确的 （ ）

A. 疾病的发病具有明显的季节性特点　　B. 病人与供水范围一致　　C. 除哺乳婴儿外，不同年龄、性别、职业均可发病　　D. 水源经常被污染时，病例终年不断，发病呈地方性特点，如系一次大量污染则可突然暴发或流行，发病曲线呈单峰型　　E. 对污染水源采取措施后流行即可终止

61. 我国环境卫生工作的主要任务包括 （ ）

A. 大力加强农村的环境卫生工作　　B. 深入开展卫生监督　　C. 进一步加强环境污染对人群健康影响的研究　　D. 开展环境治理　　E. 完善环境卫生标准及卫生立法

62. 环境卫生工作包括以下哪些内容 （ ）

A. 经常性环境卫生监测监督　　B. 进行环境污染的治理　　C. 开展环境污染对居民健康影响的调查研究　　D. 进行预防性卫生监督　　E. 积累资料，建立环境卫生技术档案

63. 下列哪些是环境化学因素 （ ）

A. 农药　　B. 空气微粒　　C. 有害气体　　D. 重金属化合物　　E. 放射性物质

64. 介水传染病有以下哪些流行特点 （ ）

A. 有机物污染　　B. 短期内出现暴发流行　　C. 饮用同一水源　　D. 表现的症状各

有所异　　E. 控制污染源，疾病流行即得到控制

65. 以下属于膳食纤维的是　　　　　　　　　　　　　　　　　　　（　　　）
　　A. 纤维素　　B. 果胶　　C. 半纤维素　　D. 藻类多糖　　E. 果糖

66. 低盐或无盐膳食适用于　　　　　　　　　　　　　　　　　　　（　　　）
　　A. 缺血性心力衰竭病人　　B. 高血压病人　　C. 肝硬化腹水病人　　D. 肾病病人
　　E. 水肿病人

67. 低蛋白膳食适用于　　　　　　　　　　　　　　　　　　　　　（　　　）
　　A. 急性肾炎病人　　B. 尿毒症病人　　C. 心脏病病人　　D. 肝衰竭病人　　E. 中
　　毒烧伤病人

68. 关于细菌性食物中毒的流行病学特点，下列哪些叙述是正确的　　　（　　　）
　　A. 全年皆可发生　　B. 大多数病程短，病情轻，恢复快，预后好　　C. 植物性食品
　　是引起中毒的主要食品　　D. 发病率高，病死率低　　E. 夏秋季多发

69. 职业性损害包括　　　　　　　　　　　　　　　　　　　　　　（　　　）
　　A. 工作有关疾病　　B. 职业性外伤　　C. 职业病　　D. 食物中毒　　E. 公害病

70. 关于肺癌的分布特征，下列哪些叙述是正确的　　　　　　　　　（　　　）
　　A. 肺癌发病率和死亡率在世界和我国均有增长的趋势　　B. 肺癌的发生，农村多于城
　　市　　C. 肺癌的标化死亡率，男性高于女性　　D. 肺癌死亡率随年龄增长而增长
　　E. 我国肺癌标化死亡率最高的地区是东北，最低是青藏

71. 关于冠心病的一级预防，下列哪些是正确的　　　　　　　　　　（　　　）
　　A. 预防高血压　　B. 防止青少年开始吸烟并提倡不吸烟　　C. 注意生活方式的改变
　　D. 提早采用药物预防性治疗　　E. 注意预防肥胖的发生

72. 下列预防高血压的措施中，哪些是正确的　　　　　　　　　　　（　　　）
　　A. 少喝酒、不吸烟　　B. 低盐、低脂肪、低热量饮食　　C. 肥胖者要节制饮食、减
　　轻体重　　D. 少吃富含胆固醇食物　　E. 应尽量少吃含碘较多的海产食物

73. 以下哪些属于计量资料　　　　　　　　　　　　　　　　　　　（　　　）
　　A. 身高　　B. 脉搏　　C. 血压　　D. 体重　　E. 白细胞计数

74. 下列哪些叙述是正确的　　　　　　　　　　　　　　　　　　　（　　　）
　　A. 患病率又称流行率　　B. 病死率常用来说明疾病的严重程度　　C. 发病率是队列
　　研究的常用指标　　D. 患病率等于罹患率　　E. 死亡率反映一个人群的总死亡水平

75. 有关调查表设计的原则，下列哪些叙述是正确的　　　　　　　　（　　　）
　　A. 措辞要准确、通俗易懂　　B. 措辞尽可能使用专业术语　　C. 有关的项目一项不
　　能少，无关的项目一项也不列　　D. 尽量使用客观和定量的指标　　E. 项目排列先
　　易后难

二、填空题

1. 环境污染对健康影响的特点有＿＿＿＿、＿＿＿＿、＿＿＿＿、＿＿＿＿。

2. 环境污染的来源有_____、_____和_____。

3. 饮用水的卫生学要求是_____、_____、_____、_____。

4. 必需脂肪酸有_____和_____。

5. 地方性氟中毒的主要临床表现有_____和_____。

6. 慢性汞中毒的主要临床表现为_____、_____、_____。

7. 刺激性气体对人体最严重的危害是引起_____。

8. 统计资料的类型有_____、_____、_____。

9. 表示差异的指标有_____、_____和_____，其中最常用的是_____。标准差愈小，说明观察值的变异程度愈_____；反之，说明变异程度愈_____。

10. 医学统计工作的基本步骤是_____、_____、_____、_____。

三、判断题

1. 一般植物蛋白质消化率高于动物蛋白质。　　　　　　　　　　　　（　　）

2. 脂肪的营养价值主要取决于脂肪中饱和脂肪酸的含量。　　　　　　（　　）

3. 膳食中膳食纤维含量愈高，结肠炎、结肠癌发病率愈高。　　　　　（　　）

4. 接触石棉尘的工人可引起肺癌和胸膜间皮瘤。　　　　　　　　　　（　　）

5. 高频听力损伤是噪声作业工人的早期听力改变。　　　　　　　　　（　　）

四、名词解释

1. 介水传染病

2. 一级预防

3. 医源性疾病

4. 健康教育

5. 农药

五、简答题

1. 试述环境污染的概念及环境污染的来源。

2. 试述环境污染物对人群健康影响的特点。

3. 简述食物与健康的关系。

4. 试述食物中毒的特点。

5. 试述食品添加剂的概念及常用的食品添加剂。

一、选择题

【A型题】

题序	1	2	3	4	5	6	7	8	9	10	11	12	13	14	15	16	17
答案	E	D	C	A	C	A	E	E	A	D	B	B	C	B	D	A	C
题序	18	19	20	21	22	23	24	25	26	27	28	29	30	31	32	33	34
答案	A	C	A	E	E	D	D	B	B	D	E	D	B	C	E	D	C
题序	35	36	37	38	39	40	41	42	43	44	45	46	47	48	49	50	51
答案	C	B	B	A	C	D	B	B	D	E	C	C	B	E	A	A	C

【X型题】

题序	52	53	54	55	56	57	58	59	60	61	62	63
答案	ABDE	ABCE	ABDE	ABCD	ACDE	ABD	ABD	ACDE	BCDE	ABCE	ACDE	ABCD
题序	64	65	66	67	68	69	70	71	72	73	74	75
答案	ABCE	ABCD	ABCDE	ABD	ABDE	ABC	ACDE	ABCE	ABCD	ABCDE	ABCE	ACDE

二、填空题

1. 长期性　　多样性　　复杂性　　广泛性
2. 生产性污染　　生活性污染　　交通噪声污染
3. 流行病学上安全　　感观性状良好　　化学性状良好　　不含任何有害化学物质
4. 亚油酸　　α-亚麻酸
5. 氟骨症　　氟斑牙
6. 脑衰弱综合征　　震颤　　口腔-牙龈炎
7. 肺水肿
8. 数值变量　　分类变量　　变量的转化
9. 标准差　　变异系数　　方差　　标准差　　小　　大
10. 设计　　收集资料　　整理资料　　分析资料

三、判断题

题序	答案	解　析
1	×	动物性食品中蛋白质含量多，且容易被消化酶分解，机体吸收利用的可能性大；植物性蛋白质由于植物纤维素的大量包围，蛋白质与消化酶程度较差，通常消化率较低。

题序	答案	解　析
2	×	食用脂肪营养价值的高低主要取决于不饱和氨基酸和不饱和脂肪酸的种类和含量多少。不饱和氨基酸和不饱和脂肪酸就是人体自身不能合成的，必须通过外界来吸收。
3	×	膳食中膳食纤维经常食用对人体好处很多：清洁肠胃、降低胆固醇、防治肥胖、有益于防治糖尿病。研究显示，大量摄入蔬菜和水果与结肠癌的低危险性有关，或认为蔬菜和水果在结肠癌发生过程中起着保护作用。
4	√	肺癌是石棉肺的主要并发症，接触石棉的人群中发生肺癌的危险性是不接触者的2～10倍，吸烟者更甚。恶性间皮瘤也是石棉肺的并发症之一，间皮瘤往往在接触石棉粉尘多年后发病，胸痛、气短为其最常见症状，胸腔积液多为血性渗出性，其积液细胞学检查和胸膜活检有助于明确诊断。
5	√	高频噪声较低频噪声损害大，窄带噪声比宽带噪声损害大，不同频带的噪声对各频率的听阈影响也各不相同，以4000 Hz左右的听阈受损最早、最明显。

四、名词解释

1. 介水传染病：是指由于饮用或接触受病原体污染的水而引起的一类传染病。

2. 一级预防：又称病因预防，即采取各种措施以控制或消除健康危险因素，并对人群进行卫生宣传教育，采取各种增进健康的措施。

3. 医源性疾病：是由于医疗卫生工作者的诊断、治疗或预防措施不当而引起的影响人体身心健康的一类特殊疾病。这类疾病既影响到接受卫生服务的人（病人或健康人），又反过来影响到医疗卫生工作者本身。如医院获得性感染、药源性疾病、医疗因素所致营养不良、医务人员的职业病患等。

4. 健康教育：在社区健康人群中进行有计划、有组织、有系统的教育活动，促使人们提高卫生知识水平，消除或降低对健康有害的危险因素，提高自我保健的水平和能力，使居民参与维护有益于健康的社区环境。

5. 农药：是指用于防止、控制或消灭一切虫害的化学物质或其混合物。按其用途可分为杀虫剂、杀螨剂、杀线虫剂、杀软体动物剂、杀鼠剂、杀菌剂、除草剂、脱叶剂和植物生长调节剂等。农药中毒是中毒和意外死亡的主要病因之一。

五、简答题

1. 由于人为的或自然的因素，使环境的组成或状态发生变化，扰乱和破坏了生态系统和平衡，对人类健康造成直接、间接或潜在的有害影响，这种现象称为环境污染。污染物的来源主要有：①生产性污染，主要为工业"三废"，即废气、废水、废渣。②生活性污染，主要为生活污水、垃圾、粪便。③其他污染物，如城市交通产生的噪声和汽车尾气；电视塔和电磁波通信设备产生的微波和电磁辐射波；原子能和放射性同位素机构排放出的废弃物等。

2. 环境污染物对人群健康影响的特点如下：

(1) 广泛性：即影响地区广、人口多、作用面大。

(2) 长期性：即剂量往往较低，需长期作用才能造成危害。因此，对人群健康影响时间长，需要长期观察。

（3）复杂性：既有多种因素的影响，又可能有多种污染物的联合作用的影响。

（4）多样性：环境污染物对人体的危害可有局部作用，又有全身作用，既可有近期作用，又可有远期作用。

3. 食物是人类生存和维持健康必不可少的物质。当食物被污染或食物中营养素摄入过多或过少时，都可直接危害人体健康。

（1）食物被污染：可引起食物中毒，如化学性、细菌性、动植物及其毒素等食物中毒。长期摄入被污染的食物后可引起慢性危害及致癌、致畸、致突变等，如黄曲霉毒素污染食物可引起肝癌。

（2）营养素不足：可导致营养缺乏病如蛋白质热能营养不良、缺铁性贫血、佝偻病等。

（3）营养素过多：过量摄入营养素可导致营养过剩或中毒，如肥胖症、维生素 A 中毒等。

4. 食物中毒的特点如下：

（1）突然暴发，潜伏期短，来势急剧，短时间内有许多病例同时出现，发病后很快形成高峰。

（2）发病者都有类似的临床症状和体征。

（3）易集体发病，一般无传染性。

（4）有食用同一食物的历史，发病范围局限在摄食某种食物的范围内，停止食用，发病即停止。

5. 食品添加剂是指为改善食品色、香、味，以及为防腐和加工工艺的需要而加入食品中的化学合成或天然物质。常用的食品添加剂有以下几类：

（1）防腐剂：如苯甲酸及其钠盐、山梨酸及其钾盐。

（2）抗氧化剂：如丁基羟基茴香醚、二丁基羟基甲苯、没食子酸丙酯、异抗坏血酸钠等。

（3）护色剂：如硝酸钠（0.5 g/kg）和亚硝酸钠（0.15 g/kg）。

（4）甜味剂：如天然甜味剂蔗糖、果糖、葡萄糖等，人工合成甜味剂糖精、甜蜜素和甜味素等。

（5）增味剂：如谷氨酸钠（味精）。

（6）着色剂：如红曲色素、姜黄、胡萝卜素等天然着色剂以及苋菜红、胭脂红等人工合成着色剂。

§3

全科医学
试卷

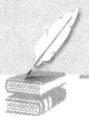

　　全科医学（general practice）是一门整合了生物医学、行为科学及社会科学的综合性医学学科。全科医学的服务涵盖预防、医疗、保健、康复、健康教育以及计划生育等方面的职能。全科医学贯彻以人为本的理念，面向社区人群，以促进人类健康为目标，在医疗卫生保健事业中发挥了重要作用。

一、选择题

【A 型题】

1. 现代医学模式是 （　）
   A. 生物医学模式　　B. 生物-心理-社会医学模式　　C. 信息医学模式　　D. 生理心理社会医学模式　　E. 分子生物医学模式

2. 健康是指 （　）
   A. 生理、心理和社会适应能力均处于完好状态　　B. 身体强壮　　C. 无病　　D. 心理素质良好　　E. 社会适应能力强

3. 到 2000 年人人享有卫生保健的含义是指 （　）
   A. 到了 2000 年时不再有人生病　　B. 到了 2000 年时不再有人病残　　C. 到了 2000 年时医护人员将无病人可治　　D. 到了 2000 年时所有国家的所有人都应达到社会和经济两方面能有效生活的那种卫生和健康水平　　E. 到了 2000 年时医务人员能治愈绝大多数的疾病

4. 初级卫生保健是指 （　）
   A. 级别较低的卫生保健　　B. 免费预防　　C. 计划免疫　　D. 对居民实施的最基本的必不可少的卫生保健　　E. 全民健身运动

5. 疾病监测的主要目的是 （　）
   A. 建立有关疾病资料的收集机构　　B. 及时监测某一或某些疾病的分布动态，调查各方面的影响因素，以便及时采取有效措施　　C. 资料的集中和分析　　D. 印刷和分发资料　　E. 查明疾病的发病率

6. 慢性病三级预防措施是 （　）
   A. 普查发现、早治疗、预防并发症　　B. 普查发现、早治疗、对症防治　　C. 普查发现、对症防治、心理治疗　　D. 病因预防、"三早"预防、心理治疗　　E. 病因预防、"三早"预防、对症防治

7. 下述哪项属于社区全科医疗机构的禁用药品 （　）
   A. 血液制品　　B. 性激素　　C. 强心注射制剂　　D. 一类精神药品　　E. 二类精神药品

8. 我国因心脑血管疾病致死者约占总死亡人数 （　　）
   A. 15% 　B. 20% 　　C. 25% 　　D. 35% 　　E. 45%

9. 建立良好医患关系的主要途径是 （　　）
   A. 沟通 　B. 门诊 　C. 住院 　D. 满足病人要求 　E. 节省医疗开支

10. 妇女是指多少岁以上的女性 （　　）
   A. 14 岁 　B. 15 岁 　C. 16 岁 　D. 17 岁 　E. 18 岁

11. 医患关系的最佳模式是 （　　）
   A. 病人自主式 　B. 医师权威式 　C. 医师及病人道德模式 　D. 以病人为中心模式 　E. 医师关怀模式

12. 据估计，2030 年我国老年人口将达到总人口的 （　　）
   A. 10% 　　B. 15% 　　C. 20% 　　D. 25% 　　E. 30%

13. 社区卫生服务的基本任务是 （　　）
   A. 向本社区居民提供预防、康复和保健服务，为初级卫生保健打下基础 　B. 向本社区居民提供预防、医疗、健康保健服务及排解民事纠纷 　C. 向本社区居民提供户口管理、医疗、预防保健服务 　D. 向本社区居民提供预防、医疗、康复和保健服务，实现基层的初级卫生保健 　E. 向社区老人及妇女儿童提供医疗、健康和保健服务

14. 社区卫生服务的对象是 （　　）
   A. 老年人、妇女和儿童 　B. 职工和学生 　C. 慢性病人和残疾人 　D. 社区内所有的居住人口 　E. 健康人

15. 下列哪项是社区卫生服务的特点 （　　）
   A. 儿童保健 　B. 二级保健 　C. 初级保健 　D. 健康保险 　E. 安全教育

16. 社区卫生服务的范围包括 （　　）
   A. 个人、家庭和社区 　B. 门诊和双向转诊 　C. 青少年健康教育 　D. 疾病的预测与预防 　E. 家庭医疗服务

17. 健康教育的最终目标是 （　　）
   A. 控制危险行为 　B. 降低发病率 　C. 做好预防工作 　D. 提高生活质量 　E. 改变不良生活方式

18. 在社区健康教育中，农村选用的社区范围应该以什么为宜 （　　）
   A. 省 　B. 地、市 　C. 县 　D. 乡 　E. 村

19. 妇女保健工作重点范围是 （　　）
   A. 青春期、围生期、围绝经期保健 　B. 生殖系感染及性病防治 　C. 妊娠期保健及疾病防治 　D. 妇科肿瘤的防治 　E. 从女童期到围绝经期生殖器官与功能保健及疾病防治

20. 出生缺陷监测对象是 （　　）
   A. 从妊娠 4～24 周以上的死胎、死产和活产 　B. 从妊娠 8～26 周以上的死胎、死产和活产 　C. 从妊娠 16～28 周以上的死胎、死产和活产 　D. 从妊娠 20～30 周以上

的死胎、死产和活产　　E. 从妊娠 24～32 周以上的死胎、死产和活产

21. 从身体、生理、学习工作多方面考虑，结婚最佳年龄为　　　　　　　　　　（　　）
   A. 男 20～22 岁，女 18～20 岁　　　　B. 男 22～24 岁，女 20～22 岁　　　C. 男 25～28
   岁，女 23～26 岁　　　D. 男 28～30 岁，女 26～28 岁　　　E. 男 30～32 岁，女 28～
   30 岁

22. 我国孕产妇死亡的最主要原因是　　　　　　　　　　　　　　　　　　　　（　　）
   A. 产科出血　　B. 妊高征　　C. 妊娠合并心脏病　　D. 产后感染　　E. 子宫破裂

23. 分娩时，新生儿首要的处理是　　　　　　　　　　　　　　　　　　　　　（　　）
   A. 结扎脐带　　B. 清理呼吸道　　C. 刺激啼哭　　D. 消毒脐带防感染　　E. 体格
   检查及时发现异常

24. 造成围生儿死亡的因素中占首位的是　　　　　　　　　　　　　　　　　　（　　）
   A. 未成熟儿　　B. 脐带因素　　C. 妊高征　　D. 畸形儿　　E. 前置胎盘

25. 了解胎儿安危使用的最简便方法是　　　　　　　　　　　　　　　　　　　（　　）
   A. 胎动计数　　B. 胎儿监护仪　　C. 测胎心音　　D. 胎儿头皮血气 pH 值测定
   E. 胎儿胎盘单位功能测定

26. 抢救新生儿窒息的首要措施是　　　　　　　　　　　　　　　　　　　　　（　　）
   A. 给呼吸兴奋药　　B. 加压给氧　　C. 清理呼吸道　　D. 人工呼吸　　E. 纠正酸
   中毒

27. 气管异物典型的体征为　　　　　　　　　　　　　　　　　　　　　　　　（　　）
   A. 呛咳与窒息　　B. 阵发性剧咳与窒息　　C. 呛咳与喘鸣　　D. 发热、咳嗽、咯痰
   E. 喘鸣，气管拍击音，气管撞击感

【X 型题】

28. 影响社区人群健康的主要因素包括　　　　　　　　　　　　　　　　　　　（　　）
   A. 行为生活方式　　B. 生物因素　　C. 卫生服务系统　　D. 人口密度　　E. 环境
   因素

29. 目前人类前四位死因的疾病是　　　　　　　　　　　　　　　　　　　　　（　　）
   A. 心血管疾病　　B. 糖尿病　　C. 意外事故　　D. 脑血管疾病　　E. 恶性肿瘤

30. 全科医师在应诊中的四项主要任务包括　　　　　　　　　　　　　　　　　（　　）
   A. 确认并处理现患问题　　B. 管理连续性问题　　C. 判断病人的预后情况　　D. 提
   供预防性服务　　E. 改善病人就医遵医行为

31. 以下哪些是心脑血管病的常见危险因素　　　　　　　　　　　　　　　　　（　　）
   A. 高血压　　B. 血脂异常　　C. 吸烟　　D. 肥胖　　E. 糖尿病

32. 影响社区人群健康的主要不良生活方式包括　　　　　　　　　　　　　　　（　　）
   A. 吸烟、酗酒　　B. 饮食不当　　C. 缺乏体育锻炼　　D. 滥用药物　　E. 不良性
   行为

33. 下列哪些是可能与遗传有关的疾病　　　　　　　　　　　　　　　　　　　（　　）

A. 糖尿病　　B. 精神病　　C. 某些恶性肿瘤　　D. 类风湿病　　E. 动脉粥样硬化

34. 初级卫生保健的内容包括　　　　　　　　　　　　　　　　　　　（　　）
A. 促进健康　　B. 预防疾病　　C. 治疗疾病　　D. 康复　　E. 创建爱婴医院

35. 下列哪些是初级卫生保健的基本原则　　　　　　　　　　　　　　（　　）
A. 合理布局　　B. 社会参与　　C. 预防为主　　D. 适宜技术与综合利用　　E. 全科医师培训

36. 下述哪些是初级卫生保健的特点　　　　　　　　　　　　　　　　（　　）
A. 工作重点放在疾病的治疗上　　B. 对象是居民群体　　C. 重视综合性致病因素及其对人群生命的影响　　D. 重视综合性致病因素及其对人群健康的影响　　E. 工作重点放在疾病的预防上

37. 与生物-心理-社会医学模式产生背景有直接关系的因素包括　　　　（　　）
A. 疾病谱和死因谱的变化　　B. 健康需求的提高　　C. 对健康和疾病问题认识的深化　　D. 医学科学发展的社会化趋势　　E. 医疗费用的急剧上涨

38. 有关综合性社区卫生服务的原则，下列哪些叙述是正确的　　　　（　　）
A. 卫生部门、社会组织与家庭相结合　　B. 躯体治疗与心理治疗相结合　　C. 预防、治疗、护理、康复与保健工作相结合　　D. 社区保健、家庭保健与自我保健相结合　　E. 初级保健服务与二级保健服务相结合

39. 下列哪些属于社区卫生服务的内容　　　　　　　　　　　　　　　（　　）
A. 开展慢性病的社区防治　　B. 开展社区医疗、预防和康复　　C. 开展计划生育技术指导　　D. 建立疾病和死亡原因登记报告　　E. 建立健康教育服务机构

40. 下列哪些是老年保健的内容　　　　　　　　　　　　　　　　　　（　　）
A. 开展老年健康教育　　B. 促进社会对老年人的关心　　C. 老年保健研究　　D. 防治老年病　　E. 老年人性功能障碍的防治

41. 现代社会中，影响人类健康的社会因素包括　　　　　　　　　　　（　　）
A. 生活条件　　B. 遗传因素　　C. 与健康有关的文化信仰　　D. 环境因素　　E. 社会关系

42. 有关健康教育的说法以下哪些是正确的　　　　　　　　　　　　　（　　）
A. 是有计划、有组织、有系统的教育活动　　B. 是单纯的卫生知识的传播　　C. 促进人们自愿地采用有利于健康的行为　　D. 消除或降低危险因素，降低发病率、伤残和死亡率　　E. 提高生活质量、创造有利的社会环境

43. 医院健康教育包括　　　　　　　　　　　　　　　　　　　　　　（　　）
A. 医护人员教育　　B. 社区服务中的健康教育　　C. 对病人的健康教育　　D. 社会性宣传教育　　E. 医院行政人员健康教育

44. 下列哪些属于健康教育的内容　　　　　　　　　　　　　　　　　（　　）
A. 广泛开展农村健康教育　　B. 深入开展城市社区的健康教育　　C. 以学校、医院、工矿企业和公共场所为重点，开展各类场所的健康教育工作　　D. 重点人群的健康教

育　　E. 控制烟草危害与成瘾行为

45. 影响胎婴儿质量的因素包括 　　　　　　　　　　　　　　　　　　（　　）

A. 遗传因素　　B. 环境因素　　C. 妊娠期常见疾病　　D. 社会心理因素　　E. 妊娠前服用药物

二、填空题

1. 社区医疗卫生服务的任务包括以下 6 个方面：＿＿＿＿、＿＿＿＿、＿＿＿＿、＿＿＿＿、＿＿＿＿、＿＿＿＿。

2. 全科医师的基本素质应包括：强烈的＿＿＿＿，娴熟的＿＿＿＿，出色的＿＿＿＿和执着的＿＿＿＿。

3. 全科医疗是一种以＿＿＿＿为主体的第一线医疗照顾。

4. 医学人文精神的核心是＿＿＿＿。

5. 医务人员道德素质的核心是＿＿＿＿。

三、判断题

1. 全科医疗是社区卫生服务的主要医疗形式。 　　　　　　　　　　　　（　　）

2. 持续性服务是全科医疗区别于专科医疗的一个十分重要而独有的特征。 （　　）

3. 目前居前三位死因的疾病是心血管疾病、脑血管疾病和恶性肿瘤，它们的发病与环境因素和精神因素无关。 　　　　　　　　　　　　　　　　　　　　（　　）

4. 全科医师的服务对象主要是病人，而不包括健康人群和"亚健康"人群。 （　　）

5. 初级卫生保健是实现 2000 年人人健康目标的关键。 　　　　　　　　（　　）

四、名词解释

1. 健康促进
2. 亚健康
3. 医学模式
4. 社区护士
5. 医学人文精神

五、简答题

1. 试述初级卫生保健的战略目标。
2. 试述全科医学的定义。
3. 何谓全科医疗？
4. 试述全科医疗的特点。
5. 试述计划生育的工作内容。

一、选择题

【A 型题】

题序	1	2	3	4	5	6	7	8	9	10	11	12	13	14
答案	B	A	D	D	B	E	D	E	A	B	C	C	D	D
题序	15	16	17	18	19	20	21	22	23	24	25	26	27	
答案	C	A	D	D	E	C	C	A	B	A	B	C	E	

【X 型题】

题序	28	29	30	31	32	33	34	35	36
答案	ABCE	ACDE	ABDE	ABCDE	ABCDE	ABCE	ABCD	ABCD	BCDE
题序	37	38	39	40	41	42	43	44	45
答案	ABCD	ABCD	ABCD	ABCD	ACDE	ACDE	ABCD	ABCDE	ABCD

二、填空题

1. 预防　　治疗　　康复　　保健　　健康教育　　计划生育
2. 人文精神　　业务技能　　管理能力　　科学精神
3. 门诊
4. 关爱生命
5. 全心全意为人民服务

三、判断题

题序	答案	解析
1	√	全科医疗是以社区为定向的医疗服务。以社区为定向是强调全科医师既服务于个人、也服务于群体；既服务于病人，也服务于健康人群；它的服务目标主要是社区范围内的一切卫生问题及卫生管理问题，主要涉及一级、二级医疗预防问题，可设置观察治疗室及个别床位，而不同于大医院设有庞大的住院系统。
2	√	全科医学是一个面向社区与家庭，整合临床医学、预防医学、康复医学以及人文社会学科相关内容于一体的综合性医学专业学科，是一个临床二级学科，其主旨是强调以人为中心、以家庭为单位、以社区为范围、以整体健康的维护与促进为方向的长期综合性、负责式照顾，并将个体与群体健康融为一体。专科医师是高等学校医学专业本科以上学历，取得了执业医师资格，并在执业医师注册后进行相应的住院医师规范化培训，取得某专科医师资格，并经注册的临床医师。

题序	答案	解　析
3	×	目前排在前三位的死亡原因分别为心脏病、脑血管疾病、恶性肿瘤。这主要是社会因素、精神因素、环境因素和吸烟、酗酒等因素造成的。
4	×	全科医疗负责健康时期、疾病早期乃至经专科诊疗后无法治愈的各种病人的长期照顾，其宗旨关注的中心是人而不是病，无论其服务对象有无疾病或病患，全科医疗都要为其提供令人满意的照顾，也即它对自己的"当事人"有关健康的一切事务负有不可推卸的责任。全科医疗对于病人的管理责任是无止境的，只要病人信任并与医师签约，医师就应关照其健康问题而无论时间、地点；病人回家以后是否继续保持遵医行为，其家庭或社区环境是否有利于病人治疗与康复，这仍应属于医师的管理范围。
5	√	推行初级卫生保健（primary health care，PHC）是实现"2000 年人人享有卫生保健"的战略目标的关键和基本途径。

四、名词解释

1. 健康促进：是指个人及社会增加对健康影响因素的控制能力和改善其整体健康的过程，以达到身体的、健康的和社会适应的完善状态，确保个人或群体能够确定和实现自己的愿望，满足自己的需求，改变和处理周围环境。

2. 亚健康：是一种临界状态，处于亚健康状态的人，虽然没有明确的疾病，但却出现精神活力和适应能力的下降，如果这种状态不能得到及时的纠正，非常容易引起心身疾病。亚健康即指非病非健康状态，这是一类次等健康状态，是介乎健康与疾病之间的状态。

3. 医学模式：是在医学科学的发展过程中和医疗服务实践中，人们在某一时期形成的医学观，是人类在与疾病抗争和认识生命自身的过程中得出的对医学总体的认识。

4. 社区护士：是社区卫生工作者的重要成员，其作用是提供社区和家庭护理，其特点是强调以疾病预防为主的健康护理，维护护理的连续性，提供社区、家庭和个体等不同层次的护理服务。

5. 医学人文精神：医学是认识、维护和增进人类健康，预防和治疗疾病，促进机体康复的科学知识体系和实践活动。基于医学的特殊性，医学人文精神的基本内容是对人的生命神圣、生命质量、生命价值和人类健康与幸福的关注，是对人类身心健康与自然、社会和人之间的和谐互动和可持续性发展的关注。医学人文精神的核心就是关爱生命。

五、简答题

1. 初级卫生保健的战略目标是实现"2000 年人人享有卫生保健"。

2. 全科医学是一门面向社区与家庭，整合临床医学、预防医学、康复医学以及人文社会学科相关内容于一体的综合性医学专业学科，是一个临床二级学科，其范围涉及各种年龄、性别、各个器官系统以及各类疾病，其主旨是强调以人为中心、以家庭为单位、以整体健康的维护与促进为方向的长期负责式照顾，并将个体与群体健康照顾融为一体。

3. 全科医疗又称家庭医疗，是一个对个人和家庭提供持续性与综合性卫生保健的医学专业。它是一个整合了生物医药、临床医学与行为科学的专业。全科医疗的范围涵盖了所有年龄、性别，以及各个器官系统的各类疾病。

4. 全科医疗强调持续性、综合性和个体化的照顾，强调早期发现与处理疾患，强调预防疾病和维持健康，强调在社区场所对病人提供服务。

5. 计划生育工作包括计划生育政策的咨询和宣教，计划生育技术的咨询和指导，青春期、新婚期、妊娠期、产褥期、哺乳期的咨询和指导，以及新生儿喂养、儿童发育咨询和指导等。

§4

医学伦理学和医学心理学试卷

医学伦理学（medical ethics）是研究医学道德的科学。医学心理学（medical psychology）是研究病人的心理状态、心理需求和心理治疗方法的科学。我们学习医学伦理学和心理学，应当以马克思主义道德观为指导，以医德实践为主要内容，调节医务工作者与病人、与社会之间的关系，提高医疗、护理工作质量，促进医学科学发展。

随着医学模式向生物-心理-社会医学模式的转变，医务工作者应将医学伦理学和心理学知识努力运用于临床医疗、护理实践之中。目前，心理治疗和护理已成为现代医学体系中不可缺少的一部分，在灾害救治和日常医疗工作中发挥着重要作用。

一、选择题

【A 型题】

1. 下列情况中不属于医学伦理学任务的是 （   ）
   A. 确定符合时代要求的医德原则和规范　　B. 为医学的发展导向　　C. 直接提高医务人员的医疗技术　　D. 反映社会对医学职业道德的需要　　E. 为符合道德的医学行为辩护

2. 目前我国医学伦理学主要的研究方向是 （   ）
   A. 公民道德问题　　B. 临床医学问题　　C. 公共道德的学说和体系　　D. 生命科学的发展　　E. 医学实践中的道德问题

3. 有关生命医学伦理学基本原则的描述，错误的是 （   ）
   A. 不伤害　　B. 保护　　C. 尊重　　D. 公正　　E. 有利

4. 有关医德监督的方式，下列哪项是错误的 （   ）
   A. 法律监督　　B. 社会监督　　C. 群众监督　　D. 专设机构监督　　E. 自我监督

5. 诊治伤害现象的划分应不包括 （   ）
   A. 有意伤害　　B. 可知伤害　　C. 免责伤害　　D. 责任伤害　　E. 可控伤害

6. 人格的核心是 （   ）
   A. 能力　　B. 性格　　C. 智力　　D. 气质　　E. 理想

7. 医学道德的特点是 （   ）
   A. 阶级性、全人类性、协调性　　B. 协调性、规范性、继承性　　C. 稳定性、连续性、实践性、继承性、全人类性　　D. 实践性、继承性、全人类性　　E. 实践性、阶级性、社会性

【B 型题】

问题 8～10

A. 实践性

B. 自主性

C. 广泛性

D. 灵活性

E. 强制性

8. 属于医学伦理学特征之一的是 （ ）

9. 属于医生行使道德权利特点之一的是 （ ）

10. 属于法律权利与法律义务特点之一的是 （ ）

【X型题】

11. 道德的特点包括 （ ）

A. 稳定性　　B. 规范性　　C. 天赋性　　D. 社会性　　E. 层次性

12. 医学伦理学研究的对象包括 （ ）

A. 医务人员与病人及其家属的关系　　B. 医护人员相互之间的关系　　C. 病人与病人之间的关系　　D. 医务人员与社会的关系　　E. 病人与社会之间的关系

13. 生命伦理学的研究领域包括 （ ）

A. 理论生命伦理学　　B. 临床生命伦理学　　C. 道德生命伦理学　　D. 文化生命伦理学　　E. 未来生命伦理学

14. 医学人道观、人权观的核心内容包括 （ ）

A. 尊重病人的生命　　B. 尊重病人的人格　　C. 尊重病人的家属　　D. 尊重病人平等的医疗权利　　E. 尊重病人的习惯

15. 病人的权利包括 （ ）

A. 基本医疗权　　B. 保护隐私权　　C. 要求赔偿权　　D. 要求"安乐死"权　　E. 知情同意权

16. 根据移植用器官的供者和受者关系，器官移植可分为 （ ）

A. 自体移植　　B. 同质移植　　C. 同种异植　　D. 人造器官移植　　E. 异种移植

17. 衡量记忆力的指标有下列哪些方面 （ ）

A. 记忆的敏捷性　　B. 记忆的持久性　　C. 记忆的完整性　　D. 记忆的精确性　　E. 记忆的准备性

18. 作为病人，他们的心理需求包括 （ ）

A. 需要尊重　　B. 需要接纳和关心　　C. 需要信心　　D. 需要安全　　E. 需要和谐环境、适度活动与刺激

19. 在护患关系中护士扮演的角色包括 （ ）

A. 关怀和照顾的提供者角色　　B. 教师角色　　C. 咨询者角色　　D. 病人辩护人角色　　E. 变化促进者角色

20. 下列何者是抑郁病人的常见表现 （ ）

A. 兴趣减退甚至丧失　　B. 无助感　　C. 精神疲劳委靡　　D. 易怒倾向　　E. 自责自罪

二、填空题

1. 生命伦理学的四大基本原则是_____、_____、_____和_____。

2. 医学伦理学的具体原则包括_____原则、_____原则、_____原则和_____原则。

3. 生育控制的方法主要包括_____、_____和_____。

4. 现代生殖技术在目前阶段可有以下 3 类，即_____、_____和_____。

5. 对克隆人问题中国政府态度是_____、_____、_____和_____。

6. 干细胞按其来源分类，可以有_____和_____。

7. 医疗工作的主体是_____。

8. 人类需要的 5 个层次是_____、_____、_____、_____、_____。

9. 人类的基本需要包括心理的需要、_____、_____、_____和自我实现的需要。

10. 临床心理评估的主要方法有_____、_____和_____ 3 种。

三、判断题

1. 医学伦理与医学道德是相同的概念，两词可以通用。　　　　　（　　）

2. 艾滋病病人有权要求医务人员为其保密。　　　　　　　　　（　　）

3. 在双方自愿的条件下，为实施器官移植挽救病人生命，可以进行器官的买卖。　　（　　）

4. 现代人工生殖技术"代孕"在我国是合法的。　　　　　　　（　　）

5. 现代人工生殖技术"试管婴儿"在我国是合法的。　　　　　（　　）

6. 现代无性生殖技术"克隆人"是未来生殖技术发展的方向。　（　　）

四、名词解释

1. 医疗过失纠纷

2. 健康

3. 疾病

4. 病人

5. 智力下降

五、简答题

1. 何谓非医疗过失纠纷?

2. 何谓患儿的分离性焦虑。

3. 试述病人抑郁心理的常见原因。

4. 简述医师对病人的义务。

5. 试述老年人常见的心理问题。

一、选择题

【A 型题】

题序	1	2	3	4	5	6	7
答案	C	E	B	D	C	B	C

【B 型题】

题序	8	9	10
答案	A	B	E

【X 型题】

题序	11	12	13	14	15	16	17	18	19	20
答案	ABDE	ABDE	ABD	ABD	ABCE	ABCE	ABDE	ABCDE	ABCDE	ABCE

二、填空题

1. 不伤害　　有利　　尊重　　公开
2. 尊重　　自主　　不伤害　　公正
3. 避孕　　人工流产　　绝育
4. 人工授精　　体外授精　　克隆技术
5. 不赞成　　不支持　　不允许　　不接受
6. 胚胎干细胞　　组织干细胞
7. 医师
8. 生理需要　　安全需要　　社交需要　　自尊的需要　　自我实现的需要
9. 安全的需要　　社交的需要　　自尊的需要
10. 观察　　访谈　　心理测验

三、判断题

题序	答案	解析
1	√	医学伦理学则是研究医学道德的科学，通过调整医学活动中人与人及人与社会的关系，提高医务人员的道德水平，为推动医疗卫生保健事业的发展服务。
2	√	我国相关医疗法规规定病人有隐私权，病人有不公开病情、家庭史、接触史、身体隐蔽部位、异常生理等个人秘密的权利，医院及其工作人员不得非法泄露任何病人要求保护的隐私。
3	×	《中华人民共和国器官移植条例》明确规定：任何组织或者个人不得以任何形式非法买卖人体器官，不得从事与非法买卖人体器官有关的活动。

题序	答案	解　　析
4	×	我国现行法律规定，不允许"代孕"人工生殖，因为胎儿有两个心理母亲，一个是子宫提供者，另一个是卵细胞提供者，存在着很大的法律争议空间。
5	√	试管婴儿技术在国内已经发展了30多年，完全是合法的，但是并不是每个人都符合进行试管婴儿生殖技术的要求，必须到有资质的、正规的试管婴儿专科进行。
6	×	全世界所有国家都严格禁止"克隆人"和克隆人的研究。

四、名词解释

1. 医疗过失纠纷：在医疗活动中，由于医务人员的过失行为而导致的医疗纠纷，称为医疗过失纠纷。例如，由于医务人员缺乏责任心，不认真分析病情，导致临床误诊、误治、误伤；该抢救的不抢救，随意推诿病人；不认真执行规章制度，不按操作规程办事，导致差错或事故等；这些医疗过失是人为因素造成的，属于渎职行为，引起纠纷属医疗过失纠纷。

2. 健康：健康不仅是身体没有疾病或异常，而且要生理、心理、社会功能和道德方面都保持完好状态或最佳状态。

3. 疾病：躯体器官功能性和器质性病变的客观症状和体征称为疾病。

4. 病人：是指各种疾病病人，包括那些只有"情感"的病人，即虽有病痛的症状和感觉，但未发现躯体病理改变的人。

5. 智力下降：主要表现为反应速度减慢，快速做出决定和解决问题的能力下降，容易健忘。

五、简答题

1. 在医疗活动中，并非由于医务人员的过失行为而导致的医疗纠纷，称为非医疗过失纠纷。这一类医患纠纷大多由于医疗服务质量、服务态度等问题所致，一般虽不构成医疗事故，但是反映了医院的服务质量和医务人员的道德素养。这些医务人员对医疗技术的掌握和应用上并不存在问题，对病人的诊治也能认真尽责，但却有意无意地忽视了病人的感受和意见，有时，医务人员忽视了病人在医疗中的自主权、知情同意权等，使病人身心受到伤害，形成了医患纠纷。此外，少数病人提出一些不合理的需求，不能得到满足时，就对医院和医务人员产生不满情绪。以上情况发生的医患纠纷均属于非医疗过失纠纷。

2. 儿童从6个月起，开始建立起一种"母子联结"的关系，在这种以母爱为中心的关系上保持着对周围环境的安全感和信任感。一旦孩子离开妈妈，大都恐惧不安，经常哭闹、拒食及不服药，而母亲与孩子一起时，这些反应很快消失。

3. 病人抑郁心理的常见原因有：

（1）抑郁多见于重危病人或有严重丧失组织器官的病人（如器官摘除、截肢或预后不良的病人）。

（2）病情加重时常会产生忧郁。

（3）易感素质者更易产生忧郁。这些人常性格内向，易悲观，缺乏自主，表现孤独。

（4）病理生理因素。如分娩或绝经期的激素变化，某些疾病后感受性的增强（如流行性感冒、慢性疼痛等），均可能发生忧郁。

（5）有些疾病目前没有好的治疗方法，疗效不佳，病人长期受疾病折磨，渐渐对治疗丧失信心，回避或拒绝治疗，任病情继续发展。

4. 医师对病人的义务有：

（1）承担诊治的义务：医师必须用其所掌握的全部医学知识和治疗手段，尽最大努力为病人服务。

（2）解除痛苦的义务：病人的痛苦包括躯体性和精神性的。医师要用药物、手术、心理疏导等医疗手段努力控制躯体上的痛苦，解脱病人心理上的痛苦。

（3）解释、说明的义务：医师有义务向病人说明病情、诊断、治疗、预后等有关医疗情况。

（4）医疗保密的义务：医疗保密工作一般包括两个方面，一是为病人保守秘密，二是对病人保密。在特殊情况下，对某些病人的病情及预后需要保密。B超检查时，不能向孕妇透露胎儿的性别，这也是医务人员应履行的义务。

5. 老年人常见的心理问题有：

（1）智力下降：主要表现为反应速度减慢，快速做出决定和解决问题的能力下降，容易健忘。

（2）情绪改变：有的老年人情感变得幼稚，不稳定，甚至像小孩一样，容易激动，有时因小事而兴高采烈，有时不顺心则不安、生气、哭泣。

（3）人格变化：较多的老年人表现为比较顽固，守旧，不易接受新事物和他人意见，猜疑心较强。有的则过多地感慨、伤感，沉湎于回忆往事之中。

（4）生活方式变化：孤独寂寞，社会活动减少使老年人选择更多的不良生活方式，如吸烟、嗜酒、缺乏运动等，不良的生活方式与心脑血管疾病、糖尿病等慢性疾病的发生和发展有着密切关系。此外，老年人睡眠时间短，易醒，白天爱打瞌睡，这种睡眠习惯的改变应与失眠进行区别。

§5

医疗卫生法规和医疗风险管理试卷

自中华人民共和国成立以来，先后制定了大量医疗卫生政策法规，其中既包括国家医疗卫生工作的大政方针，也包括医疗卫生工作的行规行法和有关保障全国人民健康的各类法规，如《抗菌药物临床应用管理办法》《中华人民共和国药品管理法实施条例》《中华人民共和国食品安全法实施条例》《麻醉药品和精神药品管理条例》，以及有关医务人员管理和医疗纠纷、事故管理等的各类法规，如《中华人民共和国执业医师法》《中华人民共和国护士管理办法》《乡村医师从业管理条例》《医疗事故处理条例》《突发公共卫生事件应急管理条例》《中华人民共和国精神卫生法》，等等。本章仅就国家医疗卫生大法及与基层医疗卫生单位相关密切的法规进行简要介绍，主要包括医疗卫生政策法规、医院分级管理、医疗风险管理与医疗安全管理的内容。

一、选择题

【A 型题】

1. 现行的《医疗事故处理条例》，将医疗事故分为 （ ）
   A. 三级　　B. 五级　　C. 四级　　D. 六级　　E. 三级三等

2. 以下哪项属于严重医疗差错 （ ）
   A. 护士给患者多服了 3 片维生素 C　　B. 未做皮试，给病人注射了青霉素，但未引起不良反应　　C. 输液时给某成人病人多输了 100 mL 生理盐水　　D. 医师误将甲病人的止咳药给乙病人服用　　E. 医务人员不慎丢失了病人做尿常规化验的标本

3. 当病人病情危重救治无望，若有关方面提出"安乐死"要求时，应采取的正确态度是 （ ）
   A. 病人直接要求或立有遗嘱，予以同意　　B. 配偶提出要求，可予同意　　C. 不予同意　　D. 经医院领导批准后，可同意执行　　E. 有两名医师签字证明救治无望时，可实行安乐死

4. 医疗质量要素中的首要因素为 （ ）
   A. 规章制度　　B. 先进设备　　C. 医院规模　　D. 人员结构　　E. 医院文化

5. 无菌手术切口感染率要求标准为 （ ）
   A. <2%　　B. <3%　　C. <4%　　D. <5%　　E. <6%

【X 型题】

6. 医院的主要工作任务包括 （ ）
   A. 医疗　　B. 教育培训医务人员及其他人员　　C. 开展科学研究　　D. 预防和社会医疗服务　　E. 康复医疗

7. 卫生法规的基本原则包括 （ ）
   A. 卫生保护原则　　B. 预防为主原则　　C. 具有中国特色的原则　　D. 公平原则

E. 病人自主原则

8. 下列哪些情形不属于医疗事故 （　　）

A. 在紧急情况下为抢救垂危病人生命而采取紧急医学措施造成不良后果　　B. 在医疗活动中由于病人病情异常或者病人体质特殊而发生医疗意外　　C. 无过错输血感染造成不良后果　　D. 因患方原因延误诊疗导致不良后果　　E. 因不可抗力造成不良后果

9. 在医疗活动中病人的合法权利包括 （　　）

A. 生命权、身体权、健康权　　B. 平等医疗权　　C. 知情权　　D. 安乐死权

E. 隐私权

10. 医学道德情感包括 （　　）

A. 同情感　　B. 责任感　　C. 事业感　　D. 成就感　　E. 愧疚感

二、填空题

1. 医院的管理职能由_____、_____、_____、_____、_____5个方面组成。

2. 目前我国立法的法律效力等级，按法律层次分为_____、_____、_____、_____、_____和_____，以及从属于各项卫生法规的卫生标准。

3. 医疗保险从总体上可分为_____医疗保险和_____医疗保险。

4. 社会医疗保险作为社会保障的一项内容，具有_____、_____、_____和_____等基本特征。

5. 影响医疗安全的因素包括_____因素和_____因素两种。

6. 在医疗活动中严禁涂改、_____、_____、_____病历资料。

7. 在医疗活动中，医疗机构及其医务人员应当将病人的病情、_____、_____等如实告知病人。

8. 病人死亡，医患双方当事人不能确定死因或者对死因有异议的，应当在病人死亡后_____小时内进行尸检，具备尸体冻存条件的可以延长至_____日。尸检应当经_____同意并签字。

9. 医疗事故赔偿费用，实行_____结算，由承担医疗事故责任的_____支付。

10. 由医患双方当事人自行协商解决的医疗事故争议，医疗机构应当自协商解决之日起_____日之内向所在地卫生行政部门作出_____。

三、判断题

1. 在我国医院分级管理中，医院共分为三级九等。 （　　）

2. 医院评审的审批权限规定：全国二、三级医院由国家卫健委统一审批发证。 （　　）

3. 非法行医情节严重者可构成犯罪，并受刑事处罚。 （　　）

4. 手术同意书不具有合同的功效。 （　　）

5. 参加新型农村合作医疗（新农合），是以村、镇个人为单位。 （　　）

四、名词解释

1. 卫生行政救济
2. 医疗事故
3. 医疗风险
4. 医疗缺陷
5. 医疗纠纷

五、简答题

1. 简述我国的卫生工作方针。
2. 简述医疗事故的构成要件。
3. 试述医疗保险的基本概念。
4. 简述医疗安全的重要性。
5. 简述医疗纠纷构成的要件。

参考答案

一、选择题

【A型题】

题序	1	2	3	4	5
答案	C	B	C	D	A

【X型题】

题序	6	7	8	9	10
答案	ABCDE	ABDE	ABCDE	ABCE	ABC

二、填空题

1. 计划　　组织　　控制与协调　　指导与教育　　发展与提高
2. 宪法　　法律　　行政法规　　部门规章　　地方性法规　　地方规章
3. 社会性　　商业性
4. 强制性　　互济性　　福利性　　社会性
5. 医源性　　非医源性
6. 伪造　　隐匿　　销毁
7. 医疗措施　　医疗风险
8. 48　　7　　死者近亲属

9. 一次性　　医疗机构
10. 7　　书面报告

三、判断题

题序	答案	解 析
1	×	按照《医院分级管理标准》将医院分为一、二、三级，每级再划分为甲、乙、丙三等，其中三级医院增设特等级别，因此医院共分三级十等。
2	×	医院评审的审批权限规定：三级特等医院由国家卫健委审批发证；二、三级医院由省、自治区、直辖市卫健委审批发证；一级医院由地、市卫健委审批发证。
3	√	非法行医罪是未经取得医师职业资格的人非法行医，为他人治病，情节严重的行为。犯本罪的，处三年以下有期徒刑、拘役或者管制，并处或者单处罚金；严重损害就诊人身体健康的，处三年以上十年以下有期徒刑，并处罚金；造成就诊人死亡的，处十年以上有期徒刑，并处罚金。
4	×	手术同意书符合合同的特征，是医患双方就手术及手术风险承担的合同，是一种不典型的格式合同，其合同特征表现为：①手术同意书不仅有病人的同意，还包含着医师的告知，是双方法律行为。②是否手术取决于病人的自愿，双方的法律地位平等。③在医患之间设定了权利义务。
5	×	参加新型农村合作医疗（新农合），只能以个人为单位参加。

四、名词解释

1. 卫生行政救济：是指公民、法人或者其他组织认为卫生行政机关的行政行为造成自己合法权益的损害，请求有关国家机关给予补济的法律制度的总称，包括对违法或不当的行政行为加以纠正，以及对于因行政行为而遭受的财产损失给予弥补等多项内容。

2. 医疗事故：是指医疗机构及其医务人员在医疗活动中，违反医疗卫生管理法律、行政法规、部门规章和诊疗护理规范、常规，误诊采取治疗措施不当导致病人智力、身体不同程度损害或漏诊延误时机造成损害的事故。确定是否为医疗事故目前需要医疗事故鉴定委员会鉴定才能认定。

3. 医疗风险：是指因医疗行为本身的特殊性，对病人的身体完整性、健康甚至生命造成的潜在危险性。

4. 医疗缺陷：是指医疗机构及其医务人员在医疗活动中，违反医疗卫生法律、法规和诊疗护理技术规范、常规，或存在技术过失、医疗设备问题以及医院管理不善等，给病人造成病情、身体、心理的不利影响或损害。从诊疗过程可划分为诊断缺陷、治疗缺陷、护理缺陷、感染缺陷和服务缺陷等。根据损害后果程度分为医疗事故、医疗差错、医院感染。

5. 医疗纠纷：是指基于医疗行为，在医方（医疗机构）与患方（病人或者病人近亲属）之间产生的因对治疗方案与治疗结果有不同的认知而导致的纠纷等。医疗纠纷通常是由医疗过错和过失引起的，这些过错往往导致病人的不满意或造成对病人的伤害，从而引起医疗纠纷。有时，医方在医疗活动中并没有任何疏忽和失误，仅仅是由于病人单方面的不满意，也会引起医疗纠纷。

五、简答题

1. 在 1996 年的全国卫生工作会议上，党中央、国务院确定了新时期的卫生工作方针是："以农村为重点，预防为主，中西医并重，依靠科技与教育，动员全社会参与，为人民健康服务，为社会主义现代化建设服务。"

2. 医疗事故的构成要件如下：
   (1) 医疗事故的主体是合法的医疗机构及其医务人员。
   (2) 医疗机构及其医务人员违反了医疗卫生管理法律、法规和诊疗护理规范、常规。
   (3) 医疗事故的直接行为人在诊疗护理中存在主观过失。
   (4) 病人存在人身损害后果。
   (5) 医疗行为与损害后果之间存在因果关系。

3. 从广义上划分，医疗保险可分为社会医疗保险和商业医疗保险。现就社会医疗保险的基本概念简述如下：医疗保险是根据立法规定，通过强制性社会保险原则，由国家、单位（雇主）和个人共同缴纳保险费，把具有不同医疗需求群体的资金集中起来，进行再分配，即集资建立起来的医疗保险基金，当个人因疾病接受医疗服务时，由社会医疗保险机构提供医疗保险费用补偿的一种社会保险制度。

4. 医疗安全在医疗管理中具有十分重要的意义，主要体现在以下几方面：
   (1) 医疗安全管理是医疗质量管理的重要组成部分：其作用是在诊疗护理工作中，加强对各种医疗行为的管理，加强医疗规章制度的健全和落实，加强医务人员的思想素质、医德修养、业务水平的培训，将医疗不安全行为的发生减少到最低限度。因此医疗安全管理应该贯穿于医疗质量管理全过程，作为工作质量管理的重要内容。
   (2) 医疗安全是评价医院医疗质量优劣的重要指标：加强医疗安全管理是提高医疗质量的重要措施，是切实维护医患双方正当权益的前提，是医院提供优质医疗服务的基础。没有可靠的医疗安全，要想获得持续的医疗质量改进是不可能的。
   (3) 医疗安全是医院良好的社会效益和经济效益的保证：因为医疗不安全，会延长病人的治疗时间，使治疗手续复杂化，从而增加物资消耗量，提高医疗成本，增加病人和社会的经济负担。

5. 构成医疗纠纷的要件如下：
   (1) 纠纷的主体是医患双方，"医"是指医疗机构及其医务人员，"患"是指接受诊疗的病人及其亲属。
   (2) 纠纷的发生是患方认为病人的生命权、健康权等权利受到了侵害，即医疗纠纷的客体是病人的生命权、健康权。
   (3) 医疗纠纷必须是发生在医疗活动中。
   (4) 医患双方对医疗产生的损害、损害产生的原因以及处理方式出现了分歧。

§6

饮食、营养、健康和医院饮食试卷

饮食和营养与疾病有着非常重要的关系。合理的饮食与营养可以保证机体正常生长发育，维持机体各种正常生理功能，促进组织修复，提高机体免疫力；不良的饮食与营养可以引起人体各种营养物质失衡，甚至易导致各种疾病的发生。

　　本试卷内容包括人体的营养需求，饮食、营养与健康的关系，医院饮食，营养状况评估，饮食护理等内容。

一、选择题

【A 型题】

1. 缺乏下列哪种维生素可引起佝偻病 （　　）
   A. 维生素 A　　B. 维生素 D　　C. 维生素 E　　D. 维生素 K　　E. 维生素 C

2. 下列哪种维生素具有维持正常夜视的功能 （　　）
   A. 维生素 A　　B. 维生素 B　　C. 维生素 E　　D. 维生素 B_6　　E. 叶酸

3. 维生素 K 的主要功能是 （　　）
   A. 促进细胞发育成熟　　B. 参与糖代谢　　C. 改善微循环　　D. 促进凝血　　E. 抗氧化

4. 普通饮食的适用范围是 （　　）
   A. 无发热和无消化道疾病者　　B. 消化不良，术后恢复期阶段　　C. 发热，体弱，消化道疾病　　D. 病情严重，吞咽困难，口腔疾病　　E. 术后和急性消化道疾病者

5. 下列物质中能够防治坏血病的是 （　　）
   A. 维生素 A　　B. 维生素 B　　C. 维生素 C　　D. 维生素 D　　E. 维生素 E

6. 正常成人每天需水量是 （　　）
   A. 200～500 mL　　B. 500～1000 mL　　C. 1500～2000 mL　　D. 2000～3000 mL
   E. 3000～4000 mL

7. 构成骨骼和牙齿的主要成分是 （　　）
   A. 钙　　B. 碘　　C. 锌　　D. 铁　　E. 镁

8. 女，26 岁。生长在山区，因长期甲状腺素合成不足而乏困、情绪低落、甲状腺肿大。该病人应该注意补充 （　　）
   A. 钙　　B. 碘　　C. 锌　　D. 铁　　E. 镁

9. 男，9 岁。诊断为贫血。应考虑该患儿可能缺乏的微量元素是 （　　）
   A. 钙　　B. 碘　　C. 锌　　D. 铁　　E. 镁

10. 成人低钠饮食每天饮食中钠含量应低于 （　　）
    A. 0.5 g　　B. 1.0 g　　C. 1.5 g　　D. 2.0 g　　E. 3.0 g

11. 成人低脂肪饮食每天脂肪入量应低于　　　　　　　　　　　　（　　　）
    A. 30 g　　B. 40 g　　C. 50 g　　D. 60 g　　E. 70 g

12. 成人低蛋白饮食每天蛋白质的摄入量应低于　　　　　　　　（　　　）
    A. 30 g　　B. 40 g　　C. 50 g　　D. 60 g　　E. 70 g

13. 肝性脑病病人应进食　　　　　　　　　　　　　　　　　　（　　　）
    A. 高蛋白饮食　　B. 低蛋白饮食　　C. 低盐饮食　　D. 高脂饮食　　E. 低脂饮食

14. 长期便秘病人选用　　　　　　　　　　　　　　　　　　　（　　　）
    A. 低盐饮食　　B. 高脂饮食　　C. 高膳食纤维饮食　　　D. 少渣饮食　　E. 高热量饮食

15. 口服胆囊造影的病人应于摄 X 线片前服用　　　　　　　　（　　　）
    A. 牛奶　　B. 炒豆腐　　C. 烧牛肉　　D. 清汤面　　E. 油煎鸡蛋

【X 型题】

16. 经常食用过咸的食物容易患　　　　　　　　　　　　　　　（　　　）
    A. 胃癌　　B. 消化性溃疡　　C. 高血压　　D. 龋齿　　E. 动脉硬化

17. 供给热能的营养素包括　　　　　　　　　　　　　　　　　（　　　）
    A. 蛋白质　　B. 维生素　　C. 脂肪　　D. 矿物质　　E. 糖类

18. 构成人体组织的营养素包括　　　　　　　　　　　　　　　（　　　）
    A. 蛋白质　　B. 水　　C. 糖类　　D. 维生素　　E. 脂肪

19. 调节身体功能的营养素包括　　　　　　　　　　　　　　　（　　　）
    A. 脂肪　　B. 膳食纤维　　C. 水　　D. 维生素　　E. 蛋白质

20. 医院的基本膳食包括　　　　　　　　　　　　　　　　　　（　　　）
    A. 普通饮食　　B. 高纤维素饮食　　C. 软质饮食　　D. 半流质饮食　　E. 流质饮食

二、填空题

1. 人体所需的七大营养素包括 _____、_____、_____、_____、_____、_____、_____。

2. 人体蛋白的氨基酸构成包括_____、_____和_____。

3. 医院饮食分为_____、_____、_____三大类。

4. 预防营养不良应做到_____、_____、_____等。

5. 正常人每天食盐量应为_____ g 左右。

三、判断题

1. 人体所需的七大营养素都能产生能量。　　　　　　　　　　（　　　）

2. 脂肪与脂类是同义词。　　　　　　　　　　　　　　　　　（　　　）

3. 甲状腺吸碘功能测定前无须进行特殊的饮食准备。　　　　　（　　　）

4. 过量摄入维生素可引起维生素中毒。 （　　）
5. 酸性食物和碱性食物并非依据食物的口味进行判断。 （　　）

四、名词解释

1. 平衡膳食
2. 体重指数
3. 微量元素
4. 营养状况评估
5. 亚硝酸盐

五、简答题

1. 试述体重评估的方法。
2. 试述《中国居民膳食指南（2016）》的主要内容。
3. 简述预防肥胖的主要措施。
4. 试述黄曲霉毒素对人体的毒性作用。
5. 如何预防亚硝酸盐中毒？

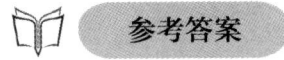 参考答案

一、选择题

【A 型题】

题序	1	2	3	4	5	6	7	8	9	10	11	12	13	14	15
答案	B	A	D	A	C	D	A	B	D	D	C	B	B	C	E

【X 型题】

题序	16	17	18	19	20
答案	CE	ACE	ABCDE	ABCDE	ACDE

二、填空题

1. 蛋白质　　脂肪　　糖类（碳水化合物）　　矿物质　　水　　维生素　　膳食纤维
2. 必需氨基酸　　半必需氨基酸　　非必需氨基酸
3. 基本饮食　　治疗饮食　　试验饮食
4. 食物多样化　　有荤有素　　粗细粮搭配
5. 6

三、判断题

题序	答案	解 析
1	×	可以提供能量的营养素只有蛋白质、脂肪和糖类。膳食纤维、水、矿物质和维生素虽然各有其重要营养功能，但不能提供能量。
2	×	人体内的脂类可分成两部分，即脂肪与类脂。脂肪是由1分子甘油和3分子脂肪酸结合而成，包括不饱和与饱和两种，主要提供热能、维持体温、协助脂溶性维生素的吸收、参与机体多方面代谢活动；类脂则是脂肪以外的溶于脂溶剂的天然化合物的总称，如胆固醇、脑磷脂、卵磷脂等，它们在细胞构成和代谢中发挥着重要作用。
3	×	实验前2周应禁食含碘食物如海带、紫菜、鱼虾及加碘食盐等，然后抽血做[131]I功能测定。
4	√	各种维生素过量摄入均可能引起中毒。例如，维生素D中毒可到高钙血症，长期过量服用维生素E可能引起大出血，长期过量摄入维生素K可增高患癌症的风险，孕妇服用过量维生素C可能导致婴儿发生维生素C缺乏症。
5	√	食物的酸碱性不是指食物直接测试pH的分类，而是依据食物经过消化、吸收、代谢后最后在人体内变成酸性（pH<7）或者碱性（pH>7）的物质来界定的。例如动物内脏的代谢产物是酸性物质，这类食物即属酸性食物；代谢产物为碱性物质的为碱性食物，如菜瓜、豆类等。

四、名词解释

1. **平衡膳食**：是指选择多种食物，经过适当搭配做出的膳食。这种膳食能满足人体对能量及各种营养素的需求，因而称为平衡膳食。中国居民平衡膳食的食物搭配要求被称为平衡膳食宝塔。

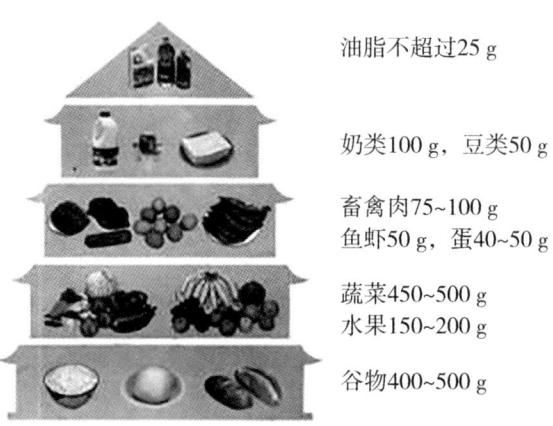

油脂不超过25 g

奶类100 g，豆类50 g

畜禽肉75~100 g
鱼虾50 g，蛋40~50 g

蔬菜450~500 g
水果150~200 g

谷物400~500 g

2. **体重指数**：又称体质量指数或身体质量指数（body mass index，BMI），是目前国际上常用的衡量人体胖瘦程度以及是否健康的一个标准。当我们需要比较及分析一个人的体重对于不同高度的人所带来的健康影响时，BMI值是一个中立而可靠的指标。是《国家学生体质健康标准》规定的测试项目。BMI是用体重千克数除以身高米数平方得出的数字[BMI=W（体重，kg）/h^2（身高，m）]。

3. 微量元素：指人体内含量少于体重万分之一的元素，其中必需微量元素是生物体不可缺少的元素，如铁、铜、锌、钴、铬、锰、硒等。微量元素在体内不能产生与合成，需由食物来提供，如果膳食调配不当、偏食或患某些疾病时，就容易造成缺乏，比较容易缺乏的元素是铁、碘、锌、硒等。1973 年世界卫生组织公布了 14 种人体必需微量元素，包括铁、铜、锰、锌、钴、钼、铬、镍、钒、氟、硒、碘、硅、锡。微量元素在人体内含量虽然极微小，但具有强大的生物学作用，它们参与酶、激素、维生素和核酸的代谢过程，发挥着独特的作用。

4. 营养状况评估：是指通过膳食调查、人体测量、临床检查、实验室检查等方法，判定人体营养状况、确定营养不良的类型及程度、估计营养不良后果的危险性、监测营养治疗的疗效和影响营养状况的因素。

5. 亚硝酸盐：主要指亚硝酸钠。亚硝酸钠为白色至淡黄色粉末或颗粒状，味微咸，易溶于水。硝酸盐和亚硝酸盐广泛存在于人类环境中，是自然界中最普遍的含氮化合物。亚硝酸盐外观及滋味都与食盐相似，并在工业、建筑业中广为使用，肉类制品中也允许作为发色剂限量使用。亚硝酸盐对人体具有毒性，引起食物中毒的概率较高，食入 0.3～0.5 g 亚硝酸盐即可引起中毒，食入 3 g 可导致死亡。2017年世界卫生组织国际癌症研究机构公布的致癌物清单中将亚硝酸盐列入 2A 类致癌物清单中。

五、简答题

1. 体重评估是营养状况评估的内容之一，主要是评估病人体重属于正常范围，还是属于不同程度的肥胖或消瘦。评估的方法有多种，简介如下。

(1) 体重指数（BMI）评估法：BMI 是目前国际通用的体重评估方法。此法是用体重和身高的比例来衡量体重是否正常，按照 WHO 的标准，BMI≥25 为超重，≥30 为肥胖，<18.5 为消瘦。中国标准：BMI≥24 为超重，≥28 为肥胖。

BMI 值评估表　　　　　　　　　　　　　　　　　　单位：kg/m²

评　估	WHO 标准	亚洲标准	中国标准	相关疾病发病危险性
偏瘦	<18.5			低（但其他疾病危险性增加）
正常	18.5～24.9	18.5～22.9	18.5～23.9	平均水平
超重	≥25	≥23	≥24	
偏胖	25.0～29.9	23～24.9	24～27.9	增加
肥胖	30.0～34.9	25～29.9	≥28	中度增加
重度肥胖	35.0～39.9	≥30	—	严重增加
极重度肥胖	≥40.0	非常严重增加		

(2) 标准体重评估法：标准体重可按下列公式计算，体重处于标准体重±10％范围内均属正常体重。

男性标准体重（kg）＝［身高（cm）－80］×70％
女性标准体重（kg）＝［身高（cm）－70］×60％

超过标准体重 10％为超重，超过 20％为肥胖，超过 20％～30％为轻度肥胖，超过 30％～40％为中度肥胖，超过 50％为重度肥胖。

(3) 体脂肪率评估法：体脂肪率是最精确的体重评估指标，要用专业仪器（体脂肪率测量仪）来测量。男性测出值超过正常值 20％为轻度肥胖，超过 25％为中度肥胖，超过 30％为中度肥胖；女性超过 30％

为轻度肥胖，超过 35％ 为中度肥胖，超过 40 为中度肥胖。

（4）皮褶厚度评估法：用皮褶厚度计测量上臂或背部皮脂厚度间接评估人体肥胖与否，男性皮褶厚度 ＞50 mm、女性＞40 mm 为肥胖的界线。

（5）腰围测定法：腰围（WC）是反映脂肪总量和脂肪分布的综合指标，测量位置在水平位髂前上棘和第 12 肋下缘连线的中点。根据腰围检测肥胖症，很少发生错误。中国男性的正常腰围标准是≤90 cm，女性是≤80 cm。

（6）上臂围测定：上臂围是测量上臂中点位置的周长。可反映肌蛋白储存和消耗程度，也可反映热能代谢的情况。我国男性上臂围平均为 27.5 cm。测量值＞标准值 80％ 为营养正常，90％～80％ 为轻度营养不良，80％～60％ 为中度营养不良，＜60％ 为严重营养不良。

2. 《中国居民膳食指南（2016）》的主要内容如下：

（1）食物多样，谷类为主：应以谷类食物作为提供热能的主要来源。

（2）吃动平衡，健康体重：饮食与运动相配合，控制体重在正常范围内。

（3）多吃蔬果、奶类、大豆：新鲜蔬菜的摄入量应该达到 300～500 g/（人·d），水果 200～350 g/（人·d）；奶类富含优质蛋白质和维生素，是良好的钙源食品，建议每天饮用奶制品 300 g；建议多吃大豆及其制品，以防止肉类消费过多，建议每人每天摄入 30～50 g 大豆及其制品。

（4）适量吃鱼、禽、蛋、瘦肉：建议平均每天摄入鱼、禽、瘦肉总量为 120～200 g，优先选择鱼和禽；每天吃一个鸡蛋，不弃蛋黄；少吃肥肉、烟熏和腌制肉制品。

（5）少盐少油，控糖限酒：建议成人每天食盐不超过 6 g，每天烹调油 25～30 g；孕妇、乳母不应饮酒，男性一天饮用酒精量不超过 25 g；糖的摄入量每天不超过 50 g。

（6）多饮水：水是维持生命必需的物质，约占体重的 60％。成人每天饮水量为 1500～1700 mL，饮水应少量多次，提倡饮用白开水和淡茶水，少喝含糖饮料和碳酸饮料。

3. 预防肥胖的主要措施如下：

（1）提高认识：充分认识肥胖对人体的危害，了解各年龄阶段易发胖的知识及预防方法。

（2）合理饮食：采取合理的饮食营养方法，尽量做到定时定量、少甜食厚味、多素食、少零食。

（3）坚持体育运动：平时要加强体育锻炼以增加热量的消耗，并与节制饮食相配合，是防治肥胖的最好方法。可以经常参加慢跑、爬山、打拳等户外活动，既能增强体质，使体形健美，又能预防肥胖的发生。

（4）生活规律：养成良好的生活规律，每餐不要太饱，合理安排和调整好睡眠时间。

（5）心情舒畅：良好的情绪能使体内各系统的生理功能保持正常运行，对预防肥胖能起到一定作用。

4. 黄曲霉毒素对人体的毒性作用如下：

（1）急性毒性：黄曲霉毒素属于肝毒性物质，一次大量口服后可出现肝细胞坏死、胆管上皮增生、肝脂肪浸润及肝出血等急性病变。中毒症状以黄疸为主，兼有呕吐、厌食和发热，重者出现腹水、下肢水肿、肝脾大，严重者可致死亡。

（2）慢性毒性：少量持续摄入可引起肝脏纤维细胞增生甚至肝硬化等慢性损伤。

（3）致癌性：长期少量摄入可诱发肝癌，是目前公认的最强的化学致癌物，亦可诱发肾癌、胃癌、结肠癌及乳腺、卵巢、小肠等部位肿瘤。

5. 预防亚硝酸盐中毒的措施如下：

（1）蔬菜应妥善保存，防止腐烂，不吃腐烂的蔬菜。

（2）食剩的熟菜不可在高温下存放长时间后再食用。

（3）勿食大量刚腌的菜，腌菜时盐应多放，至少腌至 15 天以上再食用；但现腌的菜，最好马上就吃，不能存放过久，腌菜时选用新鲜菜。

（4）不要在短时间内吃大量叶菜类蔬菜，或先用开水将蔬菜焯5分钟，弃汤后再烹调。

（5）肉制品中硝酸盐和亚硝酸盐用量要严格按国家卫生标准规定，不可多加。

（6）"苦井水"勿用于煮粥，尤其勿存放过夜。

（7）防止错把亚硝酸盐当食盐或碱面用。

（8）多食入维生素C和维生素E，以及新鲜水果等。

（9）蔬菜食用前沸水浸泡3分钟处理。

§7

疾病诊断步骤和临床思维方法试卷

诊断是医师将所获得的各种临床资料经过分析、评价、整理后，对病人所患疾病提出的一种符合临床思维逻辑的判断。诊断疾病是医师最重要也是最基本的临床实践活动之一。诊断疾病的过程是一个逻辑思维过程，也是医师认识疾病、认识疾病客观规律的过程。只有正确的诊断，才可能有正确和恰当的治疗。能否正确及时地诊断疾病，反映了医师的水平、能力和素质。临床思维方法指对疾病现象进行调查研究、分析综合、判断推理等过程中的一系列思维活动，由此认识疾病、判断鉴别，做出决策的一种逻辑方法。本试卷内容涉及诊断疾病的步骤、临床思维的要素和方法及基本原则、循证医学的概念和特征等知识。

一、选择题

【A 型题】

1. 某病人长期发热，皮肤、关节、心、肝、肾各方面都有病态表现时，下列哪种诊断可能性最大 　　　　　　　　　　　　　　　　　　　　　　　　　　　（　　）

A. 风湿　　B. 结核　　C. 肝炎　　D. 系统性红斑狼疮　　E. 肾脏疾病

2. 下述哪项不属诊断思维的注意问题 　　　　　　　　　　　　　　　（　　）

A. 现象与本质　　B. 主要与次要　　C. 临床表现与主诉　　D. 局部与整体　　E. 典型与不典型

3. 某咯血病人，胸片示右上肺阴影，首先应考虑的诊断是 　　　　　　（　　）

A. 肺癌　　B. 肺炎　　C. 肺不张　　D. 肺结核　　E. 肺脓肿

4. 下述哪项不属常见诊断失误的原因 　　　　　　　　　　　　　　　（　　）

A. 病史资料不完整、不准确　　B. 体查不细致、不全面　　C. 医学知识不足

D. 主观臆断　　E. 病人欠合作

【X 型题】

5. 常见的误诊、漏诊的原因包括下面哪几种 　　　　　　　　　　　　（　　）

A. 病史资料不完整、不确切　　B. 观察不细致或检验结果误差　　C. 先入为主、主观臆断　　D. 医学知识不足、缺乏临床经验　　E. 疾病的临床表现不同

6. 临床思维的基本原则有 　　　　　　　　　　　　　　　　　　　　（　　）

A. 实事求是的原则，"一元论"原则　　B. 首先考虑器质性疾病的诊断，然后考虑功能性疾病的原则　　C. 用发病率和疾病谱观点选择诊断的原则　　D. 首先考虑可治的疾病的原则，简化思维程序的原则　　E. 见病见人的原则

7. 综合的临床诊断应包括 　　　　　　　　　　　　　　　　　　　　（　　）

A. 病因诊断　　B. 病理解剖诊断　　C. 病理生理诊断　　D. 疾病的分型与分期

E. 并发症及伴发疾病诊断

8. 以下哪些项目是循证医学的应用范围 （　　）

A. 医疗管理　　B. 制定卫生政策　　C. 卫生技术评价　　D. 指导临床实践　　E. 药物研究与应用

9. 造成临床表现不典型的因素有 （　　）

A. 年老体弱　　B. 治疗的干扰　　C. 医师的认识水平　　D. 主诉不清楚　　E. 器官移位

10. 诊断失误包括 （　　）

A. 漏诊　　B. 误诊　　C. 病因判断错误　　D. 疾病性质判断错误　　E. 延误诊断

二、填空题

1. 临床思维的两大要素是_____、_____。
2. 常用的诊断方法有_____、_____、_____。
3. 循证医学所要求的临床证据有以下3个主要来源，即_____、_____、_____。
4. 正确诊断疾病的必备条件包括_____、_____、_____。
5. 在疾病诊断过程中应首先考虑_____病与_____病。

三、判断题

1. 临床思维方法是指对疾病现象进行调查研究、分析综合、判断推理等过程中的一系列思维活动，由此认识疾病、判断鉴别，做出决策的一种逻辑方法。 （　　）
2. 诊断疾病的步骤包括收集资料、分析综合资料及形成印象、验证或修正诊断3个步骤。 （　　）
3. 疾病诊断过程中，临床思维时应坚持"多元论"原则。 （　　）
4. 疾病诊断过程中应尽可能以一种疾病去解释多种临床表现。 （　　）
5. 在器质性疾病与功能性疾病鉴别有困难时，首先应考虑功能性疾病的诊断。 （　　）

四、名词解释

1. 循证医学
2. 荟萃分析
3. 临床思维方法
4. 待诊
5. 个体化诊断

五、简答题

1. 试述诊断疾病的步骤。
2. 试述常见的误诊、漏诊原因。

3. 试述临床上疾病常用的诊断方法。
4. 试述循证医学的主要应用。
5. 试述循证医学的基本特征。

📖 参考答案

一、选择题

【A 型题】

题序	1	2	3	4
答案	D	C	D	E

【X 型题】

题序	5	6	7	8	9	10
答案	ABCD	ABCDE	ABCDE	ABCDE	ABCE	ABCDE

二、填空题

1. 临床实践   科学思维
2. 直接诊断   排除诊断   鉴别诊断
3. 大样本的随机对照临床试验   系统性评价   荟萃分析（汇总分析）
4. 广博的医学知识   正确的临床思维   准确的逻辑分析
5. 常见   多发

三、判断题

题序	答案	解　　析
1	√	临床思维方法指对疾病现象进行调查研究、分析综合、判断推理等过程中的一系列思维活动，由此认识疾病、判断鉴别，做出决策的一种逻辑方法。
2	√	诊断疾病的步骤：①收集资料，包括详尽、完整、真实可靠的病史，全面系统而又重点深入的体格检查，以及含血、尿、大便常规在内的各项实验室和特殊检查。②分析综合资料，形成印象。对上述资料进行综合归纳，分析比较，去粗取精，去伪存真，由表及里总结病人的主要问题，将可能性较大的问题罗列出来，形成假设、印象，也就是初步诊断。③验证或修正诊断。初步诊断经过临床实践的验证，并进一步研究、分析病情，对初步诊断进行验证或修正，以明确诊断。一时难于确诊的病例，进行实验性治疗也是一项公认可行的准则，但需十分慎重。

题序	答案	解　　析
3	×	疾病诊断过程中，临床思维时应坚持"一元论"原则，即单一病理学原则，就是尽量用一个疾病去解释多种临床表现的原则。因为在临床实际中，同时存在多种关联性不大的疾病的概率是很少的。
4	√	疾病诊断过程中应简化思维程序的原则：医师参照疾病的多种表现，把多种多样的诊断倾向，归纳到一个最小范围中去选择最大可能的诊断。这种简化程序的诊断思维方式，有利于抓住主要矛盾，予以及时处理。
5	×	在器质性疾病与功能性疾病相鉴别有困难时，首先考虑器质性疾病诊断，以免延误治疗，甚至给病人带来不可弥补的损失。如表现为腹痛的结肠癌病人，早期诊断可手术根治，如当作功能性肠病治疗则可错失良机。

四、名词解释

1. 循证医学：是从 20 世纪 90 年代以来在临床医学领域内迅速发展起来的一门新兴学科，是一门遵循科学证据的医学，其核心思想是"任何医疗卫生方案、决策的确定都应遵循客观的临床科学研究产生的最佳证据"，从而制定出科学的预防对策和措施，达到预防疾病、促进健康和提高生命质量的目的。

2. 荟萃分析（meta-analysis）：又称汇总分析。这是一种将收集到的已完成临床研究的结果，进行系统、定量和定性的综合性统计分析的方法。

3. 临床思维方法：指对疾病现象进行调查研究、分析综合、判断推理等过程中的一系列思维活动，由此认识疾病、判断鉴别，做出决策的一种逻辑方法。

4. 待诊：有些疾病一时难以明确诊断，临床上常用主要症状或体征的原因待诊作为临时诊断，如发热原因待诊、腹泻原因待诊、黄疸原因待诊、血尿原因待诊等。

5. 个体化诊断：将被检个体的基因背景及病理生理状态的综合分析的结果应用于该个体的预防、诊断和治疗上，这种诊断称为个体化诊断。

五、简答题

1. 诊断疾病的步骤如下。

（1）搜集资料：包括详尽、完整、真实可靠的病史，全面系统而又重点深入的体格检查，以及含血、尿、大便常规在内的各项实验室和特殊检查。

（2）分析综合资料，形成印象：对上述资料进行综合归纳，分析比较，去粗取精，去伪存真，由表及里总结病人的主要问题，将可能性较大的问题罗列出来，形成假设、印象，也就是初步诊断。

（3）验证或修正诊断：初步诊断经过临床实践的验证，并进一步研究、分析病情，对初步诊断进行验证或修正，以明确诊断。一时难于确诊的病例，进行实验性治疗也是一项公认可行的准则，但需十分慎重。

2. 常见的误诊、漏诊原因如下：

（1）病史资料不完整、不确切，未能反映疾病进程和动态以及个体的特征，因而难以作为诊断的依据。亦可能由于资料失实，分析取舍不当，导致误诊、漏诊。

（2）观察不细致或检验结果误差。临床观察和检查中遗漏关键征象，不加分析地依赖检验结果，是误诊的重要因素。

（3）先入为主，主观臆断，妨碍了客观而全面地搜集和分析资料。

（4）医学知识不足，缺乏临床经验，对一些病情复杂、临床罕见疾病造成的误诊，是误诊的常见原因。

3. 临床上常用的诊断方法如下：

（1）直接诊断：病情简单、直观，根据病史或体征，无须化验和特殊检查即能做出诊断。如荨麻疹、外伤性血肿、急性扁桃体炎、急性胃肠炎等。

（2）排除诊断：临床症状、体征不具有特异性，有多种疾病可能性，经深入检查，稍加分析，容易发现不符之点，予以排除，留下 1～2 个可能的诊断进一步证实。

（3）鉴别诊断：主要症状体征有多种可能性，一时无法确定诊断，需不断搜集多种资料予以鉴别。若新的资料不支持原有的诊断，应将原有的可能性剔除或提出新的诊断。

4. 循证医学的主要应用如下：

（1）循证医学管理医疗：对同类病人的诊断、治疗方法进行规范化管理称为管理医疗（managed care）。管理医疗的实施将有效地提高医疗工作效率和减少医疗开支，而管理医疗就是根据循证医学的原则制定的。

（2）卫生政策：美国、加拿大、澳大利亚等国均利用循证医学的系统评价结果，制定了癌症和一些其他疾病的治疗指南。

（3）卫生技术评价：用系统评价的方法对卫生技术的有效性、安全性、经济性和社会影响进行综合分析评价，为卫生行政部门决策提供依据。

（4）循证医学通过对资料的临床系统评价，按照特定的病种和疗法找出可靠的结论，指导临床实践。例如，丹麦根据系统评价结果，取消了对孕妇进行常规超声波检查的规定，有些国家还取消了术前常规进行胸部透视的规定，从而节约了大量的人力、财力、物力。

（5）药物研究与应用：近年来，许多药厂和医院通过循证医学的方法了解药物研究的趋势，确定药物的临床疗效及科学使用方法，收到良好效果。

5. 循证医学的基本特征如下：

（1）将最佳临床证据、熟练的临床经验和病人的具体情况这三大要素紧密结合在一起，寻找和收集最佳临床证据，旨在得到更敏感和更可靠的诊断方法，更有效和更安全的治疗方案，力争使病人获得最佳治疗结果。掌握熟练的临床经验旨在能够识别和采用那些最好的证据，能够迅速对病人状况做出准确和恰当的分析与评价。

（2）重视确凿的临床证据，这是和传统医学截然不同的。传统医学主要根据个人的临床经验，遵从上级或高年资医师的意见，参考来自教科书和医学刊物的资料等为病人制订治疗方案。显然，传统医学处理病人的最主要的依据是个人或他人的实践经验。

预防与控制医院感染试卷

医院感染学（nosocomial infection）是一门生机勃勃的新兴学科，它涉及的病因学、病原学、免疫学、临床疾病学、流行病学、预防医学、消毒学与管理学等，各具其特殊的规律。医院感染的研究也有其特点，需多学科相互渗透与合作。由于临床上抗生素的滥用及外环境变化的影响，致病性和条件致病性微生物正在发生变异，导致新发病种或复发性感染，已逐渐成为临床上的诊治难题。

一、选择题

【A 型题】

1. 发生医院内尿路感染最常见的诱因是 （　　）
   A. 长期卧床　　B. 留置导尿管　　C. 膀胱冲洗　　D. 膀胱内注药　　E. 膀胱镜检查

2. 下列消毒剂中属中效消毒剂的是 （　　）
   A. 戊二醛　　B. 过氧乙酸　　C. 氯己定　　D. 臭氧　　E. 碘伏

3. 以 15％过氧乙酸原液配制 0.3％过氧乙酸 100 mL，下列方法中正确的是 （　　）
   A. 原液稀释 200 倍　　B. 原液 30 mL 加水 70 mL　　C. 原液 20 mL 加水 80 mL
   D. 原液 15 mL 加水 85 mL　　E. 原液 2 mL 加水 98 mL

4. 关于锐器伤的预防，下列错误的是 （　　）
   A. 应立即采取相应的保护措施，清创，对创面进行严格消毒处理　　B. 对发生锐器伤者进行血源性疾病的检查和随访　　C. 被 HBV 阳性病人血液、体液污染的锐器刺伤，应在 1 周内注射乙型肝炎高效价免疫球蛋白　　D. 被 HBV 阳性病人血液、体液污染的锐器刺伤，应进行血液乙型肝炎标志物检查　　E. 被 HBV 阳性病人血液、体液污染的锐器刺伤，血液乙型肝炎标志物阴性者按规定接种乙型肝炎疫苗

5. 传染性非典型肺炎的最主要的传播途径是 （　　）
   A. 经呼吸道飞沫传播　　B. 经消化道传播　　C. 经粪-口途径传播　　D. 接触传播
   E. 虫媒传播

6. 除灭菌速度快、灭菌效果好、经济、环境污染小的压力蒸汽灭菌法外，目前最常用的低温灭菌方法是 （　　）
   A. 环氧乙烷灭菌法　　B. 戊二醛浸泡灭菌法　　C. 辐射灭菌法　　D. 过氧乙酸浸泡灭菌法　　E. 微波灭菌法

7. 关于无菌器械保存液和消毒剂的描述，下列哪项是正确的 （　　）
   A. 无菌器械保存液应该是无菌的，最多允许检出少量微球菌　　B. 使用中消毒剂细菌总数应≤200 cfu/mL，致病性微生物不得检出　　C. 无菌器械保存液细菌总数应≤5 cfu/mL，致病性微生物不得检出　　D. 使用中消毒剂细菌总数应≤10 cfu/mL，允许

检出金黄色葡萄球菌　　E. 使用中消毒剂细菌总数应≤100 cfu/mL, 致病性微生物不得检出

8. 医院感染主要发生在　　　　　　　　　　　　　　　　　　　　　　（　　）

　　A. 门诊、急诊病人　　B. 探视者　　C. 医务人员　　D. 住院病人　　E. 陪护人员

9. 关于地面和拖洗工具的消毒, 下列哪项是正确的　　　　　　　　　　　（　　）

　　A. 地面应经常用含氯消毒剂拖洗, 既能消毒, 又能增白　　B. 因 2% 戊二醛是高水平消毒剂, 有条件时最好用戊二醛拖地, 消毒效果好　　C. 地面应湿式清扫, 保持清洁, 局部有血迹等污染时局部用消毒剂处理　　D. 拖洗工具使用后先洗净, 再消毒, 然后晾干　　E. 检验科的地面每天均需用消毒剂拖洗

10. 属于低水平消毒剂的是　　　　　　　　　　　　　　　　　　　　　（　　）

　　A. 戊二醛　　B. 过氧乙酸　　C. 碘伏　　D. 洗必泰　　E. 异丙醇

【X 型题】

11. 医院污物的处理原则包括　　　　　　　　　　　　　　　　　　　　（　　）

　　A. 防止污染扩散　　B. 分类收集　　C. 分别处理　　D. 少量医疗垃圾可与生活垃圾一同处理　　E. 尽可能采用焚烧处理

12. 医务人员洗手的指征包括　　　　　　　　　　　　　　　　　　　　（　　）

　　A. 接触病人前后　　B. 进行无菌技术操作前后　　C. 戴口罩和穿、脱隔离衣前后
　　D. 接触血液、体液和被污染的物品前后　　E. 脱手套后

13. 下列哪些细菌是目前医院感染常见的细菌　　　　　　　　　　　　　（　　）

　　A. 葡萄球菌特别是金黄色葡萄球菌和凝固酶阴性葡萄球菌　　B. 大肠埃希菌
　　C. 沙门菌　　D. 铜绿假单胞菌　　E. 肺炎克雷伯菌

14. 关于消毒因子对人体的危害, 下述哪些是正确的　　　　　　　　　　（　　）

　　A. 微波对人体无害　　B. 紫外线直接照射可伤害人体皮肤和角膜　　C. 液体消毒剂可以造成人体过敏　　D. 环氧乙烷泄漏不仅对人体直接有毒, 还可以发生爆炸
　　E. 吸入戊二醛气体对人体有害

15. 经血液、体液传播的病原体包括　　　　　　　　　　　　　　　　　（　　）

　　A. 乙型肝炎病毒　　B. 丙型肝炎病毒　　C. 人类免疫缺陷病毒　　D. 麻疹病毒
　　E. 疟原虫

16. 有关医院感染预防与控制的概念, 下述哪些是正确的　　　　　　　　（　　）

　　A. 部分医院感染是可以预防的　　B. 洗手是预防医院感染的重要措施　　C. 医院感染一定是由于消毒隔离缺陷所致　　D. 内源性医院感染是医院感染的重要原因
　　E. 滥用抗菌药物可致二重感染

17. 关于消毒灭菌方法的选择, 下述哪些是正确的　　　　　　　　　　　（　　）

　　A. 耐热耐湿的物品首选压力蒸汽灭菌法灭菌　　B. 手术器具与物品首选压力蒸汽灭菌法灭菌　　C. 不耐热的物品如各种导管、精密仪器、人工移植物可以选择化学灭菌方法, 如环氧乙烷灭菌　　D. 消毒应首选物理方法, 不能用物理方法消毒时选择化学消

毒方法消毒　　　E. 化学灭菌剂浸泡灭菌方便实用，应加以推广

18. 下列有关护理工作的描述，下述哪些是正确的　　　　　　　　　　　　（　　）

　　A. 各种治疗、护理、换药操作应按清洁伤口、感染伤口、隔离伤口依次进行　　B. 起封抽吸的各种溶媒超过 36 小时不得使用，最好采用大包装　　C. 无菌物品必须一人一用一灭菌　　D. 灭菌物品提倡使用小包装，无菌棉球或纱布罐一经打开，使用时间不得超过 24 小时　　E. 治疗室、处置室布局合理，清洁区、污染区分区明确

19. 输血可以引起的感染包括　　　　　　　　　　　　　　　　　　　　（　　）

　　A. 梅毒　　B. 丙型病毒性肝炎　　C. 弓形虫病　　D. 艾滋病　　E. 巨细胞病毒感染

20. 属于高度危险物品的有　　　　　　　　　　　　　　　　　　　　　（　　）

　　A. 手术器械　　B. 心导管　　C. 听诊器　　D. 体温表　　E. 压舌板

21. 医院应每月对下列哪些科室进行环境卫生学监测　　　　　　　　　　（　　）

　　A. 手术室、供应室无菌区、治疗室、换药室　　B. 重症监护室（ICU）　　C. 产房、母婴室、新生儿病房　　D. 骨髓移植病房、血液病房、血液透析室　　E. 传染病病房

22. 下列有关外科手术切口感染的危险因素的描述，正确的是　　　　　　（　　）

　　A. 侵入手术切口的细菌毒力强，感染危险性高　　B. 术前使用抗生素时间长，感染危险性高　　C. 术前住院时间长，感染危险性低　　D. 手术部位剃毛比剪毛的感染危险性低　　E. 术前使用抗生素时间短，感染危险性高

23. 下列消毒剂中哪些能达到灭菌水平　　　　　　　　　　　　　　　　（　　）

　　A. 甲醛　　B. 戊二醛　　C. 含氯消毒剂　　D. 环氧乙烷　　E. 过氧化氢

24. 人体正常菌群的作用有下列哪几项　　　　　　　　　　　　　　　　（　　）

　　A. 抵制病原菌的入侵　　B. 提高机体免疫力　　C. 合成人体需要的部分维生素　　D. 引起自身感染　　E. 合成抗生素

25. 标准预防的具体措施包括　　　　　　　　　　　　　　　　　　　　（　　）

　　A. 视一切血液、体液均有传染性而采取相应措施　　B. 强调病人与医务人员间的双相防护　　C. 接触隔离　　D. 空气隔离　　E. 微粒隔离

二、填空题

1. 纤维内镜消毒首选_____。

2. 医院感染发生的主要身体部位包括_____、_____、_____、_____、_____。

3. 医院内泌尿道感染最常见的诱因为_____。

4. 医院感染监测方法包括_____和_____。

5. 压力蒸汽灭菌效果监测方法有_____、_____、_____ 3 种。压力蒸汽生物监测指示菌为_____。

三、判断题

1. 少量的医疗废物可以丢弃在生活垃圾中与生活垃圾一起处理。 （　　）
2. 传染性非典型肺炎是我国法定管理的传染病，属乙类传染病。 （　　）
3. 对于有明显潜伏期的感染，病人入院至发病时间超过其平均潜伏期者属于医院感染。

　　　　　　　　　　　　　　　　　　　　　　　　　　　　　　　（　　）
4. 医院感染监测的目的是为了预防和控制医院感染。 （　　）
5. 医院空气消毒可选用过氧乙酸喷雾或甲醛熏蒸。 （　　）

四、名词解释

1. 医院感染
2. 医院感染监测
3. 高度危险性物品
4. 灭菌
5. 消毒

五、简答题

1. 试述乙醇的消毒作用。
2. 医院感染的感染链包括哪些部分？
3. 试述医疗垃圾对公众健康可能造成的危害。
4. 试述医院感染的危险因素。
5. 试述抗生素的使用原则。

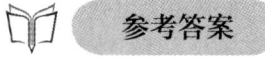

参考答案

一、选择题

【A 型题】

题序	1	2	3	4	5	6	7	8	9	10
答案	B	E	E	C	A	A	E	D	C	D

【X 型题】

题序	11	12	13	14	15	16	17	18	19
答案	ABCE	ABCDE	ABDE	BCDE	ABCE	ABDE	ABCD	ACDE	ABCDE

题序	20	21	22	23	24	25			
答案	AB	ABCD	AC	ABDE	ABCD	ABCDE			

二、填空题

1. 2%戊二醛
2. 呼吸道　　泌尿道　　胃肠道　　手术部位　　皮肤软组织　　血液
3. 留置导尿管
4. 全面综合性监测　　目标性监测
5. 工艺监测　　化学监测　　生物监测　　嗜热脂肪杆菌芽孢

三、判断题

题序	答案	解　　析
1	×	医疗废物管理专职人员，每天从医疗废物产生地点将分类包装的医疗废物，按照规定的路线运送至院内临时储存室；运送过程中应防止医疗废物的流失、泄漏，并防止医疗废物直接接触身体。每天运送工作结束后，应当对运送工具及时进行清洁和消毒。
2	√	目前乙类传染病，包括传染性非典型肺炎、艾滋病、病毒性肝炎、脊髓灰质炎、人感染高致病性禽流感、麻疹、登革热、肾综合征出血热等，现在新型冠状病毒肺炎也纳入乙类传染性疾病。
3	√	对于有明显潜伏期的感染，病人入院至发病时间超过其平均潜伏期者属于医院感染。
4	√	医院感染监测的目的是为了预防和控制医院感染。
5	×	用过氧乙酸喷雾或甲醛熏蒸均可达到空气灭菌的效果，故不应作为医院空气消毒的选项。

四、名词解释

1. 医院感染：指住院病人在医院内获得的感染，包括在住院期间发生的感染和在医院内获得、出院后发病的感染；但不包括入院前已存在或入院时已处于潜伏期的感染。医院工作人员在医院内获得的感染也属医院感染。
2. 医院感染监测：是指长期、系统、连续地观察、收集和分析医院感染在一定人群中的发生、分布及其影响因素，并将监测结果报送和反馈给有关部门和科室，为医院感染的预防控制和管理提供科学依据。其监测内容包括：①综合性监测，是指对全院住院病人进行综合性医院感染及其相关因素的监测。②目标性监测，是指根据医院感染管理的重点，对选定目标开展的医院感染监测，如 ICU 病人的监测、外科术后病人的监测、新生儿的监测、抗感染药耐药性的监测等。
3. 高度危险性物品：这类物品是穿过皮肤或黏膜而进入无菌的组织或器官内部的器材，或与破损的组织、皮肤黏膜密切接触的器材和用品，或血液流经其中的器材和用品，如手术器械和用品、穿刺针、输血器材、输液器材、注射的药物和液体、透析器、血液和血液制品、导尿管、膀胱镜、腹腔镜、组织器官移植物和活体组织检查钳等。

4. 灭菌：是指杀灭或去除外环境中媒介物携带的一切微生物的过程。

5. 消毒：是指杀灭或消除医院环境中和媒介物上污染的病原微生物的过程。

五、简答题

1. 乙醇的杀菌作用是使菌体细胞的蛋白质凝固、变性，干扰细菌的新陈代谢，从而杀灭之。乙醇浓度为 75%（按容量计）或 70%（按质量计）时杀菌力最强。乙醇属中效消毒剂。

2. 医院感染的感染链由 3 部分组成，即感染源、感染传播途径和易感者。

3. 医疗垃圾是指医疗卫生机构在医疗、预防、保健以及其他相关活动中产生的具有直接或者间接感染性、毒性以及其他危害性的废物，对公众健康可能造成危害，如传播艾滋病，传播乙型病毒性肝炎和丙型病毒性肝炎，传播胃肠道、呼吸道感染，造成血流感染、皮肤感染，甚至造成放射性损害或中毒。

4. 医院感染的危险因素如下：①介入性诊疗操作，破坏皮肤黏膜屏障，如外科手术、各种穿刺、各种插（留置）导管、气管切开等。②现代医疗新技术如器官移植、人工装置（人工瓣膜、人工关节、人工晶体等）。③损伤免疫功能的各种细胞毒药物、免疫抑制药、放射治疗等的广泛使用，如抗肿瘤药、肾上腺皮质激素、环孢素、^{60}Co 治疗等。④基础疾病致宿主免疫功能低下，如糖尿病、肝硬化、慢性肾炎、艾滋病、恶性肿瘤等。⑤使用能引起正常微生态失衡的抗菌药物，破坏机体正常微生态屏障。⑥其他原因，如医院消毒、灭菌工作存在缺陷，医疗场所过于简陋等。

5. 抗生素的使用原则如下：

（1）有效控制感染，争取最佳疗效。

（2）预防和减少抗生素的毒副作用。

（3）注意剂量、疗程和给药方法，避免产生耐药菌株。

（4）密切注意病人体内正常菌群失调。

（5）根据药敏结果严格选药和给药途径。

§9

实验诊断试卷

实验诊断是医师根据临床检验所得的结果或数据，结合临床相关资料和其他辅助检查，进行逻辑的分析和科学的思维，最后为诊断疾病、科学研究和人群保健提供客观依据。本试卷内容涉及血液检查、尿液和肾功能检查、临床化学检查（含各种蛋白、糖、脂等成分的检查）和临床免疫学检查等知识。

一、选择题

【A 型题】

1. 下列情况红细胞增多，哪项不是由于血液浓缩 （ ）
   A. 连续呕吐　　B. 高山居民　　C. 反复腹泻　　D. 出汗过多　　E. 大面积烧伤

2. 化脓细菌感染时，血常规不会出现 （ ）
   A. 白细胞总数增多　　B. 中性粒细胞中度左移及毒性变化　　C. 嗜酸性粒细胞增加
   D. 淋巴细胞减少　　E. 中性粒细胞增多

3. 周围血液中不可能发现 （ ）
   A. 血吸虫　　B. 弓形虫　　C. 微丝蚴　　D. 疟原虫　　E. 回归热螺旋体

4. 不被用作尿液防腐剂的是 （ ）
   A. 二甲苯　　B. 麝香草酚　　C. 甲醛　　D. 盐酸　　E. 硫酸

5. 混浊尿液加热后混浊消失的是 （ ）
   A. 磷酸盐　　B. 碳酸盐　　C. 尿酸盐　　D. 草酸盐　　E. 无定形磷酸盐

6. 作为尿液生化自动分析仪的人工质控液不含 （ ）
   A. 葡萄糖　　B. 尿胆原　　C. 蛋白质　　D. 酮体　　E. 血红蛋白

7. 属于生物源性的人体寄生线虫是 （ ）
   A. 蛔虫　　B. 钩虫　　C. 蛲虫　　D. 丝虫　　E. 鞭虫

8. 尿蛋白质定量测定不能用 （ ）
   A. 丽春红 S 法　　B. 考马斯亮蓝法　　C. 艾氏法　　D. 双缩脲比色法　　E. 磺柳酸硫酸钠法

9. 引起血小板减少的疾患是 （ ）
   A. 急性出血后　　B. 脾功能亢进　　C. 脾切除术后　　D. 真性红细胞增多症
   E. 急性化脓性感染

10. 欲配制 0.1 mol/L HCl 溶液 1000 mL，应取 12 mol/L 浓 HCl 多少毫升 （ ）
    A. 10　　B. 12　　C. 120　　D. 83.3　　E. 8.33

11. 0.1000 mol/L H_2SO_4 标准溶液滴定 20.00 mL NaOH 溶液，滴定全终点时用去此 H_2SO_4 22.00 mL，该 NaOH 溶液的浓度是 （ ）

A. 0.2200mEq/L   B. 2.200 mol/L   C. 0.2200 mol/L   D. 22.00 mol/L
E. 1.000 mol/L

12. NAD 在 340 nm 处的毫摩尔消光系数为   （   ）
   A. $6.22×10^3$ B. $6.22×10^{-3}$ C. 6.22   D. $6.22×10^6$ E. $6.22×10^{-6}$

13. 下列哪项不是自动生化分析仪的特点   （   ）
   A. 所有实验操作步骤都由仪器自动完成   B. 提高了工作效率   C. 减少了系统误差   D. 减少了人为误差   E. 具有快速、准确、节省试剂等优点

14. 下列哪项不是 VIS 的特点   （   ）
   A. 是室间质评最常使用的计分方法   B. 又称为变异指数得分   C. VI≤400 时，VIS＝VI   D. VI＞400 时，VIS＝400   E. 无论 VI 多大，VIS 都等于 VI

15. 甲胎蛋白（AFP）增高在下述哪项中最多见   （   ）
   A. 生殖细胞肿瘤   B. 胰腺癌   C. 原发性肝癌   D. 肝硬化   E. 胃癌

16. $β_2$ 微球蛋白最主要的临床意义是   （   ）
   A. 肿瘤时增高   B. 炎症时增高   C. 监测肾小管功能   D. 急性白血病增高   E. 淋巴瘤有神经系统浸润时脑液中增高

17. 对于癌胚抗原的看法，下列哪项不对   （   ）
   A. 为糖蛋白   B. 恶性肿瘤时增高   C. 特异性高   D. 可用于术后随访   E. 可用于监测化疗进展

18. 急性胰腺炎的生化检查指标为   （   ）
   A. 肌酸激酶   B. 肌酸激酶同工酶   C. 乳酸脱氢酶   D. 淀粉酶   E. 碱性磷酸酶

19. 血脂和脂蛋白测定常用于   （   ）
   A. 心脑血管疾病   B. 泌尿系统疾病   C. 肝脏疾病   D. 心肌梗死   E. 甲状腺功能亢进症

20. 基准物质不要求   （   ）
   A. 纯度高   B. 组成恒定   C. 低温储存   D. 性质稳定   E. 具有较大的摩尔质量

21. 静脉血的血浆（清）二氧化碳结合力正常值为   （   ）
   A. 15～20 mmol/L   B. 20～25 mmol/L   C. 30～40 mmol/L   D. 23～27 mmol/L   E. 40～45 mmol/L

22. 丙氨酸氨基转移酶不是   （   ）
   A. ALT   B. GPT   C. AST   D. 丙酮酸氨基转移酶   E. 谷氨酸丙酮酸氨基转移酶

23. 下列哪种不属于 17O-HCS   （   ）
   A. 皮质醇   B. 四氢皮质醇   C. 雄酮   D. 皮质素   E. 四氢皮质素

24. 下列哪项不是 Westgard 多规则质控方法的特点   （   ）

A. 1_{2S} 是警告规则，并启动 Westgard 多规则误差检查程序　　B. 1_{3S} 是失控信号，提示存在较大的随机误差　　C. 2_{2S} 为失控信号，主要对系统误差敏感　　D. 4_{1S} 主要对系统误差敏感　　E. R_{4S} 和 $10\overline{X}$ 主要对随机误差敏感

25. 下列哪项不正确　　　　　　　　　　　　　　　　　　　　　　　　（　　）
A. 误差是测量值与均值之间的差异　　B. 均值是所有测量值的平均值　　C. 标准差是指测定值与均值的离散程度　　D. 变异系数是标准差与均值之比　　E. 误差有系统误差、偶然误差和过失误差 3 类

26. 影响电泳迁移率的因素有　　　　　　　　　　　　　　　　　　　　（　　）
A. 电场强度　　B. 溶液 pH 值　　C. 溶液离子强度　　D. 电渗强度　　E. 溶液的氧饱和度

27. 需要用高渗低琼脂培养基进行培养的是　　　　　　　　　　　　　　（　　）
A. 厌氧菌　　B. 真菌　　C. 淋球菌　　D. 螺旋体　　E. L 型细菌

28. 下面哪个方法或试验不是凝集反应　　　　　　　　　　　　　　　　（　　）
A. 抗球蛋白试验　　B. 肥达试验　　C. 琼脂单向扩散　　D. 交叉配血　　E. 反向间接红细胞凝集试验

29. 能引起志贺样腹泻（黏液脓血便）的大肠埃希菌是　　　　　　　　　（　　）
A. 肠产毒素性大肠埃希菌（ETEC）　　B. 肠致病性大肠埃希菌（EPEC）　　C. 肠侵袭性大肠埃希菌（EIEC）　　D. 肠出血性大肠埃希菌（EHEC）　　E. 肠凝聚性大肠埃希菌（EAEC）

30. MRSA 的主要耐药机制是　　　　　　　　　　　　　　　　　　　（　　）
A. 产生 β 内酰胺酶　　B. 产生钝化酶　　C. 药物作用靶位的改变　　D. 抗菌药物渗透障碍　　E. 青霉素结合蛋白的改变

【X 型题】

31. 可引起妊娠试验阳性反应的有　　　　　　　　　　　　　　　　　　（　　）
A. LH　　B. VMA　　C. TSH　　D. 17-KS　　E. FSH

32. 脑脊髓液中淋巴细胞增高可见于　　　　　　　　　　　　　　　　　（　　）
A. 中枢神经系统病毒感染　　B. 中枢神经系统真菌感染　　C. 结核性脑膜炎　　D. 急性脑膜白血病　　E. 化脓性脑膜炎

33. 能使尿中 HCG 增高的疾病有　　　　　　　　　　　　　　　　　　（　　）
A. 恶性葡萄胎　　B. 绒毛膜上皮癌　　C. 妊娠　　D. 睾丸畸胎瘤　　E. 异位妊娠

34. 诊断急性心肌梗死常用的血清酶为　　　　　　　　　　　　　　　　（　　）
A. 肌酸激酶　　B. 肌酸激酶同工酶　　C. 乳酸脱氢酶　　D. 淀粉酶　　E. 碱性磷酸酶

35. 影响抗原抗体反应的主要因素有　　　　　　　　　　　　　　　　　（　　）
A. 电解质　　B. 渗透量　　C. 振荡　　D. 温度　　E. pH 值

36. 下列哪些是自动生化分析仪的特点　　　　　　　　　　　　　　　　（　　）

A. 所有实验操作步骤都由仪器自动完成　　B. 提高了工作效率　　C. 减少了系统误差　　D. 减少了人为误差　　E. 具有快速、准确、节省试剂等优点

37. 能产生 β-内酰胺酶的菌株是　　　　　　　　　　　　　　　　　　（　　）
   A. 金黄色葡萄球菌　　B. 流感嗜血杆菌　　C. 淋病奈瑟菌　　D. 革兰氏阴性厌氧菌　　E. 肺炎链球菌

38. 下列哪些因素可能与自身免疫病有关　　　　　　　　　　　　　　（　　）
   A. 微生物感染　　B. 环境因素　　C. 基因缺陷　　D. 遗传因素　　E. 激素水平异常

39. L 型细菌的培养特点有　　　　　　　　　　　　　　　　　　　　（　　）
   A. 高渗　　B. 低琼脂　　C. 生长缓慢　　D. 菌落呈"油煎蛋"状　　E. 传代返祖

二、填空题

1. 最适于血液常规检验的抗凝剂是_____。

2. 氰化高铁血红蛋白法测定血红蛋白后的废液应酌加_____或_____进行处理后才能弃去。

3. 氰化高铁血红蛋白法测定血红蛋白的计算公式中"64458"是_____。

4. 血细胞比容（微量法）参考值，男性为_____，女性为_____。

5. 凝血时间测定_____和_____已停止使用。

6. 某病人白细胞计数为 $15 \times 10^9/L$，在白细胞分类计数时，计数 100 个白细胞遇到 25 个有核红细胞，其实际白细胞数为_____ $\times 10^9/L$。

7. Ⅱ型异型淋巴细胞又称为_____型。

8. 尿中盐类析出，尿相对密度将_____。

9. 本周蛋白是免疫球蛋白的_____单体或二聚体。

10. 检查尿中尿胆原，如有胆红素，应加_____处理胆红素后再测尿胆原。

11. 血液凝固是指血液由_____状态转变为_____状态。

12. 弥散性血管内凝血的高凝状态时，_____时间缩短。

13. 出血时间测定应采用_____法。

14. 妊娠试验双位点免疫酶分析法是用酶标记_____抗体。

15. 血小板计数用的复方尿素液中的尿素作用是_____。

16. 血浆葡萄糖浓度正常值是_____，高血糖指空腹血糖浓度大于_____。

17. 血浆脂蛋白分子由_____、_____、_____和_____所组成。

18. 葡萄糖相对分子质量为 180.158，如某人血糖为 6.4 mmol/L，换算成惯用单位为_____ mg/dL。

19. 肾上腺皮质功能亢进者，尿中 17-KS_____。

20. 做血气分析时，如血标本中混入气泡，可使 PaO_2 值_____，$PaCO_2$ 值_____。

21. 测定结果与真值接近的程度称为_____。

22. 做室间质量评价的血清钾结果：$\bar{X} = 3.6$，$X = 3.0$，已知 CCV $= 2.9$，则 VI $=$ _____，VIS$=$ _____，结论是_____。

23. 火焰光度分析法是_____光谱分析。

24. NAD 和 NADH 在波长_____ nm 处有吸收峰，其摩尔消光系数为_____。

25. 离子选择电极法测定的血清钙是血清中的_____。

26. 室内质量控制主要是控制分析的_____，室间质量评价则是控制分析的_____。

27. 免疫球蛋白有 5 类，它们是_____、_____、_____、_____和_____。

28. 细菌可分为_____、_____、_____和_____ 4 种基本形态。

29. SS 培养基的"SS"是指_____和_____。它是一种_____培养基。

30. 世界卫生组织推荐的药物敏感试验方法为_____法。

三、判断题

1. 各种血红蛋白均可被高铁氰化钾氧化成高铁血红蛋白。 （ ）

2. 为鉴别贫血类型，应同时测定血红蛋白和计数红细胞。 （ ）

3. 急性溶血及放射损害均可使白细胞减少。 （ ）

4. 慢性肺心病者的红细胞数可增加。 （ ）

5. 类白血病反应可出现类似白血病表现的血常规反应。 （ ）

四、名词解释

1. 尿渗透量
2. 尿管型
3. 漏出液
4. 渗出液
5. 室内质量控制

五、简答题

1. 临床检验各项报告如何将惯用单位改为国际单位制（SI）？

2. 何谓出血时间？简述出血时间的测定方法及临床意义。

3. 简述白细胞计数增减的临床意义。

4. 什么情况可引起淋巴细胞增减？

5. 嗜酸性粒细胞在什么病理情况下增多或减少？嗜酸性粒细胞计数可动态观察哪些疾病？

6. 嗜碱性粒细胞增多有何临床意义？

7. 试述红细胞沉降率测定的临床意义。

8. 尿相对密度测定有何临床意义？

9. 简述常见的各种蛋白尿的形成原因。

10. 简述尿胆原、尿胆红素在黄疸中的鉴别意义。

11. 尿液"妊娠试验"阳性是否即为妊娠？目前常用哪些方法做妊娠试验？

12. 何谓镜下血尿和肉眼血尿？

13. 试述血浆蛋白的生理功能。

14. 诊断胰腺疾病的主要血清酶有哪些？

15. 糖尿病性糖耐量降低有哪些表现？

参考答案

一、选择题

【A 型题】

题序	1	2	3	4	5	6	7	8	9	10	11	12	13	14	15
答案	B	C	A	E	C	B	D	C	B	E	C	C	C	E	C
题序	16	17	18	19	20	21	22	23	24	25	26	27	28	29	30
答案	C	C	D	A	C	D	C	C	E	A	E	E	C	C	E

【X 型题】

题序	31	32	33	34	35	36	37	38	39
答案	ACE	ABC	ABCDE	ABC	ADE	ABDE	ABCDE	ABCDE	ABCDE

二、填空题

1. 乙二胺四乙酸盐（EDTA）

2. 次氯酸钠　　"84"消毒液

3. 国际公认的血红蛋白相对分子质量

4. 0.467 ± 0.039　　0.421 ± 0.054

5. 玻片法　　毛细管法

6. 12

7. 不规则

8. 下降

9. 轻链

10. 氯化钡

11. 流动　　凝胶

12. 凝血

13. 模板式刀片法

14. β-HCG

15. 破坏红细胞

16. $3.9 \sim 6.1$ mmol/L　　6.9 mmol/L

17. 三酰甘油（TG）　　磷脂（PL）　　游离胆固醇（FC）　　胆固醇酯（CE）

18. 115.3

19. 升高

20. 升高　　降低

21. 准确度

22. 574.7　　400　　不合格

23. 发射

24. 340　　$6.22×10^{-3}$

25. 离子钙

26. 精密度　　准确度

27. IgG　　IgM　　IgA　　IgD　　IgE

28. 球状　　杆状　　弧形（弧菌、弯曲菌）　　螺旋体（螺菌、螺旋体）

29. 沙门菌属　　志贺菌属　　选择性

30. Kirby-Bauer（K-B）

三、判断题

题序	答案	解　　析
1	×	高铁血红蛋白（methemoglobin）为血红蛋白的氧化物。铁为三价的衍生物，呈赤褐色。在弱酸性条件下具有长 60 nm 的特异的吸收而呈微绿色（酸性高铁血红蛋白）；但在碱性条件下，这种特异的吸收消失，而呈较深的红色（碱性高铁血红蛋白）。
2	√	血常规明确贫血类型，应该通过红细胞的检查来明确诊断，血常规里面关于红细胞的相关检查，包括红细胞计数、血红蛋白、平均血红蛋白体积、平均血红蛋白浓度、平均血红蛋白含量、血细胞比容以及红细胞分布宽度等，部分检查还包括网织红细胞计数，贫血的类型也分为多种类型，且从不同的类型进行分类。
3	×	根据细胞动力学，白细胞减少症的病因和发病机制分为三大类：生成减少、破坏或消耗过多，分布异常。由于中性粒细胞是机体白细胞的主要构成，故中性粒细胞计数的减少往往伴随着白细胞计数减少。而成人中性粒细胞减少的主要原因为生成减少和自身免疫性破坏，而分布异常很少见。药物、电离辐射、化学毒物、感染、自身免疫等因素均可引起白细胞减少。
4	√	缺氧的肺源性心脏病（简称肺心病）病人，红细胞及血红蛋白可升高，血细胞比容高达 50% 以上。
5	√	类白血病反应是某种因素刺激机体的造血组织而引起的某种细胞增多或左移反应，似白血病现象。

四、名词解释

1. 尿渗透量：简称尿渗量，是指尿中具有渗透活性的全部溶质微粒的总数量，反映溶质和水的相对排泄速度。电解质和尿素是起决定作用的溶质。测定尿渗量比测定尿相对密度更能确切地反映肾脏浓缩能力，是反映肾脏浓缩功能的重要指标。

2. 尿管型：管型为尿沉渣中有重要意义的成分，它的出现往往提示有肾实质性损害。它是尿液中的蛋白质、细胞及其崩解产物在肾小管、集合管内凝固而形成的蛋白凝聚圆柱状物，故又称圆柱体。

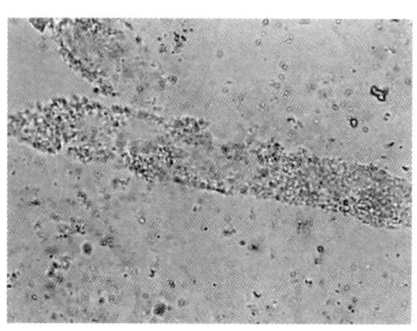

尿管型示意图

3. 漏出液：血管内的水分伴同营养物，通过毛细血管而滤出，这种在组织间隙或体腔内积聚的非炎症性组织液称为滤出液或漏出液。其形成常见的原因为：①血管内胶体渗透压下降。②毛细血管流体静脉压升高。③淋巴回流受阻。④水、钠潴留引起细胞外液增多。

4. 渗出液：由于炎症病灶内血管中的液体成分和细胞成分通过血管壁渗出，而进入组织或体腔的炎性积液称为渗出液。这是由于炎症时病原微生物的毒素、缺氧以及炎症介质作用使血管内皮细胞受损，血管通透性增加，致使血管内大分子物质如清蛋白甚至球蛋白和纤维蛋白原都能通过血管壁而渗出。

5. 室内质量控制：室内质量控制系各实验室为了监测和评价本室工作质量，以决定常规检验报告能否发出所采取的一系列检查、控制手段，旨在检测和控制本室常规工作的精密度，并检测其准确度的改变，以提高本室常规工作中批间和日间标本检测的一致性。

五、简答题

1. 临床检验结果为惯用单位改为国际单位，一般有下面几种变换方法：

（1）凡一价元素（如 K^+、N^+、Cl^-）原来以 mEq/L 报告者，改为 mmol/L，其值不变。如多价者，即 mEq/L÷价数＝mmol/L。

（2）除蛋白质（包括血红蛋白）及酶以外，所有临床化学项目，均以"mol/L"（因数值不一，可用"mmol/L"或"μmol/L"）报告。其换算方法是：

$$SI 制单位 ＝ 惯用单位 × 换算系数^*$$
$$惯用单位 ＝ SI 制单位 ÷ 换算系数^*$$
$$换算系数^* ＝ 1/相对分子质量 × 10$$

如葡萄糖相对分子质量为 180，则葡萄糖换算系数为：$1/180×10≈0.0555$。

（3）蛋白质类使用"g/L"或"mg/L"报告方式。

（4）凡使用"％"者改为"0.××"。如白细胞分类中"N 60％"改为"N 0.60"。其他如蛋白电泳等均改为"0.××"。

（5）血细胞和体液细胞计数过去报告为 ××/mm³（或 μL），现改为 1 L（1 升）中细胞数，分子以 ×10ˣ 表示，如 WBC 5600/mm³ 改为 $5.6×10^9$/L，RBC 520 万/mm³ 改为 $5.2×10^{12}$/L，血小板 20.5 万/mm³ 改为 $20.5×10^9$/L。

2. 将皮肤毛细血管刺破后，血液自然流出到自然停止所需的时间称为出血时间（bleeding time，BT）。BT

的长短主要受血小板数量和功能以及血管壁的通透性和脆性的影响，而血浆凝血因子影响较小。

BT 测定，以前用 Duke 法，因其虽操作简单，但穿刺深度、宽度难以标准化，且受穿刺部位毛细血管分布及血管收缩程度的影响，致使实验的敏感性很差，已停止使用。Ivy 法虽较 Duke 法敏感，但操作烦琐，皮肤切口大，不仅难以标准化，且创伤性大，影响因素也较多，因而难以推广。若临床怀疑血管异常所致出血性疾病（如血管性血友病、单纯性紫癜、过敏性紫癜等），应使用模板式刀片法（template bleeding time，TBT）测定出血时间。模板式刀片法参考值为（6.9±2.1）分钟。

BT 延长见于：①血小板明显减少，如原发性或继发性血小板减少性紫癜。②血小板功能异常，如血小板无力症和巨大血小板综合征。③严重缺乏血浆某些凝血因子所致疾病，如 vWD、DIC。④血管异常，如遗传性出血性毛细血管扩张症。⑤药物干扰，如服用阿司匹林、双嘧达莫等。

3. 白细胞计数增减的临床意义如下：

(1) 白细胞增多的临床意义：大部分化脓性细菌尤其是各种球菌所引起的感染，均可使白细胞升高；其次如中毒（尿毒症、糖尿病酮症酸中毒、汞中毒、铅中毒）、急性出血、急性溶血、术后、恶性肿瘤、粒细胞白血病等，白细胞亦可增加。

(2) 白细胞减少的临床意义：某些传染病包括病毒感染及某些血液病，如再生障碍性贫血、少部分急性白血病、粒细胞缺乏症、化学药品及放射损害，以及脾功能亢进等，白细胞数均可减少。

4. 下列情况可引起淋巴细胞增减：

(1) 致淋巴细胞增多的因素：可见于某些病毒或细菌所致的急性传染病、某些慢性感染、急性淋巴细胞白血病及淋巴细胞性淋巴肉瘤、再生障碍性贫血及粒细胞缺乏症（淋巴细胞相对增多）、组织移植术后（排异前期）。

(2) 致淋巴细胞减少的因素：主要见于接触放射线及应用肾上腺皮质激素或促肾上腺皮质激素者，亦可见于严重化脓性感染病人。由于中性粒细胞显著增多，淋巴细胞百分率减低，但绝对值仍在正常范围。

5. 下列情况可引起嗜酸性粒细胞增减：

(1) 嗜酸性粒细胞增多：嗜酸性粒细胞绝对值>0.5×10⁹/L 为增多或减少。在变态反应、某些皮肤病、寄生虫病及血液病等时增多，其他如猩红热、X 线照射、脾切除及传染病恢复期等因素亦可使之增多。

(2) 嗜酸性粒细胞减少：嗜酸性粒细胞少于 0.05×10⁹/L 为减少，主要见于传染病急性感染期、严重组织损伤时及应用肾上腺皮质激素、垂体或肾上腺功能亢进等。

计算嗜酸性粒细胞还可用于观察急性传染病和估计手术及烧伤病人的预后，以及测定肾上腺皮质功能。

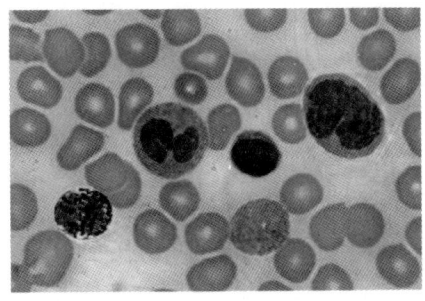

淋巴细胞示意图

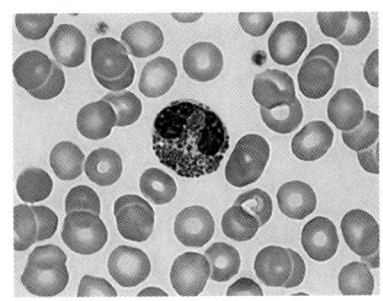

嗜酸性粒细胞示意图

6. 嗜碱性粒细胞增加的临床意义如下：外周血嗜碱性粒细胞>0.1×10⁹/L 为增多，可见于过敏性反应及某些炎症和感染性疾病。如溃疡性结肠炎、荨麻疹、结核病、骨髓增殖性疾病，嗜碱性粒细胞白血病及糖尿病等内分泌疾病，亦可见于重金属中毒及放射线照射等。

7. 红细胞沉降率测定的临床意义如下：

(1) 生理性增高：妇女月经期和妊娠 3 个月以上至产后 1 个月，以及 60 岁以上老人，红细胞沉降率增高，此为生理性的。

(2) 病理性增高可见于：①各种炎症。②恶性肿瘤。③高胆固醇血症。④组织损伤及坏死，如较大手术创伤和心肌梗死。⑤各种原因导致的高球蛋白血症，如亚急性感染性心内膜炎、系统性红斑狼疮等。⑥贫血。贫血病人红细胞数减少，下沉时受到摩擦阻力减少，致红细胞沉降率增高。

(3) 红细胞沉降率减慢：意义较小，可因红细胞数明显增多或纤维蛋白原严重减低，见于各种原因所致的脱水血浓缩、真性红细胞增多症和弥散性血管内凝血等。

8. 测定尿相对密度的临床意义如下：

(1) 尿相对密度增高的临床意义：见于脱水、蛋白尿、糖尿、惊厥、肾脂肪变性、急性肾小球肾炎、心力衰竭、高热、周围循环衰竭、使用造影剂等。

(2) 尿相对密度减低的临床意义：见于慢性肾炎、急性肾炎多尿期、尿毒症多尿期、胶原疾患、使用利尿药等。

尿相对密度易受生理、病理、药物甚至混浊度影响，故用于对肾功能估计时连续测定比一次测定更有意义。测定尿相对密度还对鉴别糖尿病与尿崩症有意义。

9. 各种蛋白尿形成的原因如下：

(1) 生理性蛋白尿或无症状性蛋白尿：指由于各种体内外环境因素对机体影响而导致的尿蛋白增多。①功能性蛋白尿：多见于青少年期，尿蛋白一般不超过（＋），定量＜0.5 g/24 h。②体位性蛋白尿：尿定性可达（＋＋）～（＋＋＋），卧床时则为阴性。③偶然性蛋白尿：又称假性蛋白尿。由于尿中混入生殖系统排泄物，如精液、月经以及血液、脓汁等，导致尿蛋白定性试验阳性，肾脏本身并无损害。

(2) 肾小球性蛋白尿：因肾小球滤过膜受到炎症、免疫、代谢等损害引起，尿蛋白常＞2 g/24 h，为常见的一种蛋白尿。根据滤过膜损伤程度及尿蛋白的组分，可分为选择性蛋白尿和非选择性蛋白尿。

(3) 肾小管性蛋白尿：因炎症或中毒引起近曲小管对相对低分子质量蛋白质的重吸收能力减退，而出现以相对低分子质量蛋白质为主的蛋白尿，常见于肾小管损害疾病。尿蛋白含量较低，通常为（＋）～（＋＋），一般＜1～2 g/24 h。

(4) 混合性蛋白尿：肾脏病变同时或相继累及肾小球及肾小管，相对低分子质量的 $\beta_2 M$ 及中分子质量清蛋白同时增多，大分子质量的蛋白质较少。

(5) 溢出性蛋白尿：肾小球滤过和肾小管重吸收均正常，主要指血液循环中出现大量相对低分子质量蛋白质或阳性电荷蛋白，如本周蛋白、肌红蛋白等，超过肾小管重吸收的极限，以致出现于尿中。溢出性蛋白尿常见于多发性骨髓瘤，尿蛋白定性为（＋）～（＋＋）。

(6) 组织性蛋白尿：主要由泌尿道炎症或药物刺激泌尿系统分泌引起，以 T-H 糖蛋白为主，尿蛋白定性（±）～（＋），定量 0.5～1.0 g/24 h。

10. 正常人及不同类型黄疸病人尿中尿胆原及胆红素反应情况列表比较如下：

正常人及不同类型黄疸病人尿中"三胆"比较表

人 群	尿颜色	尿胆原	尿胆素	尿胆红素
正常人	浅黄	阴性（1：20）	阴性	阴性
溶血性黄疸病人	加深	强阳性	阳性	阴性

人　群	尿颜色	尿胆原	尿胆素	尿胆红素
肝细胞性黄疸病人	加深	阳性	阳性	阳性
阻塞性黄疸病人	加深	阴性	阴性	阳性

11. 尿液"妊娠试验"的方法及准确性如下：目前的尿液"妊娠试验"实际上是检查尿中绒毛膜促性腺激素（HCG）。妊娠时，胎盘绒毛膜产生大量 HCG，释放入血液，致使血中 HCG 浓度增高，由于其相对分子质量小，能通过肾小球的滤过屏障从尿中排出，以此诊断妊娠。但恶性葡萄胎、绒毛膜上皮癌及男性睾丸畸胎瘤等病人尿中 HCG 含量亦很高，故对于这些疾病，亦可检测尿中 HCG 来协助诊断。此外肺癌、胃癌、肝癌、宫颈癌等的血液和尿中 HCG 亦可增高，因此解释阳性结果时，应结合临床分析。

   检查尿中 HCG，曾经用生物学方法，如雄蟾蜍或雄青蛙做试验，此法已被淘汰。目前用免疫学方法，如胶乳凝集抑制试验、血凝抑制试验、电化学发光法、放射免疫试验、酶联免疫吸附试验、放射受体试验、β-HCG 试验及单克隆抗体胶体金纸片法等。单克隆抗体胶体金纸片法操作简便，灵敏度高，特异性强，是较理想的早孕诊断法。

12. 随机尿不经离心沉淀，镜下难以见到红细胞。离心浓缩后，高倍视野可偶见。如每个高倍视野可见 1～2 个，即红细胞增多。如每个高倍视野＞3 个，而尿不显红色，称镜下血尿。如 1 L 尿中有 1 mL 以上的血量，且肉眼可见到尿呈红色，称为肉眼血尿。

13. 血浆蛋白的生理功能如下：

   (1) 维持正常的胶体渗透压：正常人血浆的渗透压由电解质、葡萄糖、脲等小分子物质所形成的晶体渗透压及血浆蛋白大分子所形成的胶体渗透压两部分来维持。

   (2) 运输体内物质：体内许多物质与血浆蛋白结合在血流中运转，这是血浆蛋白的一种重要生理功能。

   (3) 调节体内某些物质：血浆蛋白与一些物质结合后能调节被结合物质的生理作用。如激素与蛋白结合后不具活性，从而起到调节激素的作用，许多药物也都有类似情况。有些毒性物质，如游离铁具有较大的毒性，与血浆运铁蛋白结合后即失去毒性。

   (4) 缓冲作用：血浆蛋白的等电点 pH 4.0～7.3。正常情况下血液的 pH 7.35～7.45，大于蛋白质的等电点。故在生理 pH 值下，血浆蛋白带负电，为弱酸性，一部分以酸的形式存在，一部分则形成弱酸盐，能接受氢离子或释放氢离子而起缓冲作用。

14. 诊断胰腺疾病的血清酶主要有 α 淀粉酶和脂肪酶。α 淀粉酶是诊断急性胰腺炎最常用的指标，一般在发病后 2～12 小时血清 α 淀粉酶活力开始上升，12～72 小时达高峰，4 天左右恢复正常。血清 α 淀粉酶升高常伴有尿淀粉酶增高，而且尿淀粉酶阳性率和升高程度都可高于血清淀粉酶，维持时间也较长。急性胰腺炎时，血清脂肪酶活力升高，其增高程度可大于淀粉酶，及高于正常上限 10 倍以上，且持续时间较长，特异性较高。

15. 糖尿病性糖耐量降低的表现如下：①空腹葡萄糖浓度＞8.0 mmol/L。②葡萄糖峰值＞10.0 mmol/L 并出现糖尿。③延迟（2 小时后）才回复到空腹水平。

§ 10

医学影像学试卷

自1895年伦琴发现X线后，开创了放射诊断学新纪元，并且奠定了现代医学影像学的基础。20世纪50年代以来，相继出现了数字减影血管造影（DSA）、电子计算机体层成像（CT）、磁共振成像（MRI）、PET-CT等新一代成像技术。尽管这些成像技术的应用原理和方法不同，其临床价值和适应范围各异，但都是使人体内部结构成像，以观察其解剖形态、生理功能和病理变化，达到诊断疾病的目的。这样便形成了以影像诊断为主体的现代医学影像学体系，不仅扩大了检查范围，提高了诊断质量，而且还推进了介入放射学的发展，使影像诊断与治疗更加紧密地结合。本试卷内容涉及各种影像技术的基本原理和各种成像技术的图像特点，临床应用价值和限度等知识。

§10.1　X线、CT和磁共振试卷

一、选择题

【A型题】

1. 影响X线摄片对比度的最主要因素是　　　　　　　　　　　　　　　　　　（　　）
   A. 毫安值　　B. 千伏值　　C. 焦片距　　D. 物片距　　E. 曝光时间

2. 下述哪项措施无助于提高X线摄片的清晰度　　　　　　　　　　　　　　（　　）
   A. 小焦点投照　　B. 使用滤线器　　C. 缩短焦物距　　D. 缩短物片距　　E. 固定投照肢体

3. CT扫描与普通体层摄影相比较，其最大优点是　　　　　　　　　　　　（　　）
   A. 密度分辨率高　　B. 空间分辨率高　　C. 成像速度快　　D. 显像功能全　　E. 操作简单

4. 体层摄影层面厚度的控制取决于　　　　　　　　　　　　　　　　　　　（　　）
   A. 旋转轴高低　　B. 旋转角度大小　　C. 曝光时间长短　　D. 球管移动快慢
   E. 球管运动轨迹

5. 腰椎前后位投照，病人双髋双膝部微屈，其目的是为了　　　　　　　　　（　　）
   A. 显示椎间盘　　B. 显示小关节　　C. 增加反衬度　　D. 缩短物片距　　E. 减少曝光时间

6. 焦片距增大1倍，X线胶片感光量　　　　　　　　　　　　　　　　　　（　　）
   A. 增加1/2倍　　B. 增加1/4倍　　C. 增加1/8倍　　D. 减少至1/2　　E. 减少至1/4

7. 左、右倾后斜位支气管体层摄影的目的是显示　　　　　　　　　　　　　（　　）

A. 气管分叉部　　B. 左、右主支气管　　C. 中叶或舌段支气管　　D. 上叶支气管
E. 下叶支气管

8. 关于散射线的描述，下述哪项不正确　　　　　　　　　　　　　　　　　　（　　）
A. 散射线是 X 线穿透人体后发生的续发射线　　B. 散射线发生的量与穿透肢体厚度成正比　　C. 散射线的波长比原发射线长　　D. 散射线具有荧光作用　　E. 无感光和电离作用

9. 增感影屏是利用荧光作用原理增加感光效应的，可使 X 线胶片的感光增益　　（　　）
A. 10%　　B. 20%～30%　　C. 40%～60%　　D. 80%左右　　E. 90%以上

10. 增感影屏的保护措施，下述哪项不合理　　　　　　　　　　　　　　　　（　　）
A. 存放通风处，防止受潮霉变　　B. 室温 10 ℃～35 ℃，防止高温龟裂　　C. 干燥使增感作用锐减　　D. 曝晒使屏面老化　　E. 保持关闭、立放，定期清洁屏面

11. 定影液的 pH 值为　　　　　　　　　　　　　　　　　　　　　　　　（　　）
A. 弱酸性　　B. 强酸性　　C. 中性　　D. 弱碱性　　E. 强碱性

12. 正常肾盂肾盏显影最浓的时间是在静脉注射造影剂后　　　　　　　　　　（　　）
A. 1～2 分钟　　B. 5～10 分钟　　C. 15～30 分钟　　D. 30～60 分钟　　E. 60～120 分钟

13. 成人颅内压增高的主要 X 线征象是　　　　　　　　　　　　　　　　　（　　）
A. 头颅增大　　B. 囟门增宽　　C. 颅缝分离　　D. 脑回压迹增多　　E. 蝶鞍萎缩脱钙

14. 肺癌空洞常发生于　　　　　　　　　　　　　　　　　　　　　　　　（　　）
A. 鳞状上皮癌　　B. 腺癌　　C. 大细胞未分化癌　　D. 小细胞未分化癌　　E. 细支气管肺泡癌

15. 肺动脉高压各项 X 线诊断指标中，下列哪项最常见　　　　　　　　　　（　　）
A. 右下肺动脉干≥15 mm　　B. 肺动脉段突出≥3 mm　　C. 肺动脉圆锥高度≥7 mm（右前斜位）　　D. 肺门残根状改变　　E. 右心室肥大

16. 正常胆总管宽径不应超过　　　　　　　　　　　　　　　　　　　　　（　　）
A. 0.5 cm　　B. 1.0 cm　　C. 1.5 cm　　D. 2.0 cm　　E. 3.0 cm

17. 马蹄肾的 X 线特征表现是　　　　　　　　　　　　　　　　　　　　（　　）
A. 肾脏低位、固定　　B. 肾旋转不全　　C. 肾轴由外上向内下斜行　　D. 肾盂扩张积水　　E. 合并尿路结石、感染

18. 脑膜瘤血管造影的特征性表现是　　　　　　　　　　　　　　　　　　（　　）
A. 肿瘤染色　　B. 静脉早显　　C. 颈外动脉供血　　D. 肿瘤血管栅栏状排列
E. 血管弧形包绕移位

19. 枕骨骨折的最佳摄影位置是　　　　　　　　　　　　　　　　　　　　（　　）
A. 前后位　　B. 后前位　　C. 水平侧位　　D. 汤氏位　　E. 颅底位

20. 慢性支气管炎诊断的主要根据是　　　　　　　　　　　　　　　　　　（　　）

A. 临床病史　　B. 胸部平片　　C. 体层摄影　　D. CT 扫描　　E. 支气管造影

21. 钱氏线（Chamberlain's line）是硬腭后缘至枕骨大孔后唇间的连线，正常时枢椎齿状突顶点，不应超过此线上方　　　　　　　　　　　　　　（　　）
    A. 1 mm　　B. 2 mm　　C. 3～5 mm　　D. 6～8 mm　　E. 10 mm

22. 左侧位心脏摄片上，心后下缘与食管前缘间的间隙消失，提示　　（　　）
    A. 左心房扩大　　B. 左心室扩大　　C. 右心房扩大　　D. 右心室扩大　　E. 肺动脉主干扩张

23. 动脉导管未闭与室间隔缺损的鉴别诊断要点是　　　　　　　　　（　　）
    A. 左心室扩大　　B. 右心室扩大　　C. 左心房扩大　　D. 肺血增加　　E. 主动脉扩大

24. 食管癌的钡剂造影表现，下列哪项描述不正确　　　　　　　　　（　　）
    A. 管腔内不规则充盈缺损　　B. 黏膜破坏、消失　　C. 管壁僵硬　　D. 病变区界限不清　　E. 钡剂通过障碍

25. 临床拟诊为慢性胆囊炎，应首选哪种成像方法　　　　　　　　　（　　）
    A. CT　　B. US　　C. MRI　　D. DSA　　E. SPECT

26. 颅内肿瘤钙化发生率最高者为　　　　　　　　　　　　　　　　（　　）
    A. 脑膜瘤　　B. 少支胶质瘤　　C. 垂体腺瘤　　D. 颅咽管瘤　　E. 松果体瘤

27. 指出下列哪块骨骼不是眼眶的构成骨　　　　　　　　　　　　　（　　）
    A. 额骨　　B. 颞骨　　C. 筛骨　　D. 蝶骨　　E. 上颌骨

28. 透视检查时，为减少病人和医师所受的辐射量，下述哪项措施不恰当（　　）
    A. 充分暗适应　　B. 高千伏（80 kV 或以上）低毫安（2 mA 或以下）透视　　C. 尽量缩小光圈　　D. 间断开闭脚闸　　E. 缩短焦皮距离

29. 下述哪项不是大量心包积液的 X 线表现　　　　　　　　　　　（　　）
    A. 心弓切迹消失　　B. 心搏动减弱　　C. 心尖冲动位于心影内　　D. 上腔静脉增宽　　E. 肺淤血

30. 下述哪项不是类风湿关节炎的 X 线特征　　　　　　　　　　　（　　）
    A. 累及四肢小关节　　B. 双侧对称性多关节受累　　C. 关节软组织梭形肿胀　　D. 关节间隙模糊变窄　　E. 骨性关节强直

31. 以下哪项不是骨巨细胞瘤的诊断特征　　　　　　　　　　　　　（　　）
    A. 好发于 20～40 岁　　B. 骨端偏侧性囊性病变　　C. 沿长骨纵向扩展　　D. 呈肥皂泡沫状改变　　E. 其内有纤细骨间隙

32. 骨软骨炎的好发部位是　　　　　　　　　　　　　　　　　　　（　　）
    A. 跖骨头　　B. 股骨头　　C. 胫骨结节　　D. 月骨与舟骨　　E. 椎骨或环骶

33. 黑色素瘤 MRI 上的信号特征是　　　　　　　　　　　　　　　（　　）
    A. T_1WI 低信号，T_2WI 高信号　　B. T_1WI 高信号，T_2WI 低信号　　C. T_1WI 和 T_2WI 均呈低信号　　D. T_1WI 和 T_2WI 均呈等信号　　E. T_1WI 和 T_2WI 均呈高信

号，但 T_2WI 信号有所衰减

34. 临床拟诊为胆管结石，下述哪种成像技术为首选 （ ）

    A. CT   B. MRI   C. CTA   D. DSA   E. MRA

35. 急性脑卒中首选以下哪种检查方法 （ ）

    A. CT   B. MRI   C. MRA   D. 颅骨平片   E. 脑血管造影

36. 软组织的 CT 值是 （ ）

    A. 10～20 Hu   B. 20～50 Hu   C. 100 Hu 左右   D. −20～−10 Hu

    E. −90～−70 Hu 或更低

37. 脂肪组织 MRI 上的信号特征是 （ ）

    A. T_1WI 低信号，T_2WI 高信号   B. T_1WI 高信号，T_2WI 低信号   C. T_1WI 和 T_2WI 呈等信号   D. T_1WI 和 T_2WI 呈低信号   E. T_1WI 和 T_2WI 呈高信号，但 T_2WI 信号有所衰减

【X 型题】

38. 为观察心脏血流动力学变化，可选择下述哪些成像方法 （ ）

    A. 心血管造影   B. 彩色多普勒   C. CT 血管成像   D. MRI 血管成像

    E. SPECT

39. 静脉法 DSA 与动脉法 DSA 相比较，具有以下哪些优点 （ ）

    A. 操作简便   B. 图像清晰度增加   C. 造影剂用量减少   D. 末梢血管显影清楚

    E. 病人痛苦少、安全

40. 骨龄发育延迟的疾病是 （ ）

    A. 克汀病   B. 侏儒症   C. 佝偻病   D. 生殖细胞瘤   E. 肾上腺皮质增生

41. 先天性髋关节脱位的 X 线测量法是 （ ）

    A. 帕金（Perkins）方格   B. 沈通（Shentons）线   C. 迈尔丁（Meyerdings）法

    D. 髋臼角   E. 髂颈线

42. 长骨囊状膨胀性病变可见于下列哪些疾病 （ ）

    A. 骨囊肿   B. 巨细胞瘤   C. 浆细胞瘤   D. 动脉瘤样骨囊肿   E. 非骨化性纤维瘤

43. 骨良性肿瘤的 X 线表现包括 （ ）

    A. 生长缓慢   B. 膨胀性生长   C. 骨皮质断裂   D. 骨膜反应   E. 软组织侵犯形成肿块

44. 下列哪些肺部疾病可引起纵隔向患侧移位 （ ）

    A. 肺不张   B. 肺实变   C. 肺水肿   D. 肺发育不全   E. 肺段隔离症

45. 肾癌 CT 扫描改变是 （ ）

    A. 肾脏不规则增大   B. 肿块边界不清   C. 无或轻度不均匀性强化   D. 肾周侵犯脂肪间隙消失   E. 静脉侵犯出现癌栓

二、填空题

1. 影响 X 线对胶片感光的因素是_____、_____、_____和焦-片距。

2. 物-片距越_____，产生影像的半影就越_____，影像也就越清晰。

3. 显影液的主要成分是_____，定影液的主要成分是_____。

4. 心脏后前位投照，要求焦-片距为_____，中心线对准_____平面垂直射入胶片。

5. 心脏右前斜位投照的旋转角度是_____，左前斜位为_____。

6. 腰椎斜位投照，主要是观察腰椎的_____和_____。

7. 乳突轴位（Maye 位）投照，是使头部矢状面与暗盒成_____（角度），中心线向足端倾斜_____（角度），经乳突尖射入暗盒中点。

8. 与临床应用有关的 X 线特性是_____、_____、_____和电离作用。

9. 血管介入性放射学的主要内容是_____、_____、_____和_____。

10. 儿童后囟正常应于出生后_____内闭合，前囟在_____内闭合。

11. 关节结核 X 线上分为两型，即_____和_____，后者继发于骨干或干骺端结核。

12. 肺叶由叶间裂分隔，_____和_____将右肺分为上、中和下 3 个肺叶，左肺只有_____，分为上、下两叶。

13. 正常膈肌圆顶在正位上靠近_____，侧位上偏_____。

14. 肺结核分为 4 型，即_____、_____、_____和胸膜结核。

15. 正常成人的心胸比值不应大于_____，右下肺动脉干宽径不应大于_____。

16. 气钡双重造影，胃表面涂有薄层钡剂，显示出粗细均匀，宽度约 1 mm 的纤细沟纹，称之为_____，并勾画出许多多边形、圆形或椭圆形稍隆凸区，其大小不超过 3 mm，此即为_____。

17. 正常肾脏的轮廓光滑，其长径为_____，宽径为_____。

18. 椎管碘油造影上，髓外硬膜内肿瘤的阻塞面形态为偏侧性_____，硬膜外肿瘤为_____。

19. 脑动静脉畸形是由_____、_____和_____所构成。

20. 表示密度的 CT 值单位为 Hu，水的 CT 值是 0，软组织的 CT 值范围是_____，脂肪为_____。

三、判断题

1. 胃肠穿孔病人，应摄取常规腹部平片。 （　　）

2. 碘剂过敏试验阴性者，在使用碘剂造影时，仍有可能出现严重的过敏反应。 （　　）

3. 骨骼发育过程中，骨骺软骨的出现和融合时间，称为骨龄。 （　　）

4. 关节结核好发于四肢小关节，对称性累及双侧。 （　　）

5. 尿酸性肾结石可从无明显症状至肾绞痛、血尿、排尿困难、肾积水、肾盂肾炎或肾周围炎等表现不等。X 线摄片发现有结石。 （　　）

四、名词解释

1. 数字减影血管造影（DSA）
2. 磁共振胰胆管造影（MRCP）
3. 仿真内镜（VE）
4. 空气支气管征
5. 半月征

五、简答题

1. 何谓计算机 X 线摄影（CR）？
2. 非血管性介入治疗技术主要包含哪些内容？
3. 骨质破坏和骨质坏死的病理基础与 X 线表现有何不同？
4. 试述良、恶性骨肿瘤的 X 线鉴别要点。
5. 简述肝海绵状血管瘤的 CT、MRI 诊断要点。

参考答案

一、选择题

【A 型题】

题序	1	2	3	4	5	6	7	8	9	10	11	12	13
答案	B	C	A	B	D	E	C	E	E	C	A	C	E
题序	14	15	16	17	18	19	20	21	22	23	24	25	26
答案	A	A	B	C	C	D	A	C	B	E	D	B	D
题序	27	28	29	30	31	32	33	34	35	36	37		
答案	B	E	E	E	C	B	B	A	A	B	E		

【X 型题】

题序	38	39	40	41	42	43	44	45
答案	ABE	AE	ABC	ABDE	ABCDE	AB	AD	ABCDE

二、填空题

1. 管电压　　管电流　　曝光时间
2. 短　　小
3. 米吐尔或对苯二酚　　硫代硫酸钠

130

4. 180～200 cm　　第 6 胸椎

5. 45°～55°　　55°～65°

6. 峡部不连　　小关节病变

7. 45°　　45°

8. 穿透性　　荧光作用　　感光作用

9. 血管栓塞术　　血管成形术　　血管内药物灌注　　心脏病介入治疗

10. 6 个月　　1.5～2 岁

11. 滑膜型　　骨型

12. 斜（主）裂　　水平（副）裂　　斜（主）裂

13. 内侧　　前方

14. 原发型　　血行播散型　　继发型

15. 0.52　　15 mm

16. 胃小沟　　胃小区

17. 12～13 cm　　5～6 cm

18. 杯口状　　斜坡或梳齿状

19. 供血动脉　　引流静脉　　畸形血管团

20. 20～50 Hu　　－70～－90 Hu

三、判断题

题序	答案	解　　析
1	×	胃肠穿孔病人可行以下检查以明确诊断：①体格检查可有腹壁压痛，反跳痛、肌紧张腹膜炎症状，肝浊音区缩小或消失。②腹腔穿刺抽出脓性液体，诊断结果较为明确。③胃肠道穿孔的传统诊断方法为摄取腹部 X 线平片，观察膈下、腹壁下有无游离气体，以此作为主要诊断依据，必要时进行 B 超、CT 检查、确诊疾病。
2	√	碘海醇过敏反应病人和未过敏病人之间的年龄、高血压、过敏史及超剂量用药的结果存在显著差异，这提示高龄、合并高血压、存在过敏史、超剂量用药是病人发生碘海醇过敏反应的主要原因。所以，即使术前皮试阴性，术中使用时也有可能发生过敏反应。
3	×	骨龄是骨骼年龄的简称，需要借助于骨骼在 X 线摄像中的特定图像来确定。通常要拍摄左手手腕部位的 X 线片，医师通过 X 线片观察左手掌指骨、腕骨及桡尺骨下端的骨化中心的发育程度，来确定骨龄。
4	×	关节结核是指关节部位出现结核分枝杆菌感染，导致局部异常症状表现或者关节结构改变。结核分枝杆菌主要经过呼吸道或者消化道侵入人体，后期随着淋巴或者血液可以传播进入骨骼或者关节，从而引起局部的异常病变产生关节结核病，会导致关节的骨质破坏产生寒性脓肿、疼痛、肿胀以及周围肌肉的痉挛，甚至会产生关节活动受限的运动功能障碍。通常发病会比较缓慢，主要是由于人体抵抗力降低的原因导致的这种现象。可以通过 X 线片配合结核菌试验以及肺结核病史进行诊断，要采取使用抗结核药来治疗，如异烟肼、利福平、吡嗪酰胺等药物，必要时手术治疗。

题序	答案	解　　析
5	×	尿酸性肾结石可从无明显症状至肾绞痛、血尿、排尿困难、肾积水、肾盂肾炎或肾周围炎等表现不等。纯尿酸结石能被 X 线透过而不显影。

四、名词解释

1. 数字减影血管造影（DSA）：是应用计算机处理数字化影像信息技术，以消除骨骼和软组织影像，突出显示血管影像。分为动脉法和静脉法 DSA 两种，前者血管显影较清晰，对比剂用量减少，但需行动脉内导管术，病人有一定的痛苦。

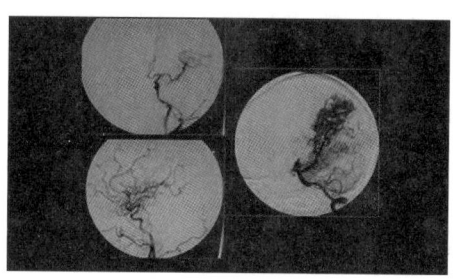

数字减影血管造影（DSA）示意图

2. 磁共振胰胆管造影（MRCP）：这种造影采用重 T_2WI 水平成像原理，无须注射对比剂，是无创性地显示胆道和胰管的成像技术，用以诊断梗阻性黄疸的部位和病因。

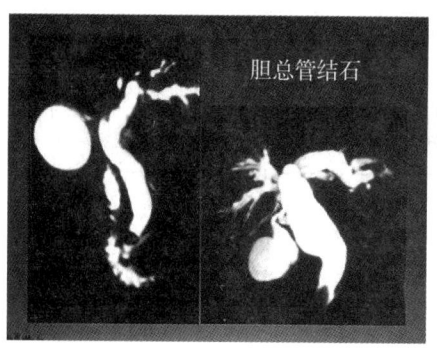
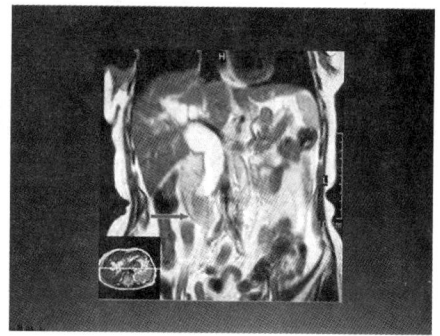

磁共振胰胆管造影（MRCP）示意图

3. 仿真内镜（VE）：是应用计算机仿真技术，与 CT 或 MRI 成像技术相结合而研发出来的仿真内镜技术，分别称为 CTVE 和 MRVE，适用于人体内几乎所有的空腔器官进行无创性的仿真内镜检查，可观察管腔内面的组织结构和病变。

4. 空气支气管征：肺实变阴影内见到的含支气管影，称为空气支气管征，是肺实变与阻塞性肺炎和肺不张的鉴别要点。

5. 半月征：是指位于胃轮廓内的巨大溃疡，呈半月形龛影，其周围可见不规则性环堤、指压征或裂隙征，是恶性胃溃疡的典型 X 线征象。

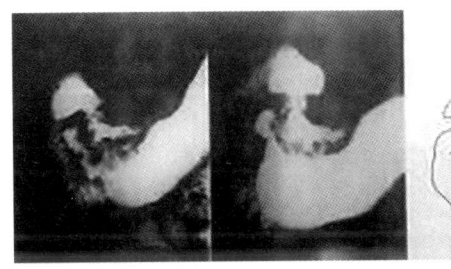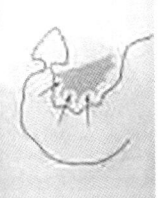

半月征示意图

五、简答题

1. 计算机 X 线摄影（CR）不同于传统 X 线摄影，是一种数字化的 X 线成像技术。透过人体的 X 线信息首先被记录在影像板上，然后读取并转化成为数字信息，经计算机重建处理形成数字化图像。数字化图像适合于图像的存储、传输、教学、远程医疗，三维重建处理和信息放射学的开发与临床应用。

2. 非血管性介入治疗主要内容包含：①穿刺活检术。②抽吸引流术。③结石处理。④椎间盘突出治疗。⑤立体定位和 γ 刀治疗。

3. 骨质破坏是指局部骨组织为病理组织所代替，引起局部骨质缺损。其 X 线表现为局部骨质密度减低，骨小梁稀疏或缺失，骨质结构消失。
   骨质坏死是指局部骨组织的血流中断，骨质缺血性坏死而形成死骨，其 X 线表现为骨质密度相对增高的游离死骨块。

4. 良、恶性骨肿瘤的 X 线鉴别要点如下表：

良、恶性骨肿瘤 X 线鉴别要点

鉴 别	良性骨肿瘤	恶性骨肿瘤
生长速度	缓慢	迅速
骨质破坏	膨胀性，边界清楚	浸润性，边缘模糊
骨膜反应	一般无	常有
骨皮质改变	变薄、连续	破坏、中断
软组织受累	正常或受推移	侵犯或形成肿块
远处转移	无	有

5. 肝脏海绵状血管瘤是肝脏常见的良性肿瘤，CT 平扫呈类圆形低密度灶，边缘清楚，密度均匀，增强延迟扫描可见肿瘤自周边开始强化，逐渐向中心区推移，最终整个瘤体可完全强化，等于或者稍高于肝脏的密度，这是肝血管瘤的 CT 增强特征。MRI 上，肿块在 T_1WI 呈均匀稍低信号，T_2WI 上肿块随着回波时间（TE）的延长，信号逐渐增高呈明亮的高信号灶，称为"灯泡征"，为肝血管瘤的 MR 特征表现。

超声（ultrasound）是指振动频率在 20000 Hz 以上，超过人耳听觉阈值上限的声波。超声检查是利用超声波的物理特性和人体器官组织声学特性相互作用后产生的信息，并将其接收、放大和信息处理后形成图形、曲线或其他数据，借此进行疾病诊断的检查方法。本试卷内容涉及超声相关知识点。

§10.2 超声试卷

一、选择题

【A 型题】

1. 用于医学上的超声频率为 （　　）
   A. <1 MHz　　B. 2 MHz　　C. 2.5～10 MHz　　D. 20～40 MHz　　E. 40 MHz

2. 超声检查中常用的切面是 （　　）
   A. 矢状面　　B. 横切面　　C. 斜切面　　D. 冠状面　　E. 锥状切面

3. 彩色多普勒技术不用于下列哪项检查 （　　）
   A. 表浅器官　　B. 心血管系统　　C. 腹腔、胸腔积液定位　　D. 腹腔脏器　　E. 外周血管

4. 多普勒频移 （　　）
   A. 与反射体的速度成正比　　B. 在脉冲多普勒系统中较大　　C. 在声强极高时较大
   D. 取决于所用探头阵元数　　E. 连续波多普勒最大

5. 软组织中的超声衰减量 （　　）
   A. 随组织厚度而增加　　B. 由 TGC 曲线的范围决定　　C. 随着波长减小而增大
   D. 使用数字扫描转换器时无关紧要　　E. 与频率无关

6. 最早在妊娠多少周时能够用超声测量双顶径 （　　）
   A. 14 周　　B. 12 周　　C. 8 周　　D. 6 周　　E. 10 周

7. 彩色多普勒超声心动图图像中红色代表 （　　）
   A. 朝向探头的正向血流　　B. 背向探头的负向血流　　C. 动脉血流　　D. 静脉血流
   E. 垂直探头方向的血流

8. 超声心动图最基本的检查方法是 （　　）
   A. 二维超声心动图　　B. M 型超声心动图　　C. 频谱多普勒超声心动图　　D. 彩色多普勒超声心动图　　E. M 型彩色多普勒超声心动图

9. 具有较好时间分辨力的超声心动图是 （　　）

A. 二维超声心动图　　　B. 频谱多普勒超声心动图　　　C. 彩色多普勒超声心动图

D. M 型超声心动图　　E. 组织多普勒显像

10. 二尖瓣狭窄超声心动图表现为　　　　　　　　　　　　　　　　　　（　　）

A. 左心房、右心房扩大　　　B. 左心房、右心室扩大　　　C. 右心房、右心室扩大

D. 左心房、左心室扩大　　　E. 左心室、右心室扩大

11. 病人右上腹痛、发热以及白细胞计数增高，胆囊超声显示增大伴有回声增强的碎片，

这可能提示为　　　　　　　　　　　　　　　　　　　　　　　　　　　　（　　）

A. 瓷状胆囊　　B. 水肿胆囊　　C. 胆囊积脓　　D. 胆囊癌　　E. 胆囊积血

12. 二维超声心动图在什么切面可直接显示左冠状动脉主干和右冠状动脉近端　　（　　）

A. 左心长轴切面　　　B. 心底短轴切面　　　C. 心尖四腔心切面　　　D. 剑突下四腔切面

E. 胸骨旁四腔切面

13. "豹皮样"回声结构是下列哪种疾病的超声表现　　　　　　　　　　　　（　　）

A. 乳腺纤维腺瘤　　B. 乳腺癌　　C. 脂肪瘤　　D. 乳腺小叶增生　　E. 副乳

14. 超声检查时，下列哪组血管是胰腺的定位标志　　　　　　　　　　　　（　　）

A. 脾静脉、肠系膜上动脉、腹主动脉　　　B. 腹主动脉、肠系膜下动脉、肠系膜上静脉

C. 脾静脉、肠系膜下动脉、十二指肠动脉　　　D. 肠系膜上动脉、肠系膜下动脉、脾动

脉　　　E. 十二指肠动脉、胃左动脉、脾动脉

15. 男，54 岁。超声发现膀胱内有一高回声肿块，呈菜花样，有一蒂与膀胱壁相连。该病

人最可能的诊断是　　　　　　　　　　　　　　　　　　　　　　　　（　　）

A. 膀胱炎　　B. 膀胱肿瘤　　C. 膀胱结石　　D. 膀胱内血凝块　　E. 膀胱息肉

16. 彩色多普勒血流显像的特点，以下哪项是错误的　　　　　　　　　　　（　　）

A. 血流方向朝向探头，显示红色　　　B. 血流方向背离探头，显示蓝色　　　C. 动脉血

流显示为红色　　　D. 出现湍流为混合色　　　E. 血流速度高，显示亮度大

17. 下列关于频谱多普勒技术的应用，不对的是　　　　　　　　　　　　（　　）

A. 测量血流速度　　　B. 确定血流方向　　　C. 确定血流的种类如层流、射流等

D. 了解组织器官的结构　　　E. 获得速度时间积分、压差等有关血流的参数

18. 不属于乳腺恶性肿块的超声表现是　　　　　　　　　　　　　　　　（　　）

A. 边缘轮廓不整齐，粗糙　　　B. 内部回声不均匀，呈实性衰减　　　C. 侧方声影多见

D. 常有周围组织浸润　　　E. 肿块内丰富高速低阻动脉血流信号

19. 具有较好空间分辨力的超声心动图是　　　　　　　　　　　　　　　（　　）

A. 二维超声心动图　　　B. 频谱多普勒超声心动图　　　C. 彩色多普勒超声心动图

D. M 型超声心动图　　　E. 组织多普勒显像

20. 正常二尖瓣口和三尖瓣口血流在心尖四腔位观显示为下列哪种颜色的血流信号　（　　）

A. 红　　B. 蓝　　C. 绿　　D. 黄　　E. 五彩

21. 二尖瓣狭窄时，下列哪项是前叶运动曲线的典型改变　　　　　　　　（　　）

A. 吊床样　　B. 城墙样　　C. 钻石样　　D. 帐篷样　　E. 圆顶样

22. 二维超声心动图检查法洛四联症，左心长轴切面显示室间隔与下列哪项相连中断
（　）

    A. 主动脉后壁　　B. 主动脉前壁　　C. 房间隔　　D. 二尖瓣前叶　　E. 三尖瓣前叶

23. 乳腺腺叶是何种超声回声
（　）

    A. 强回声　　B. 中等回声　　C. 低回声　　D. 无回声　　E. 混合回声

24. 正常肝脏超声表现，错误的是
（　）

    A. 中等回声　　B. 光点细小，分布均匀　　C. 肝内门静脉、肝静脉显示清晰

    D. 门静脉为离肝血流　　E. 肝静脉为离肝血流

25. 腹腔脏器经腹超声检查最常用的探头是
（　）

    A. 线阵探头　　B. 凸阵探头　　C. 腔内探头　　D. 矩阵探头　　E. 相控阵探头

26. 急性胆囊炎的超声表现，下列描述错误的是
（　）

    A. 胆囊增大　　B. 胆囊壁增厚，呈双边影　　C. 常伴有结石　　D. 胆囊收缩功能亢进　　E. 胆囊内可见细弱光点沉积

27. 某男体格检查超声发现右肝前叶上段有数个强回声光团伴声影，散在分布，周围无门静脉分支，肝内外胆管无扩张。其最可能的诊断是
（　）

    A. 肝内胆管结石　　B. 肝内胆管积气　　C. 肝内钙化灶　　D. 肝圆韧带断面

    E. 脂肪肝

28. 急性胰腺炎的超声表现，正确的是
（　）

    A. 胰腺增大，回声减低　　B. 胰腺缩小，回声增强　　C. 胰腺与周围组织分界不清

    D. 主胰管扩张　　E. 可有腹腔积液

29. 早孕期间最早哪周能观察到胎心搏动
（　）

    A. 4～5 周　　B. 6～7 周　　C. 8～9 周　　D. 10～11 周　　E. 3～4 周

【X 型题】

30. 层流频谱特征包括
（　）

    A. 速度梯度大　　B. 频谱与基线间有空窗　　C. 速度梯度小、频谱窄　　D. 包络毛刺、多普勒声粗糙刺耳　　E. 包络光滑、多普勒声平滑有乐感

31. 发生多普勒效应必须具备的基本条件包括
（　）

    A. 有声源与接收体　　B. 没有回声或回声太弱　　C. 声源与接收体产生相对运动

    D. 有强的反射源与散射源　　E. 声源与接收体两者均处于静止状态

32. 超声检查心脏疾病的基本部位包括
（　）

    A. 胸骨旁位　　B. 心尖位　　C. 剑突下位　　D. 右肋弓下位　　E. 胸骨上窝

33. 超声检查胆囊内结石常见假阳性，其原因包括
（　）

    A. 十二指肠内气体回声　　B. 多重反射　　C. 胆囊内积气　　D. 胆囊内沉渣

    E. 胆囊癌

34. 影响超声心动图检查的因素有
（　）

A. 低频率探头　　B. 衣服遮盖　　C. 良好的透声窗　　D. 接触剂过少　　E. 高频率探头

35. 超声检查的轴向分辨力取决于　　　　　　　　　　　　　　　　　（　　）

A. 改善聚集带　　B. 波长　　C. TGC 的斜率　　D. 空间脉冲长度　　E. 改善数字扫描转换器

36. 二尖瓣狭窄的二维切面声像特征为　　　　　　　　　　　　　　　（　　）

A. 二尖瓣前叶舒张期呈城墙样改变　　B. 瓣叶增厚、回声增强　　C. 开放受限，呈弓形　　D. 左心房、右心室扩大　　E. 瓣口狭小，有时可见左心房附壁血栓

37. 单纯房缺的二维切面声像表现为　　　　　　　　　　　　　　　　（　　）

A. 右心房、右心室增大　　B. 室间隔突向左心室　　C. 房间隔回声失落　　D. 肺动脉内径增宽　　E. 右心房内可见附壁血栓

38. 法洛四联症的二维切面超声心动图特征为　　　　　　　　　　　　（　　）

A. 主动脉内径增宽　　B. 右心室流出道变窄　　C. 室间隔回声不连续　　D. 主动脉骑跨于室间隔上　　E. 右心室前壁增厚

39. 多普勒超声的定量分析包括　　　　　　　　　　　　　　　　　　（　　）

A. 血流量的测量　　B. 压力阶差的测量　　C. 心肌质量的测量　　D. 瓣口面积的测量　　E. 血流速度的测量

二、填空题

1. 彩色多普勒显像仪以_____超声断层图像为主体，还具有_____显示和_____以及_____型显示等多种功能。

2. 超声成像基本原理主要依据超声波传播的_____、_____、_____3 种物理特性。

3. B 超引导下，经皮针刺活检有_____、_____、_____3 种方式。

4. 典型胆囊结石的超声表现为_____、_____、_____。

5. 妇科盆腔肿块依声像图表现分为_____、_____和_____3 种类型。

6. 声传播时连接两个波谷之间的距离即构成_____。

7. 当腹主动脉内径大于_____可诊断为腹主动脉瘤。

8. 膀胱内肿瘤与血块的区别办法是_____扫查。

9. 心脏声学造影时，一般连续注射不得超过_____次，且两次注射时间应相隔_____分钟以上。

10. 法洛四联症 B 超从心底短轴面可显示出_____，_____，_____。

三、判断题

1. 在左腹 B 超探出有"假肾征"声像图时可以断定为结肠癌。　　　　　（　　）

2. 超声探测胰管扩大一定是胰头有占位病变。　　　　　　　　　　　（　　）

3. B 超探测宫内节育器，是根据子宫内看到特殊形态的强回声图像，并有彗尾征而确诊。

（　　）

4. B超诊断胎儿脐带绕颈是根据胎儿颈周羊水中有脐带声像，且可见部分皮肤有 U 形或 W 形切迹，此多为绕颈 1～2 周的征象。 （　　）
5. 黄疸病人进行 B 超探测的价值在于确定是否为梗阻性黄疸，进而可发现梗阻部位及性质。 （　　）

四、名词解释

1. 声阻抗
2. 超声
3. 三功能超声仪
4. 声像图
5. 波长

五、简答题

1. 试述影响超声心动图检查的因素。
2. 试述子宫肌瘤的声像图表现。
3. 试述超声探头的作用。
4. 何谓超声多普勒效应？试述影响多普勒频移大小变化的因素。
5. 试述肝内胆管结石的声像特点。

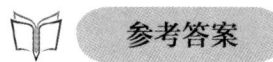

参考答案

一、选择题

【A 型题】

题序	1	2	3	4	5	6	7	8	9	10	11	12	13	14	15
答案	C	E	C	A	A	B	A	B	D	B	C	B	D	A	B
题序	16	17	18	19	20	21	22	23	24	25	26	27	28	29	
答案	C	D	C	A	A	B	B	B	D	B	D	C	A	B	

【X 型题】

题序	30	31	32	33	34	35	36	37	38	39
答案	BCE	ACD	ABCE	ABCDE	BDE	BD	BCDE	ABCD	ABCDE	ABDE

二、填空题

1. 二维　　彩色血流　　频谱曲线多普勒　　M

2. 声阻抗特性　　　声衰减特性　　　多普勒特性
3. 细针抽吸活检　　　切割式活检　　　环钻式活检
4. 高回声光团　　　光斑　　　弧形强光带
5. 液性肿块　　　实性肿块　　　混合性肿块
6. 波长
7. 30 mm
8. 改变体位
9. 5　　　5
10. 主动脉增粗　　　右心室壁增厚　　　肺动脉狭窄

三、判断题

题序	答案	解　　析
1	×	结肠癌用腹部B超能检查出来，因为B超采用超声波原理制作而成，人体的结肠正常蠕动是有均匀的回声，当结肠出现病变，回声粗糙，且亮度不规则，B超是依据超声波的信号和亮度模式的方法确诊结肠癌疾病。
2	×	胰管扩张是胰腺影像学的一种表现形式。临床上引起胰管扩张的原因有很多，有良性疾病，也有恶性肿瘤。常见的原因包括胆总管下段结石、十二指肠乳头癌、胰头癌、慢性胰腺炎、胰腺囊腺瘤以及胰管结石等，也有可能是先天性的胰胆管汇合异常等解剖异常因素所导致的。因此还需要进一步通过胰腺CT和磁共振明确原因，必要时还需要进一步行强化CT或磁共振检查。
3	√	B超探测宫内节育器，是根据子宫内看到特殊形态的强回声图像，并有彗尾征而确诊。
4	√	B超看脐带绕颈要看胎儿的颈部，有脐带的压迹，并且在压迹里面有血流的信号，这个就能确定脐带绕颈。有时候还能发现脐带绕颈的周数，有的脐带绕颈1周，有的是2周。脐带绕颈一般绕得比较松的情况下是没有大的影响，不影响脐带的血供。有脐带绕颈的情况下，就需要严密的监测胎动的情况。
5	√	黄疸较为严重的病人做B超检查，主要看胆囊的问题，如胆囊闭塞、胆管堵塞狭窄，这些因素存在都有可能会引起黄疸。

四、名词解释

1. 声阻抗：指超声波通过介质遇到的阻力。一般随介质和声波频率等不同而异，但在平面上的纵波的声阻抗与频率无关，而是等于组织的密度乘以声波在组织中的传播速度。公式为：
$$Z = \rho \times C \text{（Z 为声阻抗，ρ 为物质密度，C 为声速）}$$

2. 超声：是指振动频率在 20000Hz（赫兹）以上，超过人耳听觉阈值上限的声波。

3. 三功能超声仪：为实时（动态）二维断层图像（B型）与彩色多普勒超声相结合的仪器，同样能够以频谱曲线方式记录血流信号，称为三功能超声仪，它可以实时（动态）地为临床提供解剖断层形态和血流动力学信息。

4. 声像图：超声射入体内，经过不同声阻抗和不同衰减特性的器官与组织，产生不同的反射与衰减。超声仪将接收到的回声，根据回声的强弱用明暗不同的光点依次显示在荧屏上，通过不同的扫查方式，便可显出人体的断面超声图像，称为声像图。

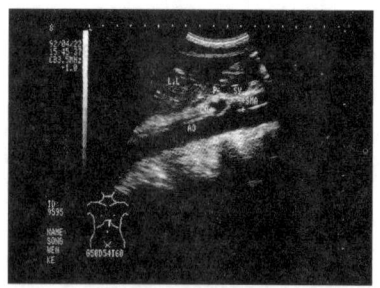

正常肝脏声像图

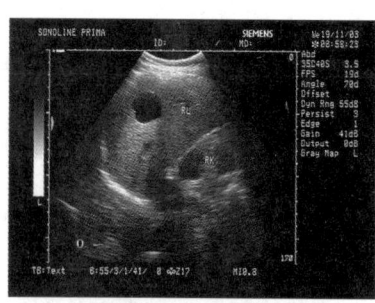

局限性脂肪肝声像图

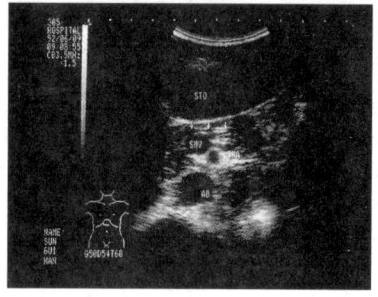

正常胰腺声像图

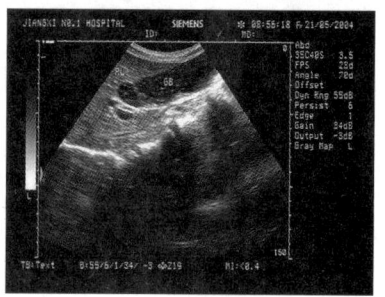

胰腺炎声像图

5. 波长：是指两个相邻波峰或波谷之间的距离，即波在振动 1 次的时间内所传播的距离称为 1 个波长。

五、简答题

1. 获得良好的超声心动图图像必须有正确卧位，选择良好的"超声窗"，必要时让病人暂时屏住呼吸。肺气肿病人选择剑突下探查或用低频率探头。衣服遮盖、接触剂过少、姿势不好、儿童哭泣移动、肋间隙太窄等均影响皮肤与探头良好接触，导致图像不好，影响观察。

2. 子宫肌瘤声像图表现与肌瘤的位置、大小和有无继发变性等因素有关。其主要表现有：①子宫增大或局限性隆起，致子宫形态失常。②肌瘤呈圆形，显示回声低或等回声或高回声区。当肌纤维排列紊乱且肌瘤较大时，可出现声衰。③宫腔线往一侧偏移。④肌瘤变性、坏死或钙化时，可出现无回声或强回声伴声影。

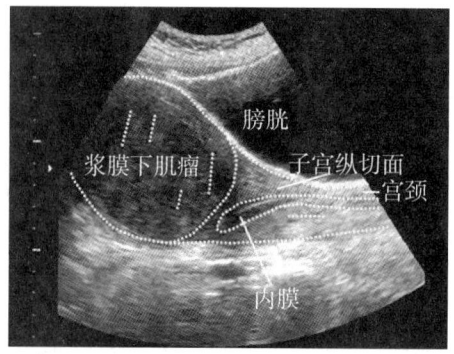

子宫肌瘤声像图

3. 超声探头又称换能器，具有发射超声和接受返回超声的能力，也就是能够将电能转变成机械能（声能），又把声能转变成电能。

4. 当声源和接受体在连续介质中有相对运动时，所接受的振动频率不同于振源所发射的频率，其间有频率差（频移），其差别与相对运动的速度有关，此现象即为多普勒效应。多普勒频移大小改变主要由血流速度决定，并与声束和血流方向的夹角的余弦有直接关系。

5. 肝内胆管结石声像图特点如下：①肝内出现强光团伴声影。②光团沿胆管分布呈索状。③光团或索状光带与门静脉支平行。④结石远端胆管可有不同程度扩大。

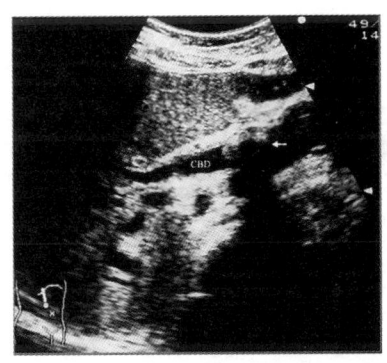

肝内胆管结石声像图

核医学
试卷

核医学（nuclear medicine）是采用核技术来诊断、治疗和研究疾病的一门新兴学科。它是核技术、电子技术、计算机技术、化学、物理和生物学等现代科学技术与医学相结合的产物。核医学可分为两类，即临床核医学和基础核医学或称实验核医学。本试卷内容涉及临床核医学的相关内容。

一、选择题

【A 型题】

1. ^{131}I 治疗的原理主要是利用哪种射线对病变进行集中照射 （　）
   A. α　　B. β^-　　C. γ　　D. n　　E. β^+

2. 凌晨 7 时，技师开始准备上午 10 时的 ^{99m}Tc-MDP，约需 22 mCi，但不知其校正系数，而该核素的 3 小时衰变系数为 0.707，那么在 7 时应抽入注射器内药物是 （　）
   A. 15.6 mCi　B. 27.7 mCi　C. 31.1 mCi　D. 29.5 mCi　E. 35 mCi

3. SPECT 数据的滤波反向投影法首先产生 （　）
   A. 矢状影像　B. 冠状影像　C. 横断影像　D. 斜位影像　E. 动态影像

4. 放射性核素心血管造影可用于先天性心脏病的诊断，室间隔缺损显像的主要特点是
   （　）
   A. 左心室重复持续显影，无右心重复显影　　B. 右心房重复持续显影，右心室重复显影　　C. 左心房重复持续显影，左向右分流　　D. 右心室重复持续显影，右房首次显影后不再重复显影　　E. 左心房室重复持续显影，右心室影像扩大

5. 肾脏指数是反映肾功能的较好指标，一般认为肾功能中度受损的肾脏指数参考值是
   （　）
   A. 10%～20%　　B. 20%～30%　　C. 30%～40%　　D. 40%～50%　　E. 50%～60%

6. 在核素肝胆显像中，先天性胆道闭锁的影像特点是 （　）
   A. 肠道 24 小时仍不出现放射性　　B. 胆道延迟至 4 小时不显影　　C. 胆囊延迟至 4 小时不显影　　D. 肝脏延迟显像　　E. 以上 4 种情况都不出现

7. 核素心血池动态显像时，哪种室壁运动是心肌梗死后室壁瘤形成的特征 （　）
   A. 正常运动　B. 运动低下　C. 无运动　D. 反向运动　E. 以上运动均没有

8. 放射性工作人员剂量限制，全身均匀照射年剂量当量不应超过 （　）
   A. 100 mSV　B. 50 mSV　C. 20 mSV　D. 10 mSV　E. 5 mSV

9. 放射免疫分析（RIA）的质量控制非常重要，世界卫生组织（WHO）要求制作质控图，在一次实验中，有下列情况之一者，其结果应予舍弃 （　）

A. 三种质控血清中在同一方向上有两种>1 SD　　B. 三种质控血清中有一个测定值>1 SD　　C. 三种质控血清中有一个测定值>2 SD　　D. 三种质控血清中在同一方向上有两种>1.5 SD　　E. 三种质控血清中均在同一方向>1 SD

10. 骨扫描图像显示左侧股骨附近出现一局限性热区，随后的最佳处理方法是　　（　　）

　　A. 更换成针孔准直器后再显像　　B. 进行局部断层显像　　C. 让病人脱去该部位的衣物　　D. 让病人用肥皂和清水擦洗该部位皮肤　　E. C 项和 D 项都是

11. 甲状腺核素显像诊断最有独特价值的适应证是　　（　　）

　　A. 甲亢的诊断　　B. 甲状腺炎的鉴别　　C. 甲状腺癌的判定　　D. 甲状腺瘤的判别　　E. 异位甲状腺的定位判断

12. 核素显像技术的优势是　　（　　）

　　A. 影像分辨率高　　B. 价格便宜　　C. 可显示脏器功能　　D. 无辐射损害　　E. 可断层显像

13. 放射性制剂的放射化学纯度要求为　　（　　）

　　A. 放化纯度控制在 85% 以上　　B. 放化纯度控制在 99% 以上　　C. 放化纯度控制在 95% 以上　　D. 放化纯度控制在 80% 以上　　E. 放化纯度控制在 70% 以上

14. 外照射防护措施，下列叙述中正确的是　　（　　）

　　A. 控制受照时间（时间防护），适当增加与放射源间的距离（距离防护）和恰当利用屏蔽（屏蔽防护）　　B. 加大受照防护（时间防护），增加与放射源间的距离（距离防护）　　C. 大量增加屏蔽物（屏蔽防护），时间和距离无关紧要　　D. 控制受照时间（时间防护），大量增加屏蔽物（屏蔽防护）　　E. 增加与放射源间的距离（距离防护），利用屏蔽物（屏蔽防护）

15. 放射免疫测定的基本原理是　　（　　）

　　A. 放射性标记抗原与限量的特异抗体进行结合反应　　B. 标准抗原与限量的特异抗体进行结合反应　　C. 放射性标记抗体及过量抗体与抗原非竞争性结合反应　　D. 放射性标记抗原与过量的特异抗体进行结合反应　　E. 放射性标记抗原和非标记抗原与限量的特异性抗体进行竞争结合反应

【X 型题】

16. 核医学检查的特点包括　　（　　）

　　A. 一种功能性显像，对疾病可进行早期诊断　　B. 一种特异性显像方法　　C. 既可显示解剖结构改变，又能进行动态功能的观察　　D. 安全非创伤性检查　　E. 主要缺点是价格昂贵

17. 骨骼核素显像的适应证有　　（　　）

　　A. 寻找恶性肿瘤的早期转移病灶　　B. 判断骨肿瘤的部位、范围　　C. 诊断外伤性骨折　　D. 早期骨髓炎与蜂窝织炎鉴别诊断　　E. 对关节疾病、代谢性骨病等早期判断

18. 外照射的防护方法包括　　（　　）

146

A. 屏蔽防护　　B. 增大照射距离　　　C. 大量服用维生素 E　　D. 使用免疫调节药物
E. 适当缩短照射时间

19. 放射免疫分析的必备条件是 （　　）
A. 放射性核素标记的抗原　　B. 标准品　　C. 特异抗体　　D. B 与 F 分离技术
E. 放射性测量仪器

20. ^{131}I 治疗甲亢的依据是 （　　）
A. 甲状腺能选择性摄取 ^{131}I　　B. ^{131}I 放射出 γ 射线，在组织内射程短，进行局部照射
达到治疗目的　　C. ^{131}I 治疗时甲状旁腺和周围组织受累不大　　D. ^{131}I 在甲状腺组织
内停留时间较长　　E. ^{131}I 治疗甲亢安全且无并发症

21. 以 ^{131}I 为主综合治疗毒性弥漫性甲状腺肿，特别适用于以下哪些情况 （　　）
A. 抗甲状腺药致粒细胞、血小板下降等　　B. 对抗甲状腺药有超敏反应者　　C. 经
抗甲状腺药治疗效果不佳或治疗后复发者　　D. 术后复发或有手术禁忌证、不愿手术
者　　E. 甲亢合并甲亢性心脏病者

22. 目前能够自由通过完整的血脑屏障的单光子显像药物有 （　　）
A. ^{99m}Tc-DTPA　　B. ^{99m}Tc-ECD　　C. ^{99m}Tc-DMSA　　D. ^{99m}Tc-HMPAO　　E. ^{131}Xe
惰性气体

23. 与 X-CT 比较，SPECT 局部脑血流显像诊断缺血性脑病的优势在于，它对下列哪些情
况具有诊断功能 （　　）
A. TIA　　B. 腔隙性脑梗死　　C. 超过 48 小时的脑梗死灶　　D. 48 小时以内的脑
梗死灶　　E. 对脑瘤术后肿瘤复发与瘢痕形成的鉴别诊断

24. 门电路心血池显像心室室壁瘤的典型影像特征有 （　　）
A. 心室壁影像形态异常，局部膨出　　B. 局部室壁呈反向运动　　C. 心室相角程明
显增宽　　D. 房室峰之间出现异常峰　　E. 炸面圈样改变

25. 骨骼病变早期反应阶段骨显像有什么改变 （　　）
A. 局部血液供应正常或稍降低，骨显像表现为局部放射性稀疏　　B. 溶骨和成骨反应
同时并存，呈"热区"改变　　C. 骨盐代谢很旺盛，局部放射性异常浓聚　　D. 骨局
部血液供应增加，放射性异常浓聚　　E. 局部交感神经兴奋性降低，引起骨骼血管舒
张改变，导致该部位骨骼呈弥漫性放射性增高

26. 放射性核素 ^{11}C、^{13}N、^{15}O 等的共同特点包括 （　　）
A. 发射正电子的放射性核素　　B. 由医用回旋加速器产生　　C. 短半衰期放射性核
素　　D. 长半衰期放射性核素　　E. 用作标记正电子发射型计算机断层显像的显像剂

27. ^{131}I-邻碘马尿酸钠肾图仪的作用有 （　　）
A. 测定肾功能　　B. 测定肾原尿生成量　　C. 生成肾放射性活度随时变化的时间放
射性曲线　　D. 测定肾血流量动态变化　　E. 了解上尿路的引流情况

28. 放射性药物的特点包括 （　　）
A. 具有放射性　　B. 具有特定的物理半衰期和有效使用期　　C. 按普通制剂和药物

制剂计量　　　 D. 按放射性核素的活度计量　　　 E. 被标记物的固有特性和药物被标记前的生物学特性基本一致

29. ^{99m}Tc-MAA 下肢深静脉显像的临床意义主要是　　　　　　　　　　 (　　)

A. 诊断大隐静脉曲张　　 B. 诊断下肢浅静脉炎　　 C. 诊断下肢深静脉有无侧支循环的建立　　 D. 诊断下肢深静脉有无梗阻　　 E. 急性深静脉血栓（DVT）

二、填空题

1. 利用放射性核素实现脏器和病变显像的方法称作_____。

2. 静态显像多用作观察脏器和病变的_____、_____、_____和_____。

3. 放射性核素显像根据显示方法不同分为：_____、_____、_____、_____。

4. 放射性药物用于显像者称为_____，用于非显像者称为_____。

5. 甲状腺显像临床用于：①_____；②_____；③_____；④_____；⑤_____。

6. 4 类甲状腺结节的影像特征，按其放射性分布与正常组织比较表现如下：热结节，_____；温结节，_____；凉结节，_____；冷结节，_____。

7. ^{99m}Tc（V）-DMSA 可用于_____显像，^{99m}Tc-DMSA 用于_____显像。

8. 肝胶体显像剂主要是肝脏_____细胞摄取，而肝胆动态显像剂 ^{99m}Tc-HIDA 主要是由肝脏_____细胞摄取。

9. SPECT 具有_____、_____、_____、_____四大显像功能。

10. 放射性核素治疗，是将开放型放射性核素或其标记物引入体内，利用其发射出的_____粒子的_____生物效应。

11. 骨骼三相显像检查包括_____、_____和_____。

12. 心肌梗死灶阳性显像时，梗死区放射性_____，梗死区越大预后_____，呈炸面圈样影像的预后_____。

13. 短半衰期放射性废物排放的标准要求是存放_____个半衰期。

14. 肝胶体显像所示肝内放射性稀疏缺损的病变区，肝血池影像"不填充"以_____可能性大，"填充"提示_____，"过度填充"为_____的特异性表现，"边缘填充"在_____大多有此表现。

15. 体外放射分析技术的检测对象为机体中的_____。

三、判断题

1. 放射性核素显像有别于单纯形态结构的显像，是一种独特的功能显像。　　 (　　)

2. 断层显像在一定程度上避免了放射性的重叠，能比较正确地显示脏器的放射性的真实情况。　　　　　　　　　　　　　　　　　　　　　　　　 (　　)

3. 甲状腺激素抑制试验的诊断标准是：抑制率＜50％为甲状腺功能正常，抑制率＞50％为甲状腺功能亢进。　　　　　　　　　　　　　　　　　　 (　　)

4. 临床大动脉瘤的诊断最好的方法是心血池动态显像。 （　　）

5. ¹³¹I 治疗的原理主要是利用 β 射线对病变进行集中照射。 （　　）

四、名词解释

1. 衰变常数（λ）
2. 放射性浓度
3. 超级影像
4. 慢性低灌注状态
5. 放射事故

五、简答题

1. 试述受体与配基结合的基本特征。
2. 何谓放射性核素骨显像的"闪烁现象"？
3. 试计算 2003 年 1 月 1 日出厂的放射性碘-131（Na¹³¹I）740 MBq，在 2003 年 1 月 16 日时其放射性活度为多少？
4. 何谓免疫放射分析法（IRMA)？
5. 简述 SPECT 心肌灌注显像与心肌梗死灶显像的区别。

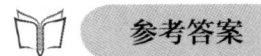

参考答案

一、选择题

【A 型题】

题序	1	2	3	4	5	6	7	8	9	10	11	12	13	14	15
答案	B	C	C	D	B	A	D	B	E	E	E	C	C	A	E

【X 型题】

题序	16	17	18	19	20	21	22	23	24
答案	ABCD	ABCDE	ABE	ABCDE	ACD	ABCDE	BDE	ADE	ABCD
题序	25	26	27	28	29				
答案	BCDE	ABCE	ACDE	ABDE	CDE				

二、填空题

1. 放射性核素显像
2. 位置　形态　大小　放射性分布

3. 静态和动态显像　　局部和全身显像　　平面和断层显像　　阳性和阴性显像

4. 显像剂　　示踪剂

5. 异位甲状腺的诊断　　甲状腺结节功能的判断　　判断肿块与甲状腺的关系　　甲状腺癌转移灶的定位　　甲状腺大小和质量的估计

6. 放射性增高　　放射性相似　　放射性减低　　放射性缺损

7. 软组织肿瘤　　肾脏

8. 枯否　　多角（或肝）

9. 静态显像　　动态显像　　全身显像　　断层显像

10. β　　电离辐射

11. 血流相　　血池相　　延迟相

12. 浓聚（或增高）　　越差　　最差

13. 10

14. 肝囊肿或脓肿　　原发性肝癌　　肝血管瘤　　体积大的肝血管瘤

15. 各种微量生物活性物质

三、判断题

题序	答案	解　　析
1	√	放射性核素显像反映了脏器和组织的生理和病理变化，属于功能结构显像，其显像原理复杂，往往不能用单一的机制解释，而多数是综合性的。
2	√	断层显像最适用于大器官显像，如脑、心、肺、肝等，分析占位性病变、供血情况、脏器容积测量等。脑血流灌注断层显像诊断脑缺血性疾病和癫痫具有独特的优越性；心肌血流灌注断层显像诊断"冠心病"，心肌梗死及预后判断等，是最接近于导管检查效果的一种无创性检查方法。
3	×	甲状腺激素抑制试验是利用正常甲状腺细胞的摄碘能力受 TSH 反馈调节，当血液中甲状腺激素浓度增高时，垂体分泌的 TSH 减少，继而降低甲状腺的摄碘率。抑制率 >50% 为甲状腺功能正常；抑制率 <50% 为甲状腺功能亢进。
4	×	应用放射性核素心血池动态显像测定左右心室功能，包括整体心动和局部室壁运动、收缩功能和舒张功能，已广泛应用于临床。心血池动态显像包括利用放射性核素心血管造影进行的首次通过法和平衡法门电路心血池显像。
5	√	^{131}I 被甲状腺摄取后释放 β 射线，这种射线就会在局部破坏甲状腺的滤泡细胞，使得甲状腺激素的生成和分泌减少，甲状腺的体积缩小，就相当于部分切除了甲状腺组织，所以 ^{131}I 治疗甲亢又被称为不流血的手术，这样就达到治疗甲亢的目的。

四、名词解释

1. 衰变常数（λ）：表示某种放射性核素的 1 个核在单位时间内自发衰变的概率。即同种放射性核素在单位时间内发生衰变的原子核数占当时总核素的百分数，它反映核素衰变的速度。衰变常数以 λ 表示。

2. 放射性浓度：是单位体积溶液的放射性活度。

3. 超级影像：是指全身骨骼影像浓而清晰，软组织放射性很低，双肾及膀胱显影不明显。这种显像特征是弥漫性骨转移的一种表现，亦可见于甲状旁腺功能亢进症，又称"过度显像"。

4. 慢性低灌注状态：是指病人在 TIA 症状消失后，应用 γCBF 显像检查，在 SPECT 影像上表现为相应区域的低血流区，而 X-CT 则多为阴性。这是由于 TIA 发作时局部 γCBF 低于症状发作阈。当 γCBF 有所恢复但仍然但低于正常值时，临床症状可逐渐恢复，但局部血流量仍较正常人为低，处于慢性低灌注状态。

5. 放射事故：是指放射性核素、射线装置等辐射源失控引起的放射性物质丢失、人员受超剂量照射、放射性污染等异常事件，它能直接或间接地危害生命和健康，造成财产损失。

五、简答题

1. 受体与配基结合的基本特征如下：

（1）可饱和性：每种受体在一个细胞上的量有一定限度，如果不断增加细胞周围的配基的浓度，细胞上的配基将逐渐饱和。

（2）特异性和高亲和力：一种受体只和一定结构的配基发生特异性的结合反应，其特点是具有立体异构专一性，亲和力高而结合容量少。

（3）可逆性：放射配基与受体结合后将受体周围多余的放射配基移去，则放射配基与受体的复合物会逐步解离，即这种结合是可逆反应。

（4）识别能力和生物效应的一致性：受体对配基的特异结合保证了受体对机体内成千上万种生物活性物质的高度识别能力，这种识别能力必定和配基引起的生理（药理）效应相匹配，即配基引起生理或药理效应的有效浓度和配基与受体结合的有效浓度有高度一致性。

2. 某些肿瘤（如前列腺癌、乳腺癌）的病灶在经过治疗一段时间后，临床表现有显著的好转，但复查骨显像可见病灶部位的放射性聚集较治疗前更为明显，再经过一段时间又会消退或改善，这种现象称为闪烁现象。闪烁现象是骨愈合和修复的表现，而不是转移性骨肿瘤的结果。

3. ^{131}I 的物理半衰期为 8.04 天，从 1 月 1 日到 1 月 16 日经过了 16 天约为 2 个物理半衰期，此时 ^{131}I 的放射性活度为 740/（2×2）＝185 MBq。

4. 免疫放射分析法（IRMA）由 Miles 和 Hales 在 1968 年首先提出，他们用过量的 ^{125}I 标记抗体与非标记抗原形成复合物，用免疫吸附剂除去多余的游离抗体，发现复合物的放射性与非标记抗原的量呈正相关，称为免疫放射分析。

5. SPECT 心肌灌注显像与心肌梗死灶显像的主要区别在于：心肌灌注显像是利用正常心肌细胞具有摄取某些阳离子放射性药物的功能而使正常心肌显影，局部心肌缺血、细胞坏死或瘢痕形成使心肌摄取能力减低或者丧失而表现为放射性减低或缺损。故将这种显像称为心肌"冷区"显像。心肌梗死灶显像是利用正常心肌不摄取的显像剂，而该显像剂可掺入或结合到坏死心肌，使梗死灶显影，这种显像方法又称心肌"热区"显像。

§12

临床诊疗器械检查试卷

临床功能检查系指临床物理学检查，包括心电图、肺功能检查、电生理学检查和纤维内镜检查等，这些检查系利用各种仪器和特殊的检查技术，直接或间接地观察脏器功能、机体组织结构和电生理学变化等。临床功能检查不仅能观察、摄像或描图，提供各种诊断数据等。本试卷内容涉及临床诊疗器械相关知识。

一、选择题

【A 型题】

1. 胃镜检查适应证下列哪项不正确 （　　）
   A. 上腹痛原因未明　　　B. 呕血原因未明　　　C. 胃溃疡性质未明　　　D. 咯血查因
   E. 锁骨上淋巴结肿大查因

2. 胃镜检查的禁忌证下列哪项不正确 （　　）
   A. 严重心力衰竭　　　B. 精神病不合作者　　　C. 溃疡病急性穿孔者　　　D. 吞腐蚀剂急性期　　　E. 食管癌有吞咽梗阻者

3. 胆道镜检查下列哪项应慎重 （　　）
   A. 可疑胆道残余结石的诊断　　　B. 胆道出血的定位或止血　　　C. 进行选择性肝内胆管造影　　　D. 胆总管十二指肠瘘病人　　　E. 高龄或高危胆道结石

4. 腹腔镜检查的适应证，下述错误的是 （　　）
   A. 腹水原因待查　　　B. 各种原发或继发的不孕症　　　C. 生殖器发育异常　　　D. 弥漫性腹膜炎　　　E. 来源不明的腹腔内出血

5. 下列哪项不宜纤维支气管镜检查 （　　）
   A. 原因不明的咯血　　　B. 原因不明的咳嗽　　　C. 原因不明的喉返神经麻痹　　　D. 痰检结核分枝杆菌阳性，X 线胸片肺无病灶　　　E. 肺心病并肺门肿大，原因未明，PaO_2 40 mmHg（5.3 kPa）

6. 有关纤维支气管镜检，下列哪项不正确 （　　）
   A. 术前应禁食 4~6 小时　　　B. 术前应做 X 线胸片检查　　　C. 术前均应做肺通气功能检查及血气分析　　　D. 术前半小时注射阿托品及苯巴比妥　　　E. 术后应禁食 2 小时

7. 下列哪项不宜通过纤维支气管镜进行治疗 （　　）
   A. 取气管、支气管内异物　　　B. 肿瘤的电凝、电切或激光治疗　　　C. 病灶局部药物注射　　　D. 止血治疗　　　E. 气胸时经支气管抽气治疗

8. 关于肺功能检查应用范围，下列哪项是错误的 （　　）
   A. 确定肺功能障碍的程度　　　B. 判定肺功能障碍的类型　　　C. 可以发现肺部较小的病变　　　D. 可用以判断某些药物的疗效　　　E. 可以区别心源性和肺源性呼吸困难

9. 诊断心房颤动最重要的证据是 （　　）

A. 出现异常的 P 波　　　B. P 波消失　　　C. QR 间期不规则　　　D. QRS 波群形态不一致　　E. 心室率快

10. 诊断急性心肌梗死最重要的心电图表现是 （　　）

A. 病理性 Q 波或 QS 波　　　B. ST 段弓背向上型抬高　　　C. T 波倒置　　　D. 对应导联 ST 段压低　　E. 多发性室性期前收缩

11. 出现下述哪种脑电波即可肯定病人处于轻睡期 （　　）

A. 高波幅 δ 节律　　　B. 无 α 节律　　　C. 额部 θ 活动较多　　　D. 阵发性短程 12～16 波/s　　E. 颞部尖波

12. 精神运动性发作的脑电波异常波为 （　　）

A. 额叶棘波　　　B. 双侧对称同步 3 波/s 棘慢综合　　　C. 高幅失律　　　D. 颞叶放电　　E. 各导多棘慢波综合

13. 肌电图同心针电极能探测 （　　）

A. 针极周围 1 mm 左右范围内的电活动　　　B. 整块肌肉的电活动　　　C. 一个完整的运动单位范围的电活动　　　D. 一根神经纤维支配肌肉范围的电活动　　　E. 一根肌纤维的电活动

【X 型题】

14. 利用消化道内镜进行治疗的有 （　　）

A. 电凝电切息肉　　　B. 胆道取石　　　C. 肝癌切除　　　D. 食管曲张静脉套扎　　　E. 食管曲张静脉碘化剂治疗

15. 阴道镜检查，下述各项中正确的是 （　　）

A. 以复方碘溶液涂布子宫颈可发现碘不着色区　　　B. 遇典型图像可摄像　　　C. 不会发生并发症　　　D. 对异常区可做活检　　　E. 观察血管可加绿色滤光器

16. 纤维支气管镜检查的并发症有 （　　）

A. 出血　　　B. 并发感染　　　C. 心搏骤停　　　D. 喉返神经麻痹　　　E. 气胸

17. 心室率缓慢的心电图可见于 （　　）

A. 房早二联律下传受阻　　　B. 窦性心动过缓　　　C. 房颤伴三度 AVB 交界区自转性心律　　　D. 室性自转性心律　　　E. 非阵速室性自转性心律

18. 做脑电图前应要求受检者做好下列哪些准备 （　　）

A. 检查前 1 天用肥皂水洗头　　　B. 检查前应禁食　　　C. 检查前 1 天应停服镇静、安眠药　　　D. 检查前停用抗癫痫药 1～3 天　　　E. 穿衣质量不受限制

19. 以下哪些疾病可通过膀胱镜检查及尿路逆行造影明确诊断 （　　）

A. 输尿管肿瘤　　　B. 输尿管透 X 线结石　　　C. 输尿管狭窄　　　D. 先天性巨输尿管症　　　E. 肾囊肿

20. 以下哪些情况属于膀胱镜检查禁忌证 （　　）

A. 前列腺肥大症　　　B. 尿道狭窄　　　C. 急性膀胱炎及急性尿道炎　　　D. 膀胱肿瘤

E. 结核性挛缩膀胱

二、填空题

1. 早期胃癌是指癌细胞浸润至胃壁的_____，中晚期胃癌浸润至_____、_____等。

2. 纤维胃镜检查的并发症有_____、_____、_____、_____、_____等。

3. 胆道镜检查主要的并发症有：_____、_____、_____、_____、_____、_____。

4. 膀胱镜检查的禁忌证有_____、_____、_____、_____等。

5. 选择性支气管造影是通过向某一肺叶或肺段注入_____。

6. 结肠镜检查的禁忌证如下：_____、_____、_____、_____、_____、_____。

7. 测定肺功能之前受检者必须_____。

8. 心电图 ST 段抬高可见于_____、_____、_____、_____。

9. 诊断二度房室阻滞心电图最重要的依据是_____。

10. 做脑电图头皮电阻要求在_____以下，最后_____以下，如过高应_____。

11. 脑电图在癫痫诊断中的价值有_____、_____、_____、_____。

12. 确定异常神经支配的检查方法是_____。

13. 癫痫样放电包括_____、_____、_____、_____、_____等波。

14. 脑电波按频率可分为_____、_____、_____、_____ 4 种波。

15. 视觉诱发电位测定可检查_____的病损。

三、判断题

1. 纤维支气管镜检查能直视气管及各级支气管。　　　　　　　　　　　（　　）

2. 萎缩性胃炎活检发现中度不典型增生时，应于 3～6 个月后追踪观察以发现早期胃癌。
　　　　　　　　　　　　　　　　　　　　　　　　　　　　　　（　　）

3. 阴道镜检是宫颈癌辅助诊断的重要方法。　　　　　　　　　　　　　（　　）

4. 结肠纤维镜是目前发现大肠癌的最可靠的诊断方法。　　　　　　　　（　　）

5. 12 岁儿童枕部脑电频率不应低于 6 次/s。　　　　　　　　　　　　　（　　）

四、名词解释

1. 病理性 Q 波
2. 冠状 T 波
3. 肺总量
4. 功能残气量
5. 诱发电位（EP）

6. 体感诱发电位（SEP）

7. 微创手术

8. 中毒性巨结肠

五、简答题

1. 试述心电图诊断包括的内容。

2. 试述形成折返必备的条件。

3. 简述用力肺活量的测定方法。

4. 简述最大呼气中段（期）流速的测定方法。

5. 脑电图检查对癫痫病诊断有何意义？

6. 试述肌电图检查的适应证。

7. 试述腹腔镜检查的适应证和禁忌证。

8. 试述纤维支气管镜检查的并发症。

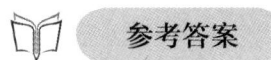 参考答案

一、选择题

【A 型题】

题序	1	2	3	4	5	6	7	8	9	10	11	12	13
答案	D	E	D	D	E	C	E	C	B	A	D	D	A

【X 型题】

题序	14	15	16	17	18	19	20
答案	ABDE	ABDE	ABCE	ABCD	ACD	ABCD	BCE

二、填空题

1. 黏膜下层　　肌层　　浆膜层

2. 食管损伤　　胃穿孔　　吸入性肺炎　　心绞痛　　喉头痉挛

3. 发热　　窦道穿孔　　胆道出血胆管撕裂　　迷走神经反射性休克　　腹泻或急性胰腺炎　　导管脱出

4. 泌尿系有急性感染　　月经期　　尿道狭窄　　骨关节畸形不能置截石位者

5. 对比剂

6. 结肠各种急性炎症　　严重心肺功能不全　　腹腔盆腔术后广泛粘连　　疑有肠穿孔　　严重高血压者　　妊娠及月经期

7. 休息 15 分钟或 20 分钟

8. 急性心肌梗死　　变异型心绞痛　　急性心包炎　　过早复极综合征

9. 有 QRS 波群的脱漏

10. 20 kΩ 以下　　　5 kΩ 以下　　重新清洗头皮去脂

11. 帮助确诊　　帮助分型　　帮助确定原发性或继发性　　疗效判断指导治疗

12. 运动神经传导检查

13. 棘波　　尖波　　棘慢综合波　　多棘慢综合波　　尖慢综合波　　阵发性高波幅慢波

14. α　　β　　θ　　δ

15. 视觉通路

三、判断题

题序	答案	解　　析
1	×	纤维支气管镜检查是利用一根下端安装有取相或摄像装置的，直径约 0.6 cm 的支气管镜，在施行咽喉局部麻醉后，通过受检者的鼻腔或口腔或者气管切开口，伸入肺内的各级支气管，通过上端的观察窗口，或通过与操作手柄用视频线连接的电脑显示器，观察深入肺内的支气管的病变情况。
2	√	萎缩性胃炎又称慢性萎缩性胃炎，以胃黏膜上皮和腺体萎缩，数目减少，胃黏膜变薄，黏膜基层增厚，或伴幽门腺化生和肠腺化生，或有不典型增生为特征的慢性消化系统疾病。常表现为上腹部隐痛、胀满、嗳气，食欲不振，或消瘦、贫血等，无特异性。是一种多致病因素性疾病及癌前病变。
3	√	诊断宫颈癌的辅助检查方法有阴道镜检查和宫颈刮片。
4	√	肠镜检查是确诊大肠癌的金标准，在肠镜检查的过程中可以取病理组织。
5	√	12 岁儿童枕部脑电频率不应低于 6 次/s。

四、名词解释

1. 病理性 Q 波：是指 Q 波宽>0.04 秒，振幅>同导联 1/4R。

2. 冠状 T 波：是指 T 波倒置、双肢对称、波谷尖。

3. 肺总量：是指深吸气后肺内所含的全部气量，包括潮气容积加残气容积。

4. 功能残气量：是平静呼气后留在肺内的气量。

5. 诱发电位（EP）：是中枢神经系统在感受体内外各种特异性刺激时所产生的生物电活动，可以了解各种感觉从外周感觉器官至中枢神经传导系统的功能。目前常用的有视觉诱发电位、脑干听觉诱发电位、体感诱发电位检查 3 种。

6. 体感诱发电位（SEP）：是由体感神经（即躯体感觉神经）诱发出的电位称体感诱发电位，最常用的有正中神经、尺神经和胫神经的 SEP，以诱断相关的神经病损状况。

7. 微创手术：顾名思义就是微小创伤的手术，是指利用腹腔镜、胸腔镜等现代医疗器械及相关设备进行的手术。

8. 中毒性巨结肠：是纤维结肠镜检查最严重的并发症之一，一般于术后 24～72 小时发现，多见于炎症较重、范围较广泛的结肠疾病。

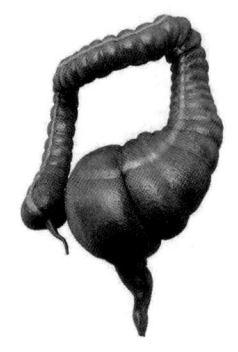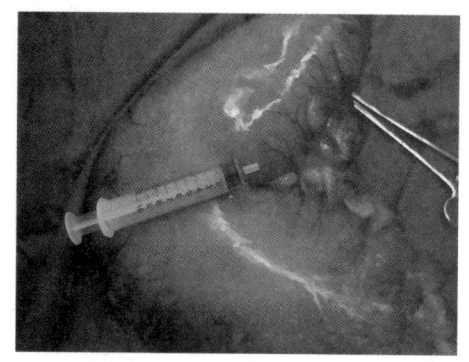

中毒性巨结肠示意图

五、简答题

1. 心电图诊断包括：心律、心脏有无传导障碍、房室大小、心肌方面的问题。

2. 形成折返的必备条件为：①心脏两个或多个部位的传导性和不应期各不相同，相互连接形成一个闭合环。②其中一条通路发生单向传导阻滞。③另一条通道传导缓慢，传导先发生阻滞的通道有足够的时间恢复兴奋性。④原先阻滞的通道再次激动，从而形成一次折返激动，冲动在环内反复循环。

3. 用力肺活量的测定方法：先预热仪器，调整鼓风器流量达 75 L/min，纸速 120 mm/min。受试者取立位，与肺量计相连后，做最大吸气至肺总量位，屏气 1 秒后以最大努力、最快速度呼气至残气容积位，持续、均匀、快速呼尽，重复 2 次。

4. 最大呼气中段（期）流速的测定方法是取用力肺活量的中间 2/4，计算出每秒平均呼出的气量(L/s)。

5. 脑电图检查可以帮助癫痫确诊，区别癫痫与癔症或精神病，癫痫时脑电图检查常可见癫痫放电。还可帮助癫痫分型（各类癫痫有特异的脑电改变，如普遍阵挛强直发作时常为棘波放电，失神发作常呈 3 波/s 棘慢综合，婴儿痉挛常为高幅失律，复杂部分性发作常在颞叶见阵发性高波幅慢波或棘尖波）。此外，还可帮助区别癫痫是原发性或继发性，前者放电常对称同步，后者常见局限灶，放电不对称，不同步。

6. 肌电图检查的适应证包括肌萎缩、感觉障碍伴无力、运动功能障碍。还可用于确定有无脊髓前角病变、周围神经受累及肌肉病变，如脊前角灰质炎、运动神经元病、单个或多发性周围神经病、各种肌病等。此外，还可用于判断周围神经损伤程度，完全性或部分受损及帮助判断预后，了解神经有否恢复、再生等。

7. 腹腔镜检查的适应证和禁忌证如下：
   (1) 适应证：①诊断方面，用于原因不明的腹痛，性质不明或定位不清的腹内肿块，来源不明的腹腔内出血，原因待查的腹水，各种原发或继发性不孕症，生殖器发育异常，急性或慢性盆腔、腹腔内炎症。②治疗方面，用于子宫手术、输卵管手术、卵巢手术、普通腹部外科手术、其他手术。
   (2) 禁忌证：①绝对禁忌证，如严重心血管疾病、弥漫性腹膜炎、严重腹腔内出血、严重肠梗阻肠粘连、膈疝、全身衰竭。②相对禁忌证，如过度肥胖、有多次腹部手术史、腹部肿块过大、晚期妊娠、既往有麻醉并发症史、精神失常不能合作者。

8. 纤维支气管镜检查的并发症如下：
   (1) 麻醉药过敏：造成呼吸抑制、低血压或心搏骤停。
   (2) 缺氧：术中 PaO_2 可下降 9.8～20 mmHg（1.3～2.7 kPa）。

（3）喉、支气管痉挛窒息，多由情绪紧张或麻醉不佳引起。

（4）出血。

（5）心律失常，甚至心搏骤停。

（6）术后肺部感染。

（7）气胸：多发生于经支气管镜肺活检者。

13

临床药学试卷

临床药学（clinical pharmacy）指从医院药学中分离出来的分支学科，是以病人为对象，以提高临床用药质量为目的，以药物与机体相互作用为核心，研究和实践药物临床合理应用方法的综合性应用技术学科。2002年1月，原国家卫生部公布《医疗机构药事管理暂行规定》，并于2011年1月修订后重新公布，并定名为《医疗机构药事管理规定》。这是一部对临床药学和医院药学发展具有十分重要意义的法规性文件，明确了药事管理的定位："医疗机构药事管理是指医疗机构以病人为中心，以临床药学为基础，对临床用药全过程进行有效的组织实施与管理，促进临床科学、合理用药的药学技术服务和相关的药品管理工作。"明确了药学部门定位："开展以病人为中心，以合理用药为核心的临床药学工作，组织药师参与临床药物治疗，提供药学专业技术服务。"本试卷内容涉及与上述内容相关的各类问题，但其核心是建立和完善临床药师制度并最大限度地发挥其作用。

一、选择题

【A 型题】

1. 对革兰氏阴性菌无效，对革兰氏阳性菌和厌氧菌有较好疗效的药物是　　　　（　　）
   A. 克林霉素　　　B. 红霉素　　　C. 吉他霉素　　　D. 万古霉素　　　E. 四环素

2. 一般不宜与酸性药物合用的药物是　　　　（　　）
   A. 葡萄糖注射液　　　B. 肾上腺素注射液　　　C. 喹诺酮类药物　　　D. 乳酶生、多酶片
   E. 氨苄西林

3. 肾功能减退时可按原治疗量应用的药物是　　　　（　　）
   A. 头孢哌酮　　　B. 头孢拉定　　　C. 万古霉素　　　D. 阿米卡星　　　E. 头孢氨苄

4. 根据药物配伍禁忌，葡萄糖溶液中不能加入　　　　（　　）
   A. 维生素C　　　B. 维生素B_{12}　　　C. 维生素B_6　　　D. 氯化钾　　　E. 维生素B_1

5. 第二类精神药品一般每张处方不得超过几天的常用量　　　　（　　）
   A. 3天　　　B. 5天　　　C. 6天　　　D. 7天　　　E. 14天

【B 型题】

问题 6～9
   A. 巴比妥
   B. 磷〔^{32}P〕酸钠注射液
   C. 洋地黄毒苷
   D. 阿司匹林
   E. 氯胺酮

6. 麻醉药品　　　　（　　）
7. 医疗用毒性药品　　　　（　　）

8. 精神药品 （　　）

9. 放射性药品 （　　）

【X 型题】

10. 下列哪些情况应按假药论处 （　　）

A. 未经批准生产的药物　　B. 未经批准进口的药物　　C. 变质药物　　D. 被污染药物　　E. 未取得批准文号的药物

11. 以下哪些属于假药 （　　）

A. 以非药品冒充药品　　B. 药品成分与国家标准规定成分不同　　C. 深海鱼油　　D. 以他种药品冒充此种药品　　E. 蜂王浆

12. 特殊药品包括 （　　）

A. 麻醉药品　　B. 精神药品　　C. 医疗用毒性药品　　D. 放射性药品　　E. 抗癌类药品

13. 以下必须经国家药监局批准才能使用的是 （　　）

A. 通用名　　B. 药品的内包装　　C. 商品名　　D. 药品的包装、标签、说明书内容　　E. 医院制剂的内包装

14. 国务院药品监督管理部门对下列哪些药品在销售前或者进口时必须检验 （　　）

A. 首次在中国销售的药品　　B. 疫苗类药品　　C. 血液制品　　D. 用于血源筛查的体外诊断试剂　　E. 国务院药品监督管理部门规定的其他生物制品

15. 国家基本药物的特点是 （　　）

A. 疗效确切　　B. 不良反应小　　C. 价格合理　　D. 质量稳定　　E. 使用方便

二、填空题

1. 我国最早明确提出临床药师的地位和工作内容（即第一次提出建立临床药师制度）的文件是_____。

2. 按照国际通用的药品管理办法，将药品分为_____和_____两大类。

3. 处方一般不得超过_____天用量；急诊处方一般不得超过_____天用量；对于某些慢性病、老年病或特殊情况，处方用量可适当延长，但医师应当注明理由。

4. 按照抗菌药物临床使用分级管理要求，将抗菌药物分为_____、_____与_____ 3 类。

5. 门（急）诊癌症疼痛病人和中、重度慢性疼痛病人开具的麻醉药品、第一类精神药品注射剂，每张处方不得超过_____天常用量；控缓释制剂，每张处方不得超过_____天常用量；其他剂型，每张处方不得超过_____天常用量。

6. 药品的"三致作用"是_____、_____和_____。

7. 感冒药一般由以下 5 类药物组成：①_____；②解热镇痛药；③镇咳祛痰药；④缩血管药；⑤抗病毒药。无抗生素成分。

8. 新的药品不良反应是指_____。

9. 抗菌药物疗程因感染不同而异，一般宜用至体温正常、症状消退后_____小时。

10. 药物在体内起效取决于药物的_____和_____。作用终止取决于药物在体内_____。药物的消除主要依靠体内的_____及_____。多数药物的氧化在肝脏由_____促使其实现。

三、判断题

1. 目前，我国医院药剂科的职责，正从制剂生产和药品保障供应为主逐渐向药学服务为主的模式转变。　　　　　　　　　　　　　　　　（　　）

2. 保健品属非处方药品。　　　　　　　　　　　　　　　　（　　）

3. 处方药品可以在公众媒体上发布广告。　　　　　　　　　　（　　）

4. 血药浓度监测主要适用于急、危、重症病人。　　　　　　　（　　）

5. 磺胺类药为广谱抗菌药物。　　　　　　　　　　　　　　　（　　）

四、名词解释

1. 临床药师
2. 处方药（Rx）
3. 非处方药（OTC）
4. 特殊药品
5. 血药浓度监测

五、简答题

1. 简述临床药学的建立与发展概况。
2. 试述临床药师的主要职责。
3. 哪些情况下清洁手术前应考虑预防用药？
4. 试述使用非处方药品时的注意事项。
5. 哪些情况应考虑进行血药浓度监测？

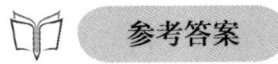 参考答案

一、选择题

【A 型题】

题序	1	2	3	4	5
答案	A	C	A	B	D

题序	6	7	8	9
答案	E	C	A	B

【X 型题】

题序	10	11	12	13	14	15
答案	ABCDE	ABD	ABCDE	ACDE	ABCDE	ABCDE

二、填空题

1. 《医疗机构药事管理暂行规定》
2. 处方药　　非处方药
3. 7　　3
4. 非限制　　限制　　特殊使用
5. 3　　15　　7
6. 致癌　　致畸　　致突变
7. 抗组胺药
8. 药品说明书中未载明的不良反应
9. 72～96
10. 吸收　分布　消除　生物转化　排泄　肝微粒体酶

三、判断题

题序	答案	解　　析
1	√	建立和发展临床药学专业是中国医疗改革的重要内容之一，医院药剂科必将向以药学服务为主的方向发展。
2	×	保健（功能）食品是食品的一个种类，具有一般食品的共性，能调节人体的功能，适用于特定人群食用，但不以治疗疾病为目的，因此不属于非处方药品。
3	×	按我国现行规定，所有处方药都不得在大众媒体上刊播广告，只能在国家药品监督管理局批准的医药专业刊物上发布广告。
4	×	血药浓度监测通常用于治疗窗窄、毒性强、服药周期长、服药后个体差异大的药物。
5	√	磺胺类药为广谱抗菌药物，对革兰氏阳性菌、革兰氏阴性菌、放线菌、衣原体、原虫、立克次体均有较好的抑制作用。

四、名词解释

1. 临床药师：是依托临床药学的一种职业，是医药结合、探讨药物临床应用规律、实施合理用药的一种职业，起源于美国，在我国正起步建设。临床药师以其丰富的现代药学知识与医师一起为病人提供和设计最安全、最合理的用药方案并参与临床查房，临床药师是在帮助医师合理用药上起关键作用的人，他能协助医师在正确的时机为病人处方正确的药物和正确的剂量，避免药物间不良的相互作用，解决影响药物治疗的相关因素等方面遇到的问题，在临床合理用药中发挥重要作用。

2. 处方药（Rx）：是指有处方权的医师所开具出来的处方，并由此从医院药房购买的药物。这种药通常都具有一定的毒性及其他潜在的影响，用药方法和时间都有特殊要求，必须在医师指导下使用。

3. 非处方药（OTC）：是指病人自己根据药品说明书，自选、自购、自用的药物。这类药毒副作用较少、较轻，而且也容易察觉，不会引起耐药性、成瘾性，与其他药物相互作用也小，在临床上使用多年，疗效肯定。非处方药主要用于病情较轻、稳定、诊断明确的疾病。一句话，非处方药属于可以在药店随意购买的药品。

4. 特殊药品：是指国家制定法律制度，实行比其他药品更加严格的管制的药品。麻醉药品、精神药品、抗癌类药品、医疗用毒性药品、放射性药品等属于特殊管理药品，在管理和使用过程，应严格执行国家有关管理规定。

5. 血药浓度监测：是以药代动力学原理为指导，分析测定药物在血液中的浓度，用以评价疗效或确定给药方案，使给药方案个体化，以提高药物治疗水平，达到临床安全、有效、合理的用药。

五、简答题

1. 临床药学的建立与发展概况：临床药学（clinical pharmacy）是从医院药学中分离出来的分支学科，是以病人为对象，以提高临床用药质量为目的，以药物与机体相互作用为核心，研究和实践药物临床合理应用方法，促进合理用药和减少用药不良事件的综合性应用技术学科。

西方发达国家于20世纪50年代中后期提出"临床药学概念"，60年代初在高等学校设置了"临床药学专业"，在医院建立了"临床药师制"，药师直接参与临床用药，提高临床药物治疗水平，保护病人用药安全。我国自2002年《医疗机构药事管理暂行规定》首次提出"建立临床药师制"后，教育部于2006年6月在高等学校药学院系设置"临床药学专业"，原国家卫生部采取了一系列措施，如制定关于开展临床药师培养工作的指导意见，建立临床药师培训基地、启动临床药师培训试点工作等，这些规定和举措有力地促进了医院临床药学工作的开展。

2. 临床药师在病人药物治疗中作用明显，其主要任务和职责如下：

（1）防止用药错误（ME）：通过临床药师参与药物治疗、用药医嘱或处方审核，及时发现纠正医师处方、用药医嘱以及护士给病人用药的不规范、不适宜等用药错误。

（2）负责药物不良反应的监测：搜集，登记、整理用药不良反应事件，防范减少药物不良事件（adverse drug reactions，ADE）的发生。据《美国医学会杂志》统计显示，住院病人19%的损伤是ADE，28%～56%的ADE是可以预防的。

（3）指导合理用药：协助临床医师遴选药物，制定药物治疗方案，监护病人用药情况，随时提出改进措施，指导安全、合理用药，提高药物治疗水平。协助临床医师做好新药的试用，观察及疗效评价，提出改进和淘汰药物的品种。

（4）建立临床药学实验室：监测血药浓度，研究药物在体内的分布、代谢、排泄及相互作用等过程，为临床合理用药提供科学依据，并接受临床医师用药咨询。

3. 下列情况可考虑术前预防用药：

（1）手术范围大、时间长、污染机会增加。

（2）手术涉及重要脏器，一旦发生感染将造成严重后果者。

（3）异物植入手术。

（4）高龄、糖尿病或免疫缺陷者等高危人群。

4. 使用非处方药品时的注意事项：

(1) 通过各种渠道，充实、提高个人的用药知识，作为自我药疗的基础，便于小病的自我判断。

(2) 正确选用有国家统一的标识的非处方药。

(3) 仔细阅读标签说明书，了解其适应证、注意事项及不良反应。

(4) 认真检查所选药品有无批准文号及非处方药"登记证书编号"。

(5) 注意药品的内外包装是否有破损及有效期。

(6) 严格按说明书用药，不得擅自超量、超时使用，若有疑问要向医师咨询。

(7) 按要求储藏药品，放置于小儿不可触及处。

5. 下列情况可考虑进行血药浓度监测：

(1) 血药浓度与药效关系密切的药物。

(2) 治疗指数低、毒性反应强的药物（地高辛、茶碱、抗心律失常药、氨基糖苷类抗生素、抗癫痫药、甲氨蝶呤、锂盐等）。

(3) 有效治疗浓度范围已经确定的药物。

(4) 具有非线性动力学特性的药物。这些药物在用到某一剂量时，体内药物代谢酶或转运载体发生了饱和，出现了一级和零级动力学的混合过程，此时剂量稍有增加，血药浓度便急骤上升，$t_{1/2}$明显延长，而产生中毒症状，此类药物如苯妥英、普萘洛尔等。

(5) 药物的毒性反应与疾病的症状难以区分时，是因为给药剂量不足，还是因为过量中毒，如地高辛等。

(6) 用于防治一些慢性疾病发作的药物（如茶碱、抗癫痫药、抗心律失常药），不容易很快判断疗效，通过测定稳态血药浓度可适当调整剂量。

(7) 治疗如果失败会带来严重后果。

(8) 患有心、肝、肾和胃肠道等脏器疾患，可明显影响药物的吸收、分布、代谢和排泄的体内过程时，血药浓度变动大，需要进行监测。

(9) 在个别情况下确定病人是否按医嘱服药。

(10) 提供治疗上的医学法律依据。

临床病理学试卷

病理学是研究疾病发生、发展规律的一门学科，即运用现代科学方法研究疾病的病因、发病机制、经过和结局以及患病机体的形态、功能和代谢的改变，并探索其内在联系，从而阐明疾病的本质，为防治疾病提供必要的理论基础和实践依据。

病理学侧重从形态角度研究疾病，近年来随着学科的发展，采用了许多新方法、新技术，如放射自显影技术、显微分光光度技术、流式细胞学技术以及形态测量（图像分析）技术、分子生物学技术等，使研究工作得到了进一步深化，研究手段已远远超越传统的、经典的单纯形态观察。即使如此，常规形态学方法，包括常用的大体标本观察、组织学观察、细胞学观察、超微结构观察、组织化学和细胞化学观察等，仍为最基本的研究方法。

临床病理学是病理学中最主要和最重要的部分，它包括临床活体组织检查（活检，biopsy）及尸体解剖检查（尸检，autopsy）两个方面。

§14.1 临床病理学试卷（一）

一、选择题

【A 型题】

1. 死亡细胞变为嗜酸性，核细微结构消失，但细胞和组织结构的轮廓仍存在，称为（　　）
A. 坏疽性坏死　　　B. 液化性坏死　　　C. 干酪性坏死　　　D. 脂肪坏死　　　E. 凝固性坏死

2. 一种成熟组织或细胞转变为另一种同类型组织或细胞的过程称为　　　　　　　　（　　）
A. 间变　　　B. 发育异常　　　C. 增生　　　D. 化生　　　E. 恶变

3. 判断组织或细胞是否坏死的主要标志是　　　　　　　　　　　　　　　　　　　（　　）
A. 胞质改变　　　B. 胞核改变　　　C. 细胞间质改变　　　D. 细胞膜改变　　　E. 细胞器改变

4. 慢性消耗性疾病首先发生萎缩的组织是　　　　　　　　　　　　　　　　　　　（　　）
A. 上皮组织　　　B. 结缔组织　　　C. 脂肪组织　　　D. 肌肉组织　　　E. 神经组织

5. 骨折愈合的基础是　　　　　　　　　　　　　　　　　　　　　　　　　　　　（　　）
A. 骨组织再生　　　B. 骨膜细胞增生　　　C. 血肿形成　　　D. 肉芽组织增生　　　E. 改建

6. 下述哪种情况不属于化生　　　　　　　　　　　　　　　　　　　　　　　　　（　　）
A. 柱状上皮改变为移行上皮　　　B. 移行上皮改变为鳞状上皮　　　C. 胃黏膜上皮改变为肠上皮　　　D. 成纤维细胞（纤维母细胞）变为骨母细胞　　　E. 成纤维细胞变为纤维细胞

7. 右心衰时肝脏可能发生 （ ）
   A. 槟榔肝　　B. 肝细胞空泡变性　　C. 肝出血性梗死　　D. 肝贫血性梗死　　E. 肝细胞坏死

8. 下列哪一项是肺棕色硬化的原因 （ ）
   A. 左心衰　　B. 右心衰　　C. 硅沉着病　　D. 肺纤维组织增生　　E. 肺结核

9. 弥散性血管内凝血（DIC）是指 （ ）
   A. 心、肝、肾等重要器官中有较多的血栓形成　　B. 全身小动脉内有广泛性的血栓形成　　C. 全身小静脉内有广泛性的血栓形成　　D. 小动脉和小静脉内均有广泛性的血栓形成　　E. 微循环内有广泛的微血栓形成

10. 血栓形成是指 （ ）
   A. 血液成分凝固形成固体质块的过程　　B. 心血管内血液成分凝固形成固体质块的过程　　C. 在活体组织内血液成分凝固形成固体质块的过程　　D. 活体组织内红细胞发生凝固形成固体质块的过程　　E. 在活体心血管内血液成分发生析出凝集或凝固形成固体质块的过程

11. 股静脉内血栓脱落引起栓塞，下列哪一项是不正确的 （ ）
   A. 大多数栓塞于肺　　B. 都发生出血性梗死　　C. 如栓塞于肺动脉主干常引起猝死　　D. 伴左心衰时一定发生相应部位的梗死　　E. 如有心间隔缺损亦可栓塞于脑

12. 炎症的基本病变是 （ ）
   A. 组织细胞的变性坏死　　B. 组织的炎性充血和水肿　　C. 红、肿、热、痛，功能障碍　　D. 变质、渗出、增生　　E. 周围血液中的细胞增多和白细胞浸润

13. 细菌性痢疾通常是属于哪一类炎症 （ ）
   A. 纤维素性炎症　　B. 化脓性炎症　　C. 卡他性炎症　　D. 浆液性炎症　　E. 出血性炎症

14. 下列哪一种不属于肉芽肿性病变 （ ）
   A. 伤寒小结　　B. 结核结节　　C. 假结核结节　　D. 含铁小结　　E. 矽结节

15. 接触石棉与下列哪种肿瘤关系最密切 （ ）
   A. 肺癌　　B. 皮肤癌　　C. 恶性黑色素瘤　　D. 肝癌　　E. 恶性间皮瘤

16. 肿瘤血管新生（angiogenesis）与下列肿瘤的哪一种特性关系最不密切 （ ）
   A. 生长　　B. 异型性　　C. 浸润　　D. 转移　　E. 休眠

17. 胃癌不可能直接种植到 （ ）
   A. 腹膜　　B. 肾脏　　C. 卵巢　　D. 子宫　　E. 大网膜

18. 肺转移性肝癌指的是 （ ）
   A. 肺癌转移至肝　　B. 肝癌转移至肺　　C. 肝癌和肺癌同时转移至其他处　　D. 其他处的癌转移至肝和肺　　E. 肝癌和肺癌互相转移

19. 下列哪一项不属于霍奇金淋巴瘤的组织学分型 （ ）
   A. 淋巴细胞为主型　　B. 结节硬化型　　C. 多形细胞型　　D. 淋巴细胞消减型

E. 混合细胞型

20. 冠状动脉粥样硬化性心脏病心肌梗死最常发生的部位是 （　　）

    A. 左心室侧壁　　B. 左心室后壁底部及室间隔后 1/3 部分　　C. 左心室前壁及室间隔前 2/3 部分　　D. 左心室后壁　　E. 右心室前壁及室间隔前 2/3 部分

21. 代偿性高血压心脏病的特点是 （　　）

    A. 左心室扩张　　B. 左心室（向心性）肥大　　C. 肉柱变扁　　D. 心肌弥漫性纤维化　　E. 心脏弥漫性肥大

22. 典型的阿少夫结节不包括 （　　）

    A. 阿少夫细胞（风湿细胞）　　B. 泡沫细胞　　C. 纤维素样坏死　　D. 成纤维细胞

    E. 淋巴细胞

23. 心室壁瘤指的是 （　　）

    A. 心壁原发性肿瘤　　B. 心壁转移瘤　　C. 心壁陈旧性梗死　　D. 心壁全层梗死

    E. 高血压的并发症

24. 马氏斑（Mccallum 马氏斑）位于 （　　）

    A. 右心房　　B. 左心房　　C. 右心室　　D. 左心室　　E. 室间隔

25. 小叶性肺炎的病变多为 （　　）

    A. 纤维素性炎症　　B. 浆液性炎症　　C. 化脓性炎症　　D. 出血性炎症　　E. 卡他性炎症

【X 型题】

26. 慢性支气管炎可导致 （　　）

    A. 支气管扩张症　　B. 肺气肿　　C. 支气管狭窄　　D. 肺癌　　E. 肺出血性梗死

27. 慢性萎缩性胃炎的病变特点是 （　　）

    A. 腺体减少并有囊性扩张　　B. 肠上皮化生　　C. 黏膜固有层内淋巴、浆细胞浸润

    D. 胃穿孔　　E. 并发幽门瘢痕形成

28. 阴道结节可见于 （　　）

    A. 绒毛膜上皮癌　　B. 良性葡萄胎　　C. 恶性葡萄胎　　D. 正常妊娠　　E. 子宫颈癌

29. 脑软化灶形成可见于 （　　）

    A. 脑栓塞　　B. 流脑　　C. 乙型脑炎　　D. 脑血吸虫病　　E. 脑胶细胞质瘤

30. 新月体的成分有 （　　）

    A. 壁层上皮细胞　　B. 纤维素　　C. 中性粒细胞　　D. 内皮细胞　　E. 系膜间质细胞

二、填空题

1. 肺源性心脏病的原因与下列疾病有关：_____、_____和_____。

2. 非毒性甲状腺肿的病理变化，按其发展过程依次分为_____、_____和_____3

个时期。

3. 胃溃疡底部镜下结构依次由_____、_____、_____和_____ 4 层构成。

4. 流行性乙型脑炎镜下病理变化可有以下几种改变：_____、_____、_____。

5. 肺原发综合征由_____、_____和_____组成。

6. 根据肠道炎症特征、全身变化和临床经过的不同，细菌性痢疾可分为_____、_____和_____。

7. 伤寒病时，以回肠淋巴组织改变最为明显，按其病变自然发展过程，依次可分为_____、_____、_____和_____ 4 期。

8. 在不同的炎症中，巨噬细胞可转化为_____、_____、_____、_____等细胞。

9. 高血压病常见的致死原因是_____、_____和_____。

10. 骨折愈合过程依次为_____、_____、_____和_____。

11. 急性肾炎综合征包括_____、_____、_____、_____等临床表现。

12. 根据病变特点，急性肾小球肾炎是_____炎症，肾盂肾炎是_____炎症，流行性乙型脑炎是_____炎症，脓肿是_____炎症，风湿病是_____炎症，伤寒是_____炎症，阿米巴痢疾是_____炎症，细菌性痢疾是_____炎症，病毒性肝炎是_____炎症。

13. 苏丹Ⅳ染色可以证明_____存在。

14. 甲状腺功能减退发生在婴幼儿期，表现为_____；发生在成人时，表现为_____。

15. 骨软骨瘤肉眼可见的 3 层结构是_____、_____和_____。

三、判断题

1. 癌是所有肉瘤的统称。 （　　）
2. 正常细胞与肿瘤细胞在超微结构上没有质的差别。 （　　）
3. 原发性肝细胞癌仅指肝脏组织本身肝细胞发生的恶性肿瘤。 （　　）
4. 结核结节与假结核结节的区别是前者有干酪样坏死物质。 （　　）
5. 宫颈原位癌累及腺体仍属原位癌。 （　　）

四、名词解释

1. 原位癌
2. 癌肉瘤
3. 冷脓肿
4. 结核球
5. 猝死

6. 肉瘤

7. 心室壁瘤

五、简答题

1. 何谓坏死？坏死分为哪几种？

2. 何谓凋亡？凋亡细胞的形态和生化特征有哪些？

3. 何谓肉芽组织？它有哪些功能？

4. 何谓淤血？引起淤血的原因有哪几种？举例说明。

5. 何谓栓子？常见的栓子有哪些？

6. 何谓炎症？炎症的主要临床表现是什么？

7. 炎症的局部基本病理变化是什么？

8. 何谓肉芽肿性炎症？常见的病因有哪些？

9. 何谓化脓性炎症？化脓性炎症有哪些类型？

10. 何谓肿瘤的异型性？它与分化程度有什么关系？

11. 举例说明肿瘤的命名原则。

12. 何谓癌前病变？常见的癌前病变有哪些？

13. 风湿性心内膜炎的主要病理改变如何？

14. 原发性高血压最常累及哪些脏器和组织？其主要病理特点如何？

15. 冠状动脉粥样硬化常累及哪些动脉段？冠状动脉粥样硬化对心脏的影响如何？

16. 试述肺癌早期诊断方法。

17. 肺癌的肉眼类型有哪些？

18. 病毒性肝炎常见临床病理类型有哪些？

19. 乳腺癌有哪些类型？

20. 何谓子宫颈上皮非典型增生？如何分级？

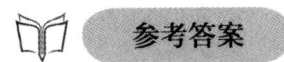 参考答案

一、选择题

【A 型题】

题序	1	2	3	4	5	6	7	8	9	10	11	12	13
答案	E	D	B	C	B	E	A	A	E	E	B	D	A
题序	14	15	16	17	18	19	20	21	22	23	24	25	
答案	D	E	B	B	B	C	C	B	B	E	B	C	

177

题序	26	27	28	29	30
答案	ABC	ABC	ACE	ACE	ABC

二、填空题

1. 肺脏病变　　胸廓畸形　　肺血管病变
2. 增生期　　胶质储积期　　结节期
3. 渗出层　　坏死层　　肉芽组织　　瘢痕层
4. 小血管周围有多数淋巴细胞呈围管性浸润　　神经细胞变性坏死而出现卫星现象和神经细胞被吞噬现象　　软化灶形成　　胶质细胞增生
5. 肺原发病灶　　肺内淋巴管炎　　支气管淋巴结结核
6. 急性痢疾　　慢性痢疾　　中毒性痢疾
7. 髓样肿胀期　　坏死期　　溃疡期　　愈合期
8. 上皮样细胞　　风湿细胞　　朗汉斯巨细胞　　伤寒细胞　　麻风细胞　　心衰细胞
9. 脑出血　　心力衰竭　　肾衰竭
10. 血肿形成　　纤维性骨痂　　骨性骨痂形成　　骨痂改建或再塑
11. 血尿　　蛋白尿　　水肿　　高血压　　水钠潴留　　少尿
12. 增生性　　化脓性　　变质性　　化脓性　　变态反应性　　增生性　　变质性　　纤维素性　　变质性
13. 脂滴
14. 克汀病　　黏液水肿
15. 软骨膜　　软骨帽　　肿瘤的主体

三、判断题

题序	答案	解　析
1	×	来源于间叶组织（包括结缔组织和肌肉）的恶性肿瘤称为"肉瘤"，多发生于皮肤、皮下、骨膜及长骨两端。骨肉瘤以青年人为多，好发于四肢长骨之两端，尤以股骨下端、胫骨上端及肱骨上端最多见。骨肉瘤发展迅速，病程短，开始在皮质内生长，可逐渐向骨髓腔发展，有时向外突破骨膜，侵入周围软组织，易引起病理性骨折，常见的还有平滑肌瘤、淋巴肉瘤、滑膜肉瘤等，早期即可发生血行转移。肉瘤属于恶性肿瘤病变。
2	×	细胞的超微结构通过近代对细胞及其病变的超微结构以及结构与功能相结合的研究，已经获得新的更广、更深的基础，扩大和加深了对疾病的理解。细胞是一个由细胞膜封闭的基本生命单元，内含一系列明确无误的互相分隔的反应腔室，这就是以细胞膜为界限的各种细胞器，是细胞代谢和细胞活力的形态支柱。细胞内的这种严格分隔保证各种细胞器分别进行着无数的生化反应，行使各自的独特功能，维持细胞和机体的生命活动。肿瘤的超微结构主要是指在电子显微镜下观察到的肿瘤的亚显微结构，肿瘤细胞的超微结构具有分化低、异型性、蛋白质合成及细胞分裂功能旺盛等特点。

题序	答案	解　　析
3	×	原发性肝细胞癌是指体内肝细胞或肝内胆管细胞发生的癌肿，属于常见的恶性肿瘤。在组织学上可分为肝细胞癌、胆管细胞癌和混合癌。原发性肝细胞癌主要与肝硬化、病毒性肝炎、黄曲霉毒素等因素有关。病人会出现肝区持续疼痛、疼痛放射到右肩和背部、食欲下降、恶心、呕吐、乏力、下肢水肿等症状，还会引起病人营养不良、感染等。
4	√	肺结核结节是肺结核的一种特殊病变，是在细胞免疫的作用下，上皮样细胞、朗汉斯巨细胞、增生的成纤维细胞与局部聚集的淋巴细胞形成的一种特异肉芽肿，对结核病有诊断意义。其特征性表现是干酪性肉芽肿，结核分枝杆菌感染之后也会出现明显的结核中毒症状，病理学检查是呈干酪样改变。假结核结节是血吸虫病中虫卵引起的病变。急性虫卵结节是由成熟虫卵引起的一种急性坏死、渗出性病灶。急性虫卵结节经10天后，卵内毛蚴死亡，虫卵及坏死物质被清除、吸收或钙化，病灶内巨噬细胞衍变为上皮样细胞和异物多核巨细胞，形成与结核结节类似的肉芽肿，称为假结核结节，即慢性虫卵结节。
5	√	原位癌是指黏膜上皮层内或皮肤表皮层内细胞全层癌变，但未突破皮肤或黏膜下的基底膜侵犯到周围组织。当乳腺小叶腺泡发生癌变而尚未侵破基底膜者，亦可称为小叶原位癌。原位癌是非浸润性癌，故又称"0期癌"。宫颈原位癌累及腺体属于宫颈癌。子宫颈CIN2是子宫颈上皮中度不典型增生，属宫颈癌前病变可能。

四、名词解释

1. 原位癌：是指癌变仅见于黏膜上皮层内或皮肤表皮层内，常波及上皮的全层，但基底膜完整，无间质浸润的癌。原位癌是一种最早期癌，如能及时发现和治疗，可防止其发展为浸润性癌。

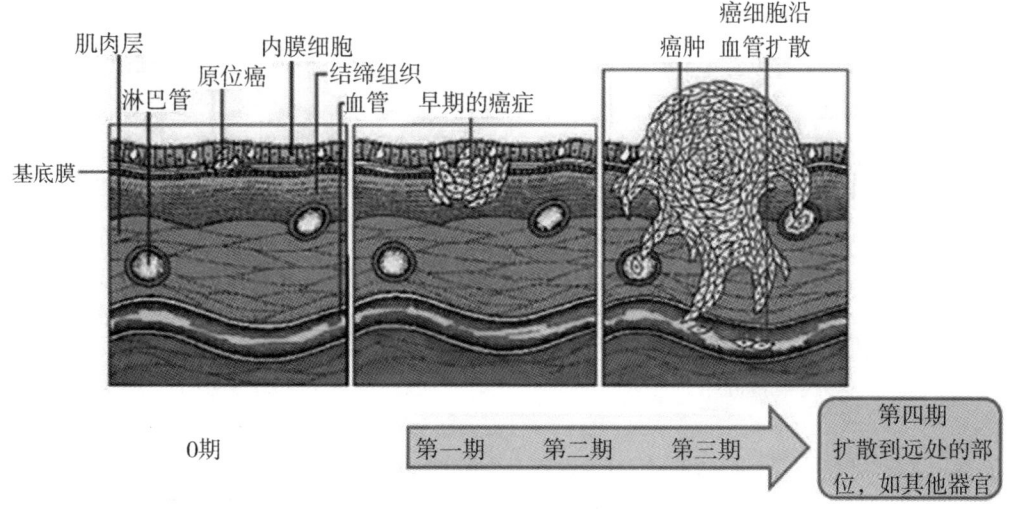

原位癌/癌症的演变过程示意图

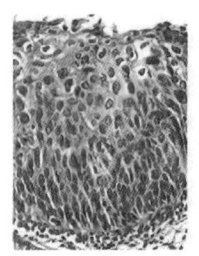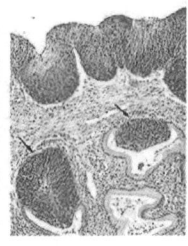

原位癌示意图

2. 癌肉瘤：同一肿瘤中既有癌又有肉瘤成分者称为癌肉瘤。癌的成分可为鳞状细胞癌、移行细胞癌、腺癌、分化差的癌等；肉瘤成分可为纤维肉瘤、平滑肌肉瘤、骨肉瘤等。癌和肉瘤的成分可按不同比例混合。

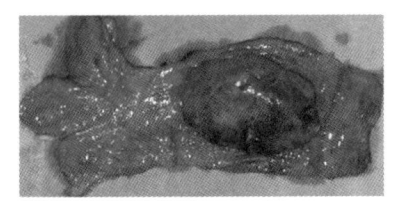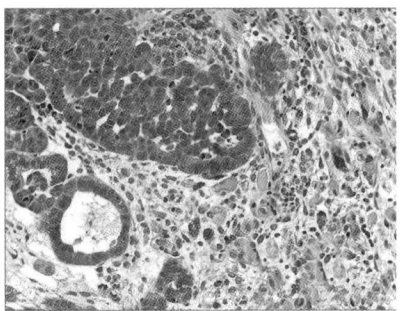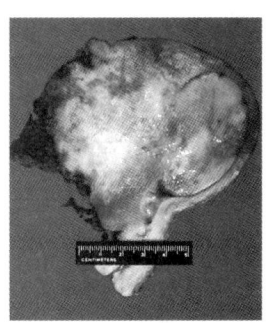

罕见的食管恶性癌肉瘤示意图　　　　卵巢癌肉瘤示意图　　　　子宫癌肉瘤示意图

3. 冷脓肿：骨关节结核累及周围软组织，形成大量的干酪坏死和结核性肉芽组织，坏死物液化后在骨旁形成结核性"脓肿"，由于局部无红、肿、热、痛的表现，故又称"冷脓肿"。

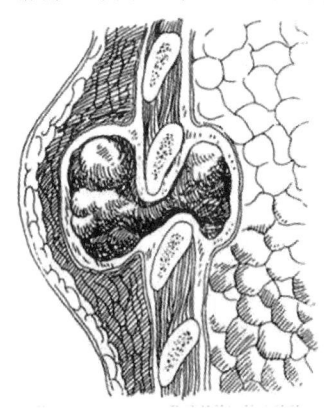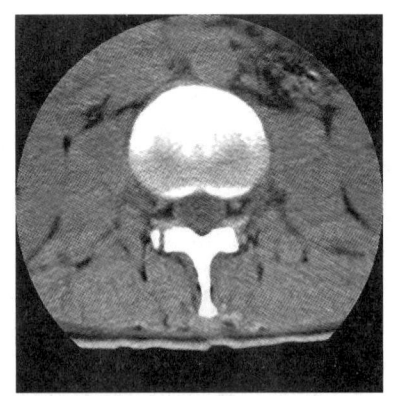

冷脓肿示意图　　　　脊柱结核并冷脓肿示意图

4. 结核球：又称结核瘤，是一种孤立的有纤维包裹、境界分明的球形干酪样坏死灶，直径为 2～5 cm，多为 1 个，有时多个，常位于肺上叶。结核球可由浸润型肺结核转向痊愈时，干酪样坏死灶发生纤维包裹而形成；亦可由于结核空洞的引流支气管被阻塞后，空洞由干酪样坏死物质填满而成；或由多个结核病灶融合而成。

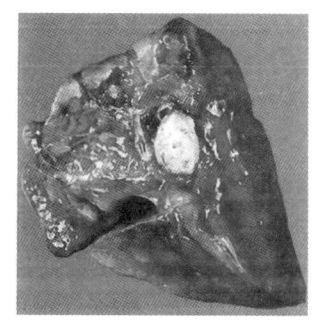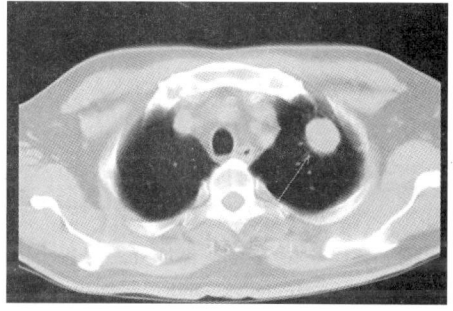

结核球示意图

5. 猝死：又称急死，是指平素似乎健康的人，由于潜在性疾病或功能障碍而突然出现意外的非暴力死亡。引起猝死常见的疾病有冠心病、心肌病、心脏瓣膜病、动脉瘤、羊水栓塞、脑出血、脑血管畸形破裂出血、蛛网膜下腔出血、急性出血性胰腺炎、宫外孕内出血等。

6. 肉瘤：来源于间叶组织的恶性肿瘤总称。

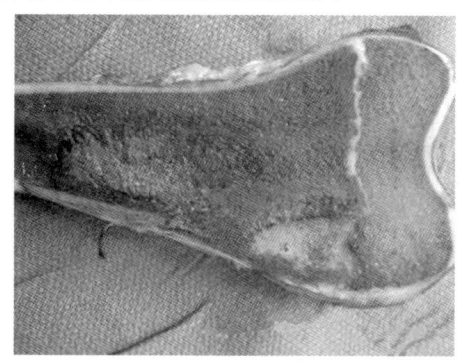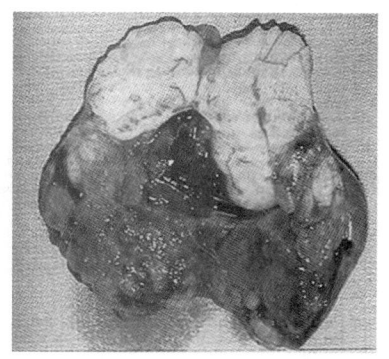

骨肉瘤示意图　　　　　　　　　　卵巢癌肉瘤示意图

7. 心室壁瘤：心室壁某部分因病变（如心肌梗死）而向外膨胀形成永久性、局限性扩张状态。

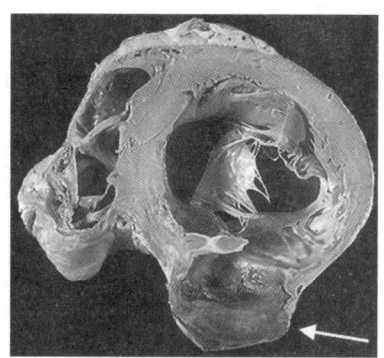

心室壁瘤示意图

五、简答题

1. 坏死是指机体（活体）局部组织或细胞死亡。常见坏死的类型有凝固性坏死、液化性坏死、纤维素样坏死和坏疽。

2. 凋亡是由体内外某些因素触发细胞内预存的死亡程序而导致的细胞主动性死亡方式，在形态和生化特征上都有别于坏死。其形态学特征是细胞皱缩，胞质致密，核染色质边集，而后胞核裂解，胞质出现芽突并脱落，形成含核碎片和/或细胞器成分的膜包小体，称为凋亡小体，由吞噬细胞吞噬、降解。其生化特征是内切核酸酶和需钙蛋白酶活化，早期出现 180～200 bp 的 DNA 降解片段，在电泳中呈特征性的梯带状以及半胱氨酸-天冬氨酸蛋白酶和凋亡蛋白酶活性增高。

3. 肉芽组织是由新生毛细血管、成纤维细胞、多少不等的炎性细胞所构成的新生结缔组织，鲜红色，质软似鲜嫩肉芽，故称肉芽组织。其主要功能包括：
   （1）抗感染及保护创面。
   （2）机化血凝块、坏死组织及其他异物。
   （3）填补伤口及其他缺损。

纤维母细胞

炎细胞

毛细血管

肉芽组织示意图

4. 淤血是由于静脉血液回流受阻，血液淤积于小静脉和毛细血管内，使受影响的局部器官或组织内血液含量异常增多的现象。常见淤血的原因有：
   （1）静脉血管受压：如肠套叠、妊娠子宫压迫髂静脉。
   （2）静脉血管阻塞：如静脉内血栓形成、栓子栓塞。
   （3）心力衰竭：如左心衰致肺淤血、右心衰致肝淤血。

5. 引起血管栓塞的异常物质称为栓子，常见栓子有血栓栓子、脂肪栓子、空气栓子、细胞栓子、细菌栓子和羊水栓子等。

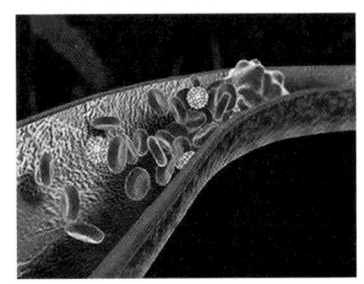

栓子示意图

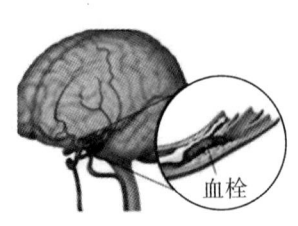

血栓

脑血栓示意图

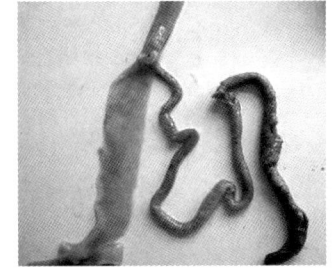

小肠内有纤维素性假膜的柱状栓子

6. 炎症是具有血管系统的活体组织对损伤因子所发生的防御反应。炎症局部主要临床表现为红、肿、热、痛和局部功能障碍。在损伤因子刺激较为强烈、组织损伤较为严重的情况下，常出现不同程度的全身反应，如发热和白细胞增多等。

7. 炎症的局部基本病理变化通常包括局部组织的变质、渗出和增生。

   （1）变质：炎症局部组织发生变性和坏死。

   （2）渗出：炎症局部组织血管内的液体、蛋白质和白细胞通过血管壁进入间质或浆膜腔或体表、黏膜表面的过程。

   （3）增生：包括实质细胞和间质细胞增生。

8. 肉芽肿指由渗出的单核细胞和局部增生的巨噬细胞增生构成的、境界清楚的结节状病灶，直径一般在 $0.5 \sim 2$ mm。以肉芽肿形成为特点的特殊性慢性炎症称为肉芽肿性炎症。常见的病因有：①某些细菌感染，如结核、麻风和伤寒等。②螺旋体感染，如梅毒。③真菌和寄生虫感染，包括组织胞浆菌病和血吸虫病等。④异物，如手术缝线、石棉和滑石粉等。⑤原因不明，如结节病等。

9. 化脓性炎症是以中性粒细胞大量渗出为特征的炎症，常伴有不同程度的组织坏死和脓液形成，多由化脓菌引起。根据化脓性炎症发生的原因和部位的不同，可将其分为以下 3 类。

   （1）表面化脓和积脓：表面化脓是指浆膜或黏膜组织的化脓性炎症，当发生在浆膜或胆囊、输卵管的黏膜时，脓液则在腔内蓄积，称为积脓。

   （2）蜂窝织炎：疏松组织中大量中性粒细胞弥漫性浸润称为蜂窝织炎。主要由溶血性链球菌引起。

   （3）脓肿：为局限性化脓性炎症，主要特征为组织发生坏死溶解，形成充满脓液的腔，称为脓肿。

10. 肿瘤组织无论在细胞形态和组织结构上，都与其发源的正常组织有不同程度的差异，这种差异称为异型性。肿瘤组织的异型性反映肿瘤组织的成熟程度，即分化程度。异型性小者，说明它和正常组织相似，肿瘤组织成熟，肿瘤组织分化程度高。相反，异型性越明显，表示肿瘤组织分化程度越低。区别这种异型性是区别肿瘤良、恶性的主要组织学依据。

11. 良性肿瘤在其来源组织名称后加一"瘤"字，如来源于纤维结缔组织的良性肿瘤称为纤维瘤，来源于腺上皮组织的良性肿瘤称为腺瘤。

    恶性肿瘤一般是在其来源组织的名称后面加上"癌"或"肉瘤"。来源于上皮组织的恶性肿瘤统称为"癌"，如鳞状细胞癌。从间叶组织发生的恶性肿瘤称为"肉瘤"，如纤维肉瘤、横纹肌肉瘤等。

12. 癌前病变是指某些本身不是恶性肿瘤，但具有发展为恶性肿瘤潜在可能性的病变。常见的癌前病变有以下几种：大肠腺瘤、黏膜白斑、宫颈糜烂、纤维囊性乳腺病、慢性萎缩性胃炎伴肠上皮化生、溃疡性结肠炎、皮肤慢性溃疡等。

13. 风湿性心内膜炎主要累及心瓣膜，其中以二尖瓣最常受累（约 50%），二尖瓣和主动脉瓣共同受累次之，三尖瓣受累者少，肺动脉瓣病变则极罕见。典型者在内膜闭锁缘上形成单行排列的细小赘生物。赘生物直径为 $1 \sim 2$ mm，灰白色，半透明状，附着比较牢，一般不易脱落。赘生物系由血小板和纤维素形成的小血栓，由于小血栓呈疣状突起，故又有疣状心内膜炎之称。

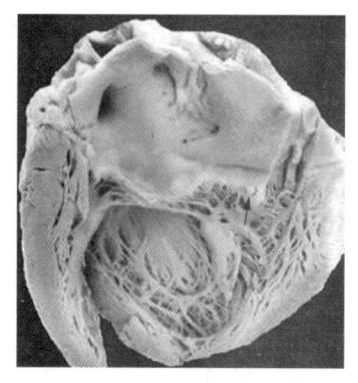
急性风湿性心内膜炎示意图
（箭头所示疣状赘生物）

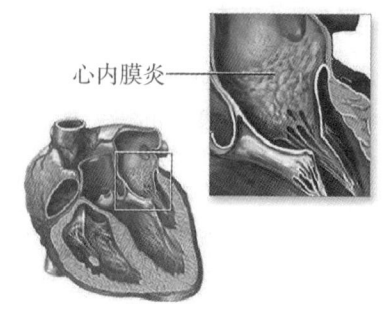
心内膜炎示意图

14. 原发性高血压最常累及的是心脏、肾脏、脑和视网膜。心脏的主要病理表现为向心性肥大、心室腔不扩张、心肌肥厚。肾脏表现为原发性颗粒性固缩肾，为双侧对称性、弥漫性病变。脑表现为脑内细小动脉硬化或破裂，出现脑萎缩、脑软化、脑出血等。视网膜细动脉硬化，血管迂曲，严重者视盘水肿、视网膜出血、视力减退。

15. 冠状动脉粥样硬化以左冠状动脉前降支发病最多，其余依次为右冠状动脉主干、左冠状动脉主干或左旋支、后降支等。冠状动脉粥样硬化对心脏的影响取决于动脉管腔狭窄的程度、管腔阻塞的速度和侧支循环建立等状况，可出现心绞痛、心肌梗死等。

16. 肺癌早期的诊断方法如下：

（1）临床早期表现：肺癌早期可出现咳嗽、痰中带血等症状，但也有少数病例可全无症状。

（2）X线检查：对 40 岁以上居民进行 X 线胸片普查，是早期发现肺癌的最有效的方法。

（3）肺癌痰细胞学检查：可查出在 X 线下尚未形成肿块阴影的隐性肺癌，并可检出癌细胞，判断肺癌的类型。

（4）支气管镜检查：除可观察支气管情况外，还可在可疑部位采取组织做病理学检查或吸其分泌物作涂片，检查癌细胞，以进一步确定诊断。

17. 肺癌的肉眼形态多种多样，根据其位置和形态可分为 3 种主要类型：

（1）中央型：癌块位于肺门部，主要发生于主支气管和肺段、肺叶支气管。

（2）周边型：癌块位于肺叶的周边部，呈境界不清的结节状或球形，直径多在 2～8 cm，多发生于肺段及亚肺段支气管。

（3）弥漫型：此型罕见，癌组织沿肺泡呈弥漫性浸润生长，外观呈肺炎样或呈无数小结节状密布于两肺。

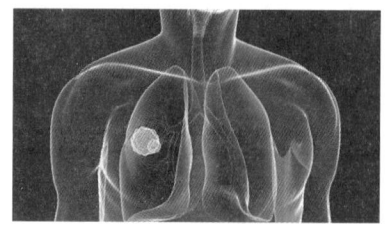
肺癌

18. 根据病变的轻重，病毒性肝炎可分为普通型和重型两大类。在普通型中又分为急性及慢性两类。急性有急性无黄疸型及黄疸型；慢性又分为轻度、中度和重度 3 型。重型中又可分为急性及亚急性两种。

19. 乳腺癌形态结构十分复杂，类型很多。一般根据组织发生和形态结构将乳腺癌分为三大类型：

   （1）导管癌：来源于乳腺导管系统，特别是末梢导管，包括导管内癌和浸润性导管癌。

   （2）小叶癌：发生于小叶，包括小叶原位癌和浸润性小叶癌。

   （3）特殊类型癌：如典型髓样癌、小管癌、黏液癌、鳞癌等。

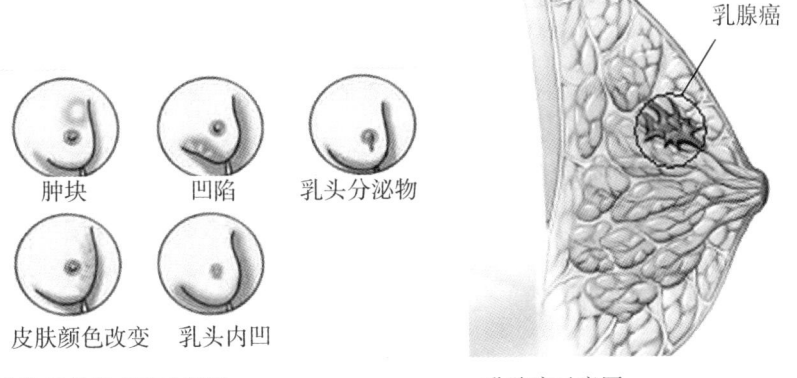

乳腺癌早期症状示意图 肿块　凹陷　乳头分泌物　皮肤颜色改变　乳头内凹

乳腺癌示意图

20. 子宫颈上皮非典型增生表现为在上皮层内出现分化较低的细胞，细胞核大深染，染色质增粗，大小不一，形态不规则，巨核、多核，核浆比例增大，核分裂象增多，病理性核分裂，细胞极性紊乱以致消失。一般根据非典型增生范围将其分为 3 级。①Ⅰ级（轻度）：上述非典型增生细胞局限于上皮层下部 1/3。②Ⅱ级（中度）：非典型增生占上皮层下部 1/3～2/3 范围。③Ⅲ级（重度）：非典型增生超过全层 2/3 范围。当非典型增生累及黏膜上皮全层时，即为宫颈原位癌。

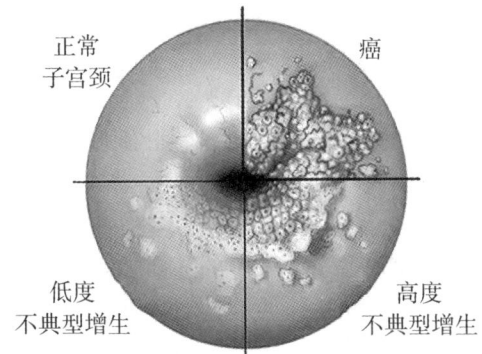

从正常到低度不典型增生，到高度不典型增生，最后发展为宫颈癌示意图

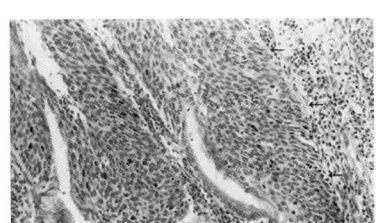

子宫颈上皮非典型增生示意图

§14.2 临床病理学试卷（二）

一、选择题

【A 型题】

1. 肺癌最常见的形态学类型是 （　　）
   A. 腺样囊腺癌　　B. 巨细胞癌　　C. 鳞状细胞癌　　D. 腺癌　　E. 未分化癌

2. 肺瘢痕癌常见的组织学类型是 （　　）
   A. 鳞状细胞癌　　B. 小细胞未分化癌　　C. 巨细胞癌　　D. 黏液表皮样癌
   E. 腺癌

3. 大叶性肺炎咯铁锈色痰出现在 （　　）
   A. 充血水肿期　　B. 红色肝变期　　C. 灰色肝变期　　D. 溶解消散期　　E. 恢复期

4. 肺透明膜经常见于 （　　）
   A. 新生儿疾病　　B. 尿毒症　　C. 肺淀粉样变　　D. 支气管哮喘　　E. 休克肺

5. 下列器官若发生增生，哪一个不受激素作用 （　　）
   A. 甲状腺　　B. 肾上腺　　C. 唾液腺　　D. 前列腺　　E. 乳腺

6. 革囊胃是指 （　　）
   A. 胃溃疡广泛瘢痕形成　　B. 胃癌伴胃扩张　　C. 胃黏液癌　　D. 胃癌弥漫浸润型
   E. 范围较大的溃疡型胃癌

7. 除哪一项外，下列都是病毒性肝炎的变性改变 （　　）
   A. 气球样变　　B. 嗜酸性变　　C. 脂肪变性　　D. 胞质疏松化　　E. 混浊肿胀

8. 下列哪一个不是门静脉性肝硬化的特点 （　　）
   A. 再生结节大小一致　　B. 结节之间有细薄的纤维间隔　　C. 肝细胞脂肪变性
   D. 不同程度的慢性炎症　　E. 小胆管明显减少

9. 恶性淋巴瘤是 （　　）
   A. 发生于淋巴结的恶性肿瘤　　B. 发生于骨髓原始造血细胞的恶性肿瘤　　C. 主要是
   淋巴结反应性增生形成的肉芽肿　　D. 主要是淋巴窦上皮反应性增生形成的恶性肉芽
   肿　　E. 原发于淋巴结和结外淋巴组织的恶性肿瘤

10. 蕈样真菌病是一种 （　　）
    A. 由真菌引起的皮肤化脓性炎症　　B. 原因不明的非特异性炎症　　C. 由真菌引起
    的变态反应性疾病　　D. 发生于皮肤的一种淋巴瘤　　E. 蕈状隆起的皮肤病并真菌
    感染

11. 急性增生性肾小球肾炎时增生最显著的细胞是 （　　）
    A. 纤维细胞　　B. 肾小球血管内皮细胞　　C. 肾小球脏层上皮细胞　　D. 肾小球壁
    层上皮细胞　　E. 肾小球血管间质细胞

12. 电镜下，基膜增厚呈现虫蚀状结构的肾炎是 （ ）

　　A. 急性肾小球肾炎　　B. 快速进行性肾小球肾炎　　C. 膜性肾小球肾炎　　D. 肾盂肾炎　　E. 膜性增生性肾小球肾炎

13. 子宫颈原位癌累及腺体是指 （ ）

　　A. 子宫腺体发生的原位癌　　B. 子宫颈表面发生的原位癌　　C. 子宫颈原位癌突破基膜，浸润至腺体　　D. 子宫颈原位癌延伸至腺体，基膜未突破　　E. 早期浸润癌

14. Krukenberg 瘤是指 （ ）

　　A. 卵巢囊腺癌有恶变　　B. 卵巢的转移性黏液癌　　C. 胃弥漫浸润性黏液癌　　D. 卵巢腺癌伴广泛转移　　E. 卵巢恶性畸胎瘤累及盆腔

15. 下列哪一项不是葡萄胎镜下特征 （ ）

　　A. 绒毛间质内血管扩张充血　　B. 绒毛间质高度水肿　　C. 绒毛间质血管消失　　D. 绒毛膜的滋养细胞增生　　E. 绒毛膜滋养细胞可不同程度的非典型性

16. 绿色瘤是 （ ）

　　A. 胆管上皮癌因淤胆所致　　B. 绒毛膜癌阴道转移性结节　　C. 原始粒细胞在骨组织、骨膜下或软组织中浸润，聚集成肿块　　D. 原发性肝细胞癌转移到皮下，分泌胆汁所致　　E. 血管肉瘤出血，产生胆绿蛋白所致

17. 除哪一项外 APUD 细胞与下列肿瘤发生有关 （ ）

　　A. 胰岛细胞瘤　　B. 甲状腺髓样癌　　C. 乳腺髓样癌　　D. 肾上腺髓质肿瘤　　E. 肺燕麦细胞癌

18. 下列哪一种真菌易于感染脑组织 （ ）

　　A. 芽生菌　　B. 组织胞浆菌　　C. 毛霉真菌　　D. 隐球菌　　E. 放线菌

19. 流行性脑脊髓膜炎的特征性病变是 （ ）

　　A. 硬脑膜中性粒细胞浸润　　B. 蛛网膜下隙有大量单核细胞及细菌　　C. 蛛网膜下隙和脑实质内有大量淋巴细胞　　D. 蛛网膜下隙有大量中性粒细胞及细菌　　E. 硬脑膜有大量单核细胞浸润

20. 下列哪一项不是 Ewing 肉瘤的特征 （ ）

　　A. 骨的原发恶性肿瘤　　B. 细胞来源尚不清楚　　C. 30 岁以后罕见　　D. 可形成骨样组织及骨组织　　E. 瘤细胞小，几乎没有胞质

21. 流行性乙型脑炎的特征性病变是 （ ）

　　A. 硬脑膜中性粒细胞浸润　　B. 蛛网膜下隙有大量单核细胞　　C. 脑实质内软化灶形成　　D. 蛛网膜下隙大量中性粒细胞浸润　　E. 硬脑膜有大量单核细胞浸润

22. 下列除哪一种以外，其余都属于肿瘤组织的继发性病变 （ ）

　　A. 玻璃样变　　B. 恶性变　　C. 囊性变　　D. 黏液变　　E. 钙化

23. 电子显微镜下显示肾小球基膜与内皮细胞之间有电子致密的沉积物，应考虑为 （ ）

　　A. 急性增生性肾小球肾炎　　B. 快速进行性肾小球肾炎　　C. 膜性肾小球肾炎　　D. 膜性增生性肾小球肾炎（Ⅰ型）　　E. 膜性增生性肾小球肾炎（Ⅱ型）

24. 尖锐湿疣的病因是 （   ）
   A. HPV 感染　　　B. HSV 感染　　　C. CMV 感染　　　D. 衣原体感染　　　E. 细菌感染

25. 确诊含铁血黄素的染色方法是 （   ）
   A. 阿尔辛蓝染色　　　B. 普鲁蓝染色　　　C. PAS 染色　　　D. 甲基紫染色
   E. HE 染色

【X 型题】

26. 鼻咽癌的特点是 （   ）
   A. 早期鼻咽部就有明显肿块　　　B. 以低分化鳞癌最多见　　　C. 往往早期发生淋巴道转移　　　D. 涕血　　　E. 头痛、耳鸣

27. 胃溃疡病的镜下所见有 （   ）
   A. 炎性渗出物　　　B. 坏死组织　　　C. 肉芽组织　　　D. 瘢痕组织　　　E. 黏膜上皮不典型增生

28. 阿米巴滋养体所引起的组织坏死为 （   ）
   A. 凝固性坏死　　　B. 干酪样坏死　　　C. 纤维素样坏死　　　D. 液化性坏死　　　E. 果浆样坏死

29. 肺源性心脏病是由下列疾病所引起 （   ）
   A. 慢性支气管炎　　　B. 慢性纤维空洞性肺结核　　　C. 硅沉着病　　　D. 小叶性肺炎
   E. 肺癌

30. 在临床上表现为肾病综合征的有 （   ）
   A. 急性弥漫性增生性肾小球肾炎　　　B. 膜性肾小球肾炎　　　C. 快速进行性肾小球肾炎　　　D. 慢性肾小球肾炎　　　E. 轻微病变性肾小球肾炎

二、填空题

1. 根据动脉粥样硬化斑块的形成和发展将其分为：_____、_____、_____、_____ 4 个时期。

2. 心肌梗死的合并症及后果可能有_____、_____、_____、_____、_____ 和心律失常等。

3. 风湿病的基本病变分为_____、_____和_____ 3 期。

4. 霍奇金淋巴瘤的组织类型有_____、_____、_____和_____ 4 型，其中_____型预后最差。

5. 门脉性肝硬化的主要侧支循环有_____、_____、_____。

6. 病毒性肝炎的临床病理类型有_____、_____、_____、_____和_____。

7. 真、假结核结节的主要区别是_____。

8. 发生在心外膜的纤维素性炎症又称_____。

9. 血栓的类型有_____、_____、_____和_____。

10. 从形态上来看可将坏死分为 3 类，即_____、_____和_____。

11. 佝偻病引起的病变，在四肢长管状骨可表现为_____和_____；在颅骨可表现为_____和_____；在肋骨表现为_____、_____和_____。

12. 肺癌的肉眼类型有_____、_____和_____。

13. 我国将肝硬化分为_____、_____、_____、_____、_____和_____ 6 种类型。

14. 葡萄胎的镜下特点为_____、_____和_____。

15. 肉芽组织的成分有_____和_____。

三、判断题

1. 判断胃癌的早晚期主要根据是有否转移。 （　　）

2. 阿米巴肝脓肿是发生于肝脏的局限性化脓性炎症。 （　　）

3. 大叶性肺炎是一种急性化脓性炎症。 （　　）

4. 介于肿瘤性增生与非肿瘤性增生之间的肿瘤称为交界性肿瘤。 （　　）

5. 成年人肺结核主要通过呼吸道飞沫途径传播。 （　　）

四、名词解释

1. 不完全再生

2. 栓子

3. 异型性

4. 疣状心内膜炎

5. 活检

6. 泡状核细胞癌

五、简答题

1. 何谓萎缩？病理性萎缩有哪些常见类型？

2. 试述"二期愈合"伤口的特点。

3. 肿瘤的生长方式有哪几种？

4. 肺癌早期检查方法有哪些？肺癌的肉眼类型有哪些？

5. 何谓猝死？常见于哪些疾病？

参考答案

一、选择题

【A 型题】

题序	1	2	3	4	5	6	7	8	9	10	11	12	13
答案	C	E	B	A	C	D	C	E	E	D	E	C	D
题序	14	15	16	17	18	19	20	21	22	23	24	25	
答案	B	A	C	C	D	D	D	C	B	D	A	B	

【X 型题】

题序	26	27	28	29	30
答案	BCDE	ABCD	DE	ABC	BE

二、填空题

1. 脂纹　纤维斑块　粥样斑块　粥样斑块的继发改变
2. 心力衰竭　心脏破裂　心室壁瘤　附壁血栓形成　心源性休克　急性心包炎
3. 变质渗出期　增生期　瘢痕期
4. 淋巴细胞为主型　结节硬化型　混合型　淋巴细胞消减型　淋巴细胞消减
5. 食管下段静脉丛曲张　直肠静脉丛曲张　脐周围静脉曲张
6. 急性轻型（无黄疸型）　急性轻型（黄疸型）　慢性持续性　慢性活动性　急性重型　亚急性重型
7. 后者结节中有血吸虫卵
8. 绒毛心
9. 白色血栓　红色血栓　混合血栓　纤维素性微血栓
10. 凝固性坏死　液化性坏死　纤维素样坏死
11. 长骨变弯曲　弓形腿　方头　骨皮质变薄　Harrison 沟　肋骨串珠　鸡胸
12. 中央型（肺门型）　周围结节型　弥漫型
13. 门脉性肝硬化　坏死后性肝硬化　胆汁性肝硬化　寄生虫性肝硬化　淤血性肝硬化　色素性肝硬化
14. 绒毛水肿　间质血管消失　滋养叶细胞增生
15. 大量新生毛细血管　成纤维细胞

三、判断题

题序	答案	解析
1	×	胃癌的临床分期主要分为早期胃癌和进展期胃癌。早期胃癌是指病人的胃癌病灶位于黏膜及黏膜下层，这时候不论病人有无出现淋巴结转移，都称为早期胃癌；而进展期胃癌是指病人的胃癌病灶已经突破了黏膜下层，甚至侵入到病人的浆膜层，这时候称为进展期胃癌。
2	×	阿米巴肝脓肿是由于溶组织阿米巴滋养体从肠道病变处经血流进入肝脏，使肝发生坏死而形成，实为阿米巴结肠炎的并发症，但也可无阿米巴结肠炎而单独存在。以长期发热、右上腹或右下胸痛、全身消耗及肝大压痛、血白细胞增多等为主要临床表现，且易导致胸部并发症。
3	×	大叶性肺炎又称肺炎球菌肺炎，是由肺炎链球菌等细菌感染引起的呈大叶性分布的肺部急性炎症。常见诱因有受凉、劳累或淋雨等。
4	×	交界性肿瘤是一种在良性和恶性之间的肿瘤，是指组织形态和生物学行为介于良性与恶性之间的肿瘤，又称中间性（或中间型）肿瘤。
5	√	肺结核是比较常见的传染性的疾病，主要通过呼吸道飞沫途径传播。肺结核呈全球性的流行分布，尤其是在经济卫生条件比较差的国家和地区，肺结核危害是比较大的。感染肺结核以后可以造成疾病的扩散流行，引起慢性的肺部损伤，最后会出现一些严重的并发症，甚至会危及生命。

四、名词解释

1. 不完全再生：组织缺损后，不能通过原组织的再生恢复原来的结构与功能，而由纤维结缔组织代之，称为不完全再生。
2. 栓子：引起血管栓塞的异常物质称为栓子。常见的栓子有血栓性栓子、脂肪栓子、空气栓子、细菌栓子和羊水栓子等。
3. 异型性：肿瘤组织无论在细胞形态和组织结构上，都与其发源的正常组织有不同程度的差异，这种差异称为异型性。肿瘤组织异型性大小反映了肿瘤组织的成熟程度，异型性小者说明它和正常组织相似，肿瘤组织成熟程度高；异型性大者，表示瘤组织成熟度低，这种异型性大小是诊断肿瘤，确定其良、恶性的主要组织学依据。
4. 疣状心内膜炎：急性风湿性心内膜炎时，在瓣膜的闭锁缘处形成一排粟粒大小、灰白色疣状赘生物，故称此种心内膜炎为疣状心内膜炎，赘生物本质为白色血栓。

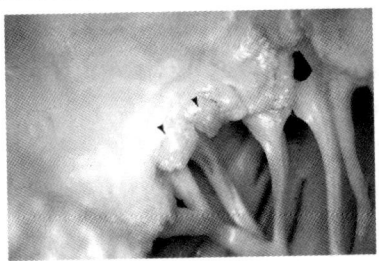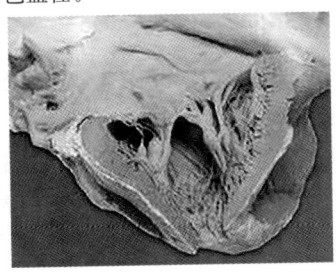

疣状心内膜炎示意图

5. 活检：全称为活体组织检查，是医院病理科常规病理检验工作之一，它是指从活体采取组织标本进行病理学检查，以获得对病人疾病的病理诊断。活体组织检查包括采取活体组织进行形态学检查和光学显微镜检查，必要时进行电子显微镜、组织化学、免疫组织化学检查。它是指导临床治疗和估计预后的一种病理技术，在医疗实践中占有很重要的地位，其优点是诊断准确而细致，常常是最可靠的最后诊断。

6. 泡状核细胞癌：是鼻咽癌的一种特殊组织学类型，又称大圆形细胞癌。癌巢不规则，境界不甚明显；癌细胞胞质丰富，细胞界限不清楚，往往呈合体状聚集成堆；细胞核大，圆形或卵圆形，染色质少，呈空泡状，有1～2个肥大核仁，核分裂象不多见；癌细胞之间常可见淋巴细胞浸润。

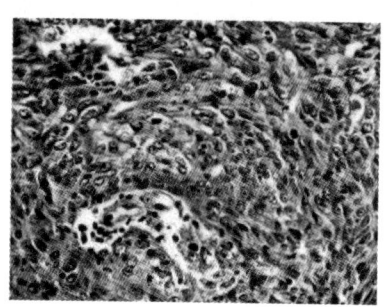

鼻咽泡状核细胞癌示意图

五、简答题

1. 萎缩是指发育正常的器官、组织或细胞的体积缩小或数目减少。常见的病理性萎缩有：①营养不良性萎缩，如脑动脉硬化时大脑萎缩。②去神经性萎缩，如小儿麻痹症下肢萎缩。③废用性萎缩，如骨折后长期固定致肌肉萎缩。④压迫性萎缩，如肾盂积水。⑤内分泌性萎缩，如席蒙病。

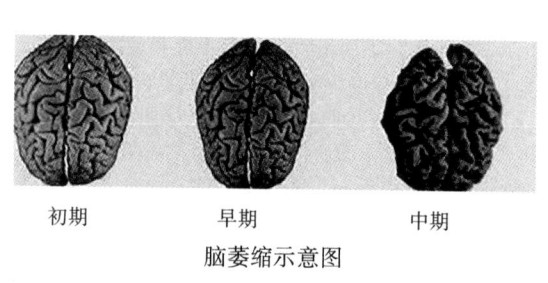

初期　　　　　早期　　　　　中期

脑萎缩示意图

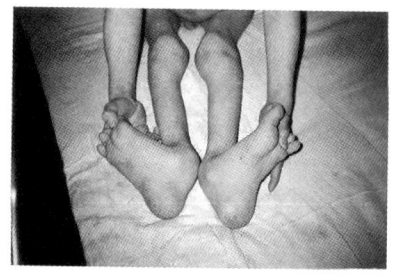

左小腿肌肉萎缩示意图

2. 二期愈合伤口的特点：①组织坏死多，或由于感染，继续引起明显的局部组织变性、坏死及炎症反应，只有等到感染被控制，坏死组织基本被消除后，组织再生才能开始。②伤口大，只有从伤口底部及边缘长出多量的肉芽组织才能将伤口填平。③愈合时间长，形成瘢痕大。

3. 肿瘤的生长方式有3种。①膨胀性生长：这是大多数良性肿瘤的生长方式，瘤细胞生长缓慢，不侵袭周围正常组织，随着肿瘤体积的逐渐增大，将四周组织推开或挤压。这种生长的肿瘤往往呈结节状，周围常有完整的包膜，与周围组织分界清楚。②浸润性生长：为大多数恶性肿瘤的生长方式，瘤细胞侵入周围组织间隙、淋巴管或血管内，像树根长入泥土一样，浸润并破坏周围组织，因而肿瘤没有包膜，与临近组织无明显界限。③外生性生长：发生在体表、体腔表面或管道器官表面的肿瘤，常向表面生长，形成突起的乳头状、息肉状、蕈状或菜花状肿物。

4. 肺癌早期可出现咳嗽、痰中带血等症状，但也有少数病例可全无症状。肺癌早期检查如下。①X 线检查：对 40 岁以上居民进行 X 线胸片检查，是早期发现肺癌的最有效的方法。②肺癌痰细胞学检查：可查出在 X 线下尚未形成肿块阴影的隐性肺癌，并可检出癌细胞，判断肺癌的类型。③支气管镜检查：除可观察支气管情况外，还可在可疑部位采集组织做病理学检查，或吸取其分泌物做涂片检查癌细胞，以进一步确定诊断。

肺癌的肉眼形态多种多样，根据其位置和形态可分为 3 种主要类型。①中央型：癌块位于肺门部，主要发生于支气管和肺段、肺叶支气管。②周边型：癌块位于肺叶的周边部，呈境界不清的结节状或球形，直径多为 2～8 cm，多发生于肺段与亚肺段支气管。③弥漫型：此型罕见，癌组织沿肺泡呈弥漫性浸润生长，外观呈肺炎样或呈无数小结节状密布于两肺。

5. 猝死又称急死，是指平日似乎健康的人，由于潜在性疾病或功能障碍而突然出人意料地非暴力死亡。引起猝死常见的疾病有冠心病、心肌病、心瓣膜病、动脉瘤、羊水栓塞、脑出血、脑血管畸形、蛛网膜下腔出血、急性出血性胰腺炎、异位妊娠内出血等。

15

血型和临床输血学试卷

血型是指血液成分（包括红细胞、白细胞、血小板）表面的抗原类型。通常所说的血型是指红细胞膜上特异性抗原类型，而与临床关系最密切，人们所熟知的是红细胞ABO血型系统及Rh血型系统。输血是指将血液通过静脉输注给病人的一种治疗方法，在临床上应用广泛。本试卷内容涉及血型和临床输血学的目的、方法、适应证、禁忌证、血型鉴定和交叉配血，以及成分输血等内容。

一、选择题

【A型题】

1. 为避免不完全抗体引起的溶血性输血反应，交叉配血试验不应采用　　　　（　　）
   A. LISS法　　B. 盐水介质立即离心法　　C. 聚凝胺法　　D. 抗球蛋白法　　E. 酶法

2. 做ABO血型鉴定，下述哪种凝集是反映被检者血型的真凝集　　　　（　　）
   A. 冷凝集　　B. 细菌性凝集　　C. 缗钱状凝集　　D. 弱凝集　　E. 类B凝集

3. 下述哪种体液中无ABO血型物质　　　　（　　）
   A. 唾液　　B. 泪液　　C. 脑脊液　　D. 胃液　　E. 血液

4. 血清中不可能存在的天然抗体是　　　　（　　）
   A. 抗A　　B. 抗B　　C. 抗E　　D. 抗D　　E. 抗CW

5. 下列病原物与输血感染疾病不相关的是　　　　（　　）
   A. 梅毒螺旋体　　B. 疟原虫　　C. 弓形体　　D. HTLV　　E. 血吸虫

6. 构成ABH血型抗原的多糖中没有　　　　（　　）
   A. 乳糖　　B. α-半乳糖　　C. N-乙酰氨基葡萄糖　　D. N-乙酰氨基半乳糖
   E. L-岩藻糖

7. 不属于"天然"抗体的特点是　　　　（　　）
   A. 为温抗体　　B. IgM性质　　C. 不能通过胎盘　　D. 无可察觉的血型抗原刺激
   E. 在生理盐水中可与相应抗原发生凝集

8. 欲中和B型人血清中的"天然"抗体以检查其免疫性抗体，应加什么人的唾液　　（　　）
   A. A型分泌型　　B. B型分泌型　　C. O型分泌型　　D. 父母或子女的　　E. 任何人的均可

9. ABO血型物质不可能　　　　（　　）
   A. 辅助鉴定血型　　B. 中和"天然"抗体　　C. 预测胎儿ABO血型　　D. 存在于每人唾液中　　E. 血浆混合中，互相中和了相应抗体

10. 病毒性肺炎病人血样品进行交叉配血试验时，可出现　　　　（　　）
    A. 细菌性凝集　　B. 类B凝集　　C. 缗钱状凝集　　D. 溶血　　E. 冷凝集

11. 关于新生儿溶血病的叙述，哪一点是错误的　　　　　　　　　　　　（　　）

   A. 发病是由于母胎血型不合　　B. 母亲血清中存在 IgM 抗体　　C. 胎儿红细胞被母亲血清中相应的血型抗体致敏　　D. 母亲常为 O 型或 Rh 阴性　　E. 为同种免疫性溶血

12. 引起输血后肝炎的主要肝炎病毒为　　　　　　　　　　　　　　　（　　）

   A. 甲型肝炎病毒　　B. 乙型肝炎病毒　　C. 丙型肝炎病毒　　D. 戊型肝炎病毒
   E. 庚型肝炎病毒

13. 自身免疫性溶血性贫血病人输血应首选　　　　　　　　　　　　　（　　）

   A. 浓缩红细胞　　B. 洗涤红细胞　　C. 少白细胞的红细胞　　D. 冷冻红细胞
   E. 照射红细胞

14. 溶血性输血反应主要是　　　　　　　　　　　　　　　　　　　（　　）

   A. 由 HLA 抗原抗体反应所致　　B. 由 Ig 聚合体或抗原抗体反应所致　　C. 由红细胞血型不合所致　　D. 由输入 HLA 不合的 T 细胞所致　　E. 由于血浆蛋白过敏所致

15. 保存温度对血小板活性影响很大，适宜温度为　　　　　　　　　（　　）

   A. 4 ℃～6 ℃　　B. 8 ℃～10 ℃　　C. 室温　　D. 18 ℃～22 ℃　　E. 20 ℃～24 ℃

16. 血小板输注无效的最重要原因是　　　　　　　　　　　　　　　（　　）

   A. 有发热　　B. 免疫性破坏　　C. 有严重感染　　D. 脾大　　E. 有消化道疾病

17. ABO 血型不合的新生儿溶血病患儿换血首选　　　　　　　　　（　　）

   A. O 型红细胞＋AB 型血浆　　B. 与病人同型的全血　　C. AB 型红细胞＋O 型血浆
   D. 与母亲同型的全血　　E. O 型洗涤红细胞＋AB 型血浆

18. 非溶血性发热性输血反应首先考虑　　　　　　　　　　　　　　（　　）

   A. Rh 血型不合　　B. ABO 血型不合　　C. 血小板抗原抗体所致　　D. 白细胞抗原抗体所致　　E. 血浆蛋白所致

19. 全血保存期的标准是根据输注 24 小时体内红细胞存活率为　　　　（　　）

   A. 40%　　B. 50%　　C. 60%　　D. 70%　　E. 90%

20. 红细胞血型不合的输血可引起　　　　　　　　　　　　　　　　（　　）

   A. 非溶血性发热反应　　B. 超敏反应　　C. 溶血反应　　D. 输血后紫癜　　E. 感染

【X 型题】

21. 缗钱状凝集的原因是　　　　　　　　　　　　　　　　　　　（　　）

   A. 冷凝集素　　B. 红细胞悬液过浓　　C. 亚型干扰　　D. 血浆蛋白紊乱　　E. 用玻片法时水分部分蒸发

22. 成分输血的优点有　　　　　　　　　　　　　　　　　　　　（　　）

   A. 减少输血反应　　B. 减少病人心脏负担　　C. 提高治疗效果　　D. 节约血源
   E. 减低输血传染病的发生

23. 下列哪些情况血小板输注剂量需增加至 1.5 U/10 kg　　　　　　（　　）

A. 感染　　B. 脾大　　C. 肝大　　D. 全身水肿　　E. DIC 高凝阶段

24. ABO 血型物质可以　　　　　　　　　　　　　　　　　　　　（　　）

A. 辅助鉴定血型　　B. 中和"天然"抗体　　C. 预测胎儿 ABO 血型　　D. 存在于每人唾液中　　E. 血浆混合中，互相中和了相应抗体

25. 输全血适用于　　　　　　　　　　　　　　　　　　　　　　　（　　）

A. 大手术　　B. 大创伤　　C. 大出血　　D. 粒细胞严重减少　　E. 换血

二、填空题

1. 根据 Fisher-Race 命名法 Rh 血型有_____种基因型，_____种表型。

2. 红细胞血型至少有_____个血型系统，_____种血型抗原。

3. 血型是_____。

4. ABO 血型有_____种基因型，_____种表型。

5. ABO 血型抗原在第_____周胚胎期的红细胞上即可检测出来，_____岁才发育完全。

6. 有肠道疾病的病人，如为 O 型或 A 型血，可因肠道细菌影响而呈_____B 型，暂时"变"为_____型或_____型。

7. 人类淋巴细胞膜上富含 HLA 抗原，根据受控遗传座位不同，可分为_____、_____、_____、_____、_____和_____等系列。

8. 酶法或抗球蛋白法鉴定 Rh 血型应在_____℃下进行。

9. 用 ACD 保养液保存全血于 4 ℃±2 ℃，21 天红细胞在体内存活率为_____％。

10. ACD 保养液的 A、C、D 的中文含义分别是_____、_____、_____。

11. 检查新生儿脐血红细胞是否被不完全抗体致敏，可用_____抗球蛋白试验。

12. 检查产妇血清中有无不完全抗体可用_____抗球蛋白试验。

13. ABO 血型反定型是用已知 ABO 血型红细胞作为试剂，利用其_____鉴定血清中的_____。

14. 已接受过输血者如果再次需要输血，要注意其血中有无_____抗体。

15. 孕妇血中凡是有_____性质的血型抗体，理论上都可引起新生儿溶血病。

三、判断题

1. 一般情况下，不允许在输入的血液制品中加入任何其他药物。　　　　　　（　　）

2. 某病人输血后 2 小时出现"血尿"，最大的可能是发生了溶血反应。　　　（　　）

3. AB 型血的病人每次可接受少量（＜400 mL）O 型、A 型和 B 型血，但要求直接交叉配血试验阴性（不凝集），而间接交叉试验可以阳性（凝集）。　　（　　）

4. Rh 阴性者不能接受 Rh 阳性者血液。　　　　　　　　　　　　　　　　（　　）

5. 库存血的成分与作用和新鲜血基本相同。　　　　　　　　　　　　　　（　　）

四、名词解释

1. 血型亚型
2. 交叉配血试验
3. 红细胞血型抗体筛选试验
4. 成分输血
5. HLA 抗原

五、简答题

1. 红细胞有多少血型抗原?
2. 什么是 Rh 血型?
3. 血型是否只指 ABO 血型?
4. 如何区分 ABO 血型?
5. 何谓免疫性抗体? 有些什么性质?
6. 何谓 ABO 血型正定型和反定型?
7. 新生儿溶血病是如何发生的?
8. 粒细胞抗原和抗体有何临床意义?
9. 血液中各种有形成分和凝血因子在 ACD 保存液中保存期各为多久?
10. 为什么说全血并不"全"?
11. 试述不提倡输全血的原因。
12. 在什么情况下可以输全血?
13. 哪些病人不宜输全血?
14. 试述输注血浆的不良反应。
15. 试述浓缩白细胞的应用日益减少的原因。
16. 输注粒细胞的适应证有哪些?
17. 简述血小板输注的适应证。
18. 自身输血主要有哪些方式?
19. 可以经输血感染的疾病有哪些?
20. 试述输血反应。

![参考答案]

一、选择题

【A 型题】

题序	1	2	3	4	5	6	7	8	9	10	11
答案	B	D	C	D	E	A	A	A	D	E	B
题序	12	13	14	15	16	17	18	19	20		
答案	C	B	C	E	B	E	D	D	C		

【X 型题】

题序	21	22	23	24	25
答案	BDE	ABCDE	AB	ABCE	ABCE

二、填空题

1. 36   18
2. 29   200 多
3. 人体血液的一种遗传性状（或血液成分的遗传多态性标记）
4. 6   4
5. 5～6   2～4
6. 类（或获得性）   B   AB
7. A   B   C   DR   DQ   DP
8. 37
9. 70
10. 枸橼酸   枸橼酸钠   葡萄糖
11. 直接
12. 间接
13. 血型抗原   血型抗体
14. 不完全（或免疫性）
15. IgG

三、判断题

题序	答案	解 析
1	√	若病人出现不良反应，难于准确判断其原因；药物出现浑浊、沉淀、变色等情况时不便观察。

题序	答案	解　　　析
2	√	溶血反应后会出现血红蛋白尿，使尿液呈红色。
3	√	因为输入的量少，输入的血清中的抗体可被受血者体内大量的血浆稀释，而不足以引起受血者的红细胞的凝集，故不出现反应。
4	√	一般情况下 Rh 阴性者不能接受 Rh 阳性者血液，因为 Rh 阳性血液中的抗原将刺激 Rh 阴性人体产生 Rh 抗体。如果再次输入 Rh 阳性血液，即可导致溶血性输血反应。但是，Rh 阳性者可以接受 Rh 阴性者的血液。
5	×	库存血虽含有血液的各种成分，但白细胞、血小板、凝血酶原等成分破坏较多，钾离子含量增多，酸性增高。

四、名词解释

1. 血型亚型：是指属于同一血型抗原，但抗原的结构、功能和抗原位点数有一定差异的血型。

2. 交叉配血试验：是将受血者血清与供血者红细胞和供血者血清与受血者红细胞分别进行抗原、抗体反应。交叉配血用的病人血清应是输血前 3 天以内的血标本，如反复多次输血病人，应采取输血后的血标本而且是冷藏且无污染者。

3. 红细胞血型抗体筛选试验：输血前对病人进行血型抗体筛选试验，以发现有临床意义的不规则抗体，避免溶血性输血反应；必要时对供血者血清进行抗体筛选，可以减少不规则抗体进入受血者体内而发生反应。

4. 成分输血：将全血中各种有效成分，用物理方法分离成高纯度、高浓度的制品，根据病人的具体情况，选择输用。这种更有效、更合理的输血方法，称为成分输血。

5. HLA 抗原：组织移植过程中，引起移植排斥的抗原，称为移植抗原，又称组织相容性抗原。引起快而强的排斥应答的抗原系统，称为主要组织相容性系统（MHS）。编码 MHS 的基因称为主要组织相容性复合物（MHC）。人类的 MHC 通常称为 HLA 基因或 HLA 基因复合体，其编码产物为 HLA 分子或 HLA 抗原，即人类白细胞抗原（human leukocyte antigen，HLA）。

五、简答题

1. 红细胞血型至少已发现有 29 个血型系统，还有高频率血型抗原组、低频率血型抗原组（即在人群中发生率高和低的抗原，但尚未成为一个独立系统）及"血型集合"。总共至少有 200 种以上抗原。

2. Rh 血型系统可能是红细胞血型中最复杂的一个血型系统，其临床重要性仅次于 ABO 血型系统。简单地说，Rh 是以恒河猴的红细胞抗原而取名的。Rh 系统有 40 多种抗原，最常见且用一般实验室方法可以鉴定的有 D、E、e、C、c 5 种抗原。这 5 种抗原也是与临床关系最密切的，其中又以 D 抗原性最强，能引起溶血性输血反应和新生儿溶血病。

3. 血型是人体血液的一种遗传性状，自发现红细胞 ABO 血型系统以来，不仅连续发现 29 个血型系统、200 多个血型抗原，还发现白细胞、血小板均有其各自的血型系统。血清中的免疫球蛋白和酶等也有型的差异。故血型不只是指红细胞血型，更不能局限于 ABO 血型，它是人体各种血液成分的遗传多态性标记。

4. 区分 ABO 血型的方法如下：红细胞上有 A 抗原，血清中有抗 B 抗体，为 A 型；红细胞上有 B 抗原，血清中有抗 A 抗体，为 B 型；红细胞上有 A 和 B 抗原，血清中无抗 A 和抗 B 抗体，为 AB 型；红细胞上无 A 和 B 抗原，血清中有抗 A 和抗 B 抗体，为 O 型。

5. 经妊娠或异型输血等免疫而产生的抗体，称为免疫性抗体，实质上为 IgG 抗体。免疫性抗体又称温抗体或不完全抗体。免疫性抗体在盐水介质中不能与相应的血型抗原红细胞凝集（但可使之致敏），必须用血清白蛋白、酶介质或用抗球蛋白试验等才能使之凝集。IgG 抗 A（抗 B）可通过胎盘。

6. ABO 血型正定型是用抗 A、抗 B 和抗 A＋B（O 型）标准血清鉴定受检者红细胞上的血型抗原。反定型是用 A 型、B 型和 O 型试剂红细胞鉴定受检者血清中的血型抗体。两者结果符合，才能发出报告。

7. 新生儿溶血病（HDN）是发生在新生儿时期的一种疾病，主要原因是母婴血型不合。孕母体内 IgG 类血型抗体通过胎盘进入胎儿体内，胎儿红细胞被母亲的同种抗体包被，被包被的红细胞在分娩前后加速破坏，使胎儿发生以溶血为主要损害的一类疾病。这是一种被动免疫性疾病。这种抗体是针对胎儿红细胞上父源性的血型抗原的。

免疫性抗 A、抗 B 和抗 Rh（特别是抗 D）以及凡是以 IgG 性质出现的血型抗体，理论上都可引起新生儿溶血病。

8. 粒细胞同种抗体可破坏粒细胞而导致粒细胞减少症。在输血时，受血者粒细胞抗体与供血者粒细胞相应抗原结合可引起输血性发热反应，有的可出现非心源性肺水肿，严重者可出现致死性的肺部反应。

9. ACD 保存液保存血液的保存期为 21 天，是指在 4 ℃±2 ℃，输注 24 小时体内红细胞存活率至少达到原来标准的 70％；其他成分保存期较短，如白细胞只能保存 5 天，其中粒细胞破坏最快，24 小时即丧失功能；血小板在 4 ℃保存 1 天即明显破坏，48 小时存活率为 40％，3 天后已无治疗价值；因子Ⅷ24小时活性下降 50％；因子Ⅴ保存 3～5 天可损失一半。

10. 说全血并不"全"是因为血液保存液是针对红细胞而设计的，只对红细胞有保存作用。其他如粒细胞破坏最快，24 小时即丧失功能；血小板需在 22 ℃±2 ℃振荡条件下保存，4 ℃保存 1 天后即明显破坏；因子Ⅷ24小时活性下降 50％，因子Ⅴ保存 3～5 天也损失一半。全血中除红细胞外，其他成分均不够一个治疗量。

11. 不提倡输全血的原因如下：
（1）全血中除红细胞外，其余成分浓度低，有的在储存过程中已丧失功能或活性，起不到治疗作用。
（2）全血中细胞碎片多，血浆中乳酸、钠、钾、氨等成分含量高，如全血输入越多，病人的代谢负担越重。
（3）全血中血液成分复杂，更容易产生同种免疫，导致输血不良反应。
（4）对血容量正常的贫血病人，特别是老人和小儿，输全血可加重心脏负荷，发生肺水肿和心力衰竭。
（5）全血未去掉血浆，传播疾病和导致过敏比成分输血的危险更大。

12. 一般而言，血容量不足且有进行性出血的急性大量失血病人可以考虑输注部分全血。全血能同时提高血液携氧能力和补充血容量，但临床适用全血的情况并不多见。

13. 以下各类病人不宜输全血：①血容量正常的慢性贫血病人。②低血容量已被纠正的急性贫血病人。③心功能不全或心力衰竭的贫血病人。④老年人、婴幼儿及慢性病体质弱者。⑤需要长期和反复输血的病人。⑥以往输血或多次妊娠已产生白细胞抗体的病人。⑦对于血浆蛋白过敏并产生相应抗体的病人。⑧可能施行造血干细胞移植的病人等。

14. 输注血浆的不良反应如下：
（1）传播病毒的危险：对供血者化验检测项目有一定局限性，即使已检测的项目亦不能完全排除假阴性。

（2）同种抗原抗体反应：血浆中混入少量血细胞抗原和血浆蛋白中各种抗原表型，都能激发受血者产生同种抗体，进而发生各种免疫反应。

（3）过敏反应：特别是荨麻疹和发热反应比较多见。

（4）给血容量正常的人输注血浆，可使循环超负荷，重者引起肺水肿。给血浆蛋白浓度正常的人输注血浆，可破坏体液胶体渗透压平衡。血浆中含有抗凝剂，输注过多可使肝功能异常病人出现低钙。

15. 浓缩白细胞的应用日益减少的原因如下：

（1）所谓输注浓缩白细胞实际上是输注粒细胞。粒细胞抗原性强，异型粒细胞输注容易产生同种免疫反应。粒细胞输注后容易并发严重的肺部并发症，还能传播病毒如巨细胞病毒等。

（2）浓缩白（粒）细胞常混有大量免疫活性的淋巴细胞，对免疫功能低下的病人，可导致危险的输血相关移植物抗宿主病（AT-GVHD）。

（3）新型抗生素不断发展，无菌层流病房亦广泛应用，其抗菌和控制感染的效果并不比输注浓缩白细胞差。

16. 输注粒细胞的适应证如下：一般认为病人最少需满足下列条件，医师在充分权衡基础上考虑输注。①中性粒细胞绝对值小于 $0.5 \times 10^9 /L$。②发热 24～48 小时，有明确的感染证据。③经强有力的抗生素治疗 48 小时无效。④骨髓造血功能短期内能够恢复。

17. 血小板输注的适应证如下：

（1）治疗性血小板输注：①血小板生成障碍引起的血小板减少。②血小板功能异常引起的出血。③稀释性血小板减少。

（2）预防性输注：作为预防性输注血小板，应慎重选择其适应证，因反复血小板输注可发生同种免疫，还有感染疾病的危险。

18. 自身输血有 3 种类型。在执行时应严格注意其适应证、禁忌证，并应严格无菌操作，选择最佳血液储存条件，确保自身输血者安全和有效输注。

（1）储存式自身输血：术前一定时间采集病人自身的血液进行保存，以备择期手术、术后或将来需用时使用。

（2）稀释式自身输血：一般在麻醉后、手术主要出血步骤开始前，抽取病人一定量自身血在室温下保存备用。应同时输入胶体液或等渗晶体液补充血容量，适度稀释血液，降低红细胞比容，使手术出血时血液的有形成分丢失减少。

（3）回收式自身输血：血液回收是指用血液回收装置，将病人体腔积血、术中失血及术后引流血液进行回收、抗凝、过滤、洗涤等处理，然后回输给病人。

19. 除在血液采取和保存过程已被污染而致菌血症以外，目前已知与输血相关的感染有乙型病毒性肝炎、丙型病毒性肝炎、丁型病毒性肝炎、戊型病毒性肝炎、艾滋病、梅毒、登革热、回归热、鼠咬热、疟疾、人 T 细胞白血病以及淋巴瘤病毒、巨细胞病毒和弓形虫感染等。

20. 输血反应分类如下：

（1）即发反应：①免疫反应，如溶血反应、非溶血性发热反应、过敏性休克反应、荨麻疹、非心源性肺水肿。②非免疫反应，如高热（细菌污染）、充血性心力衰竭、物理因素引起的溶血反应（如血液本身因素）、空气栓塞。

（2）迟发反应：①免疫反应，如溶血、移植物抗宿主病（GVHD）、紫癜等。②非免疫性反应，如各种经血传染病、铁超负荷等。

（3）其他：如出血倾向、低钾血症、碱中毒、枸橼酸盐中毒、微血栓形成等。

§16

放射治疗学
试　　　卷

放射治疗学（radiotherapy）又称肿瘤放射治疗学，是肿瘤治疗的三大手段之一。大约70%的癌症病人在治疗癌症过程中需要放射治疗。肿瘤放射治疗是利用放射线如放射性同位素产生的α、β、γ射线和各类X射线治疗机或加速器产生的X射线、电子线、质子束及其他粒子束等治疗恶性肿瘤的一种方法。本试卷内容涉及放射治疗学相关知识。

一、选择题

【A型题】

1. 下列哪项不是近距离后装治疗宫颈癌病人的护理措施 （　　）
   A. 治疗前用1:1 000苯扎溴铵溶液冲洗阴道　　B. 有疼痛者不宜立即处理　　C. 清洁会阴部　　D. 宫颈癌出血者，用无菌纱布填塞　　E. 治疗后留观1~2小时，观察不良反应

2. 预防放射性肺炎的重要措施是 （　　）
   A. 大剂量博来霉素　　B. 少用抗生素　　C. 大剂量联合化学治疗　　D. 避免癌细胞扩散，禁用激素　　E. 大面积照射时，放射剂量应控制在30 Gy以下

3. 下列哪项不是放射性皮肤损伤的临床表现 （　　）
   A. 红斑　　B. 干性脱屑、水疱、瘙痒　　C. 湿性脱皮溃疡　　D. 剥脱性皮炎、坏死　　E. 皮疹

4. 下列处理放射治疗所致的喉源性呼吸困难的方法中，错误的是 （　　）
   A. 吸氧　　B. 安静休息　　C. Ⅱ度呼吸困难者先化学治疗后气管切开　　D. 放射量以小剂量开始，逐渐增大　　E. Ⅲ度呼吸困难者紧急气管切开

5. 对放射治疗出现皮肤反应病人的护理方法，下列哪项是错误的 （　　）
   A. 用肥皂清洗，保持皮肤清洁　　B. 不用刺激性的药物　　C. 防止皮肤摩擦　　D. 不要强行撕扯皮肤的脱屑　　E. Ⅲ级皮炎停止放射治疗

6. 下列哪项不是放射性直肠炎的临床表现 （　　）
   A. 大便次数增多　　B. 里急后重　　C. 排便困难　　D. 慢性贫血　　E. 水样腹泻

7. 下列哪项不是放射治疗的并发症 （　　）
   A. 皮肤炎　　B. 膀胱炎　　C. 直肠炎　　D. 血小板增加　　E. 肺炎

8. 下列哪项不是处理放射性直肠炎的措施 （　　）
   A. 大剂量使用抗生素　　B. 高蛋白、高维生素、少渣饮食　　C. 局部使用地塞米松　　D. 口服碳酸氢钠　　E. 口服复方樟脑酊

9. 放射治疗价值不大的肿瘤为 （　　）
   A. 恶性淋巴瘤　　B. 神经母细胞瘤　　C. 鼻咽癌　　D. 宫颈癌　　E. 脂肪肉瘤

10. 护理后装治疗直肠癌病人时，下述措施不妥的是 （　　）

A. 治疗前 2 天嘱病人进食半流质　　B. 放施源器前应 2 次清洁灌肠　　C. 施源器放入病变部位后须固定好　　D. 嘱病人收缩腹部以防施源器下移　　E. 治疗结束后嘱病人休息 20～30 分钟

11. 处理放射治疗引起高热的病人，下述措施不妥的是 （　　）

A. 卧床休息　　B. 流质或半流质饮食　　C. 39 ℃以上暂停放射治疗　　D. 多饮水　　E. 使用退热药

12. 具有能量高、深度大、皮肤反应低等优点的是 （　　）

A. 直线加速器　　B. 模拟定位器　　C. X 射线治疗机　　D.^{60}Co 治疗机　　E. 放射治疗计划分流

【X 型题】

13. 放射性肺炎的防治措施包括 （　　）

A. 限制放射量　　B. 限制放射面积　　C. 避免用大剂量博来霉素　　D. 应用大剂量抗生素　　E. 应用大剂量皮质激素

14. 放射性膀胱炎的处理措施为 （　　）

A. 多饮水　　B. 使用抗生素　　C. 口服碳酸氢钠　　D. 口服复方樟脑酊　　E. 使用局部地塞米松乳剂

15. 恶性肿瘤全身转移的治疗包括 （　　）

A. 化学治疗　　B. 手术治疗　　C. 免疫治疗　　D. 放射治疗　　E. 中医药治疗

二、填空题

1. 放射治疗按治疗方式分为_____和_____。

2. 放射治疗的放射源有 3 类，即_____、_____和_____。

3. 根据肿瘤组织来源和分化程度可将肿瘤按其对放射线的敏感程度分为_____、_____和_____。

4. 急性放射性肺炎通常发生在放疗后_____个月。

5. 放射治疗前拔牙者，需拔牙_____天后才能进行放射治疗；放射治疗后_____不宜拔牙。

三、判断题

1. 放射治疗时出现 Ⅱ 级皮炎时，应停止放射治疗。 （　　）

2. 放射治疗前拔牙者，需拔牙后 1 周才能进行放射治疗。 （　　）

3. 术前放射治疗可以使肿瘤缩小，减少癌性粘连和肿瘤转移，以提高手术成功率。 （　　）

4. 放射性膀胱炎很少合并泌尿道感染。 （　　）

5. 直线加速器能产生高能电子束、高能 X 射线和 γ 射线。 （　　）

四、名词解释

1. 放射治疗
2. 远距离治疗
3. 近距离治疗
4. 半衰期
5. 姑息性放射治疗

五、简答题

1. 试述各种细胞对放射线的敏感度。
2. 试述影响放射治疗的临床因素。
3. 何谓肿瘤的综合治疗？
4. 试述术中放射治疗的意义。

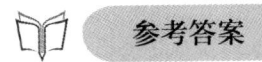

参考答案

一、选择题

【A 型题】

题序	1	2	3	4	5	6	7	8	9	10	11	12
答案	B	E	E	C	A	E	D	D	E	D	C	A

【X 型题】

题序	13	14	15
答案	ABCDE	ABC	ACE

二、填空题

1. 近距离治疗　　远距离治疗
2. 同位素　　X 射线　　加速器
3. 高度敏感　　中度敏感　　放射抗拒
4. 1～3
5. 10～14　　1 年内

三、判断题

题序	答案	解　析
1	×	放射性皮肤反应：①注意放疗期间皮肤护理。②Ⅰ度放射性皮肤反应，一般不用处理。③Ⅱ～Ⅲ度皮肤反应可用氢地油外用，局部用促进表皮生长的药物。④Ⅲ度皮肤反应要密切观察变化，必要时停止放疗。
2	×	放射治疗前拔牙，根据病人体质情况，最少拔牙2周后或积极抗炎的同时方可进行放疗。因为放射线会对唾液腺造成伤害，使腺体分泌减少而黏稠，酸度增加，细菌容易滋生而形成放射性龋齿，牙龈红肿，齿槽溢脓。
3	√	放射治疗是通过放射线的电离辐射消灭肿瘤细胞，其目标是使肿瘤接受高剂量，正常组织接受低剂量。手术前放疗可以使肿瘤缩小，减少癌性粘连和肿瘤转移，以提高手术成功率。
4	×	放射性膀胱炎后期如果不处理，膀胱会挛缩，之后会有尿频、尿急、尿失禁及血尿等，甚至膀胱的压力会增高，从而引起肾脏的积水、尿液反流，肾衰竭。
5	×	直线加速器是用于癌症放射治疗的大型医疗设备，它通过产生 X 射线和电子线，对病人体内的肿瘤进行直接照射，从而达到消除或减小肿瘤的目的。

四、名词解释

1. 放射治疗：简称放疗，是指使用放射线来治疗癌症病人，通过放射治疗使癌细胞被消灭，而正常的组织和细胞能得到康复。

2. 远距离治疗：又称外照射治疗，是指放射源位于体外一定距离，集中照射人体的某一部位。

3. 近距离治疗：是将放射源直接放入病变组织或人体的天然腔道内，如舌、鼻咽、食管、子宫颈等部位进行照射。

4. 半衰期：放射性核素其原子核数目衰变到原来数目一半所需的时间称为放射性核素的半衰期（$t_{1/2}$）。

5. 姑息性放射治疗：晚期肿瘤或放射治疗抗拒的肿瘤，通过放射治疗改善临床症状，达到止痛、止血、缓解肿瘤压迫，减轻痛苦，抑制肿瘤生长的目的。姑息性放射治疗一般只给予肿瘤根治剂量的 1/3～1/2。

五、简答题

1. 各类细胞对放射线的敏感度排序如下：

（1）淋巴组织。

（2）血液白细胞（尤其是粒细胞）。

（3）上皮细胞：①某些分泌腺的基底上皮细胞，尤其如腮腺上皮细胞。②睾丸的基底上皮细胞（精原细胞）与卵巢的滤泡细胞。③皮肤与黏膜的基底上皮细胞。④肺与肝的上皮细胞。⑤肾小管上皮细胞。⑥腺上皮细胞。

（4）内皮细胞。

（5）结缔组织细胞。

（6）肌细胞、骨细胞、脂肪细胞和神经细胞。

2. 放射治疗的临床因素有以下几种：

（1）全身情况：营养不良或贫血会降低敏感度，恶病质更无法耐受全部疗程。

（2）年龄：年轻人肿瘤敏感性高，但转移机会多；老年人肿瘤敏感性低，耐受性差。

（3）肿瘤分化程度：成熟细胞的分化程度高，其放疗敏感性低；反之，分化程度低，放射治疗就较敏感。

（4）肿瘤部位和瘤床组织：宫颈癌和食管癌同是鳞状细胞癌，因宫颈癌的周围组织耐受量高，给予大量放射治疗较少损害，治疗效果好；食管周围组织耐受力低，易造成食管穿孔，治疗效果就差。

（5）肿瘤的大小和分型：肿瘤过大势必影响效果。肿瘤大体分为糜烂型、菜花型、结节型、溃疡型，其疗效也按上述顺序逐次下降。

（6）肿瘤的临床期别及有无合并症：肿瘤早期较晚期敏感，有合并症特别是合并感染时使放射敏感性下降。

3. 肿瘤的综合治疗是根据病人的机体情况、肿瘤的病理类型、侵犯范围（病期）和发展趋势，有计划地、合理地应用现有的治疗手段，以期较大幅度地提高肿瘤治愈率、延长生存期、提高病人生活质量。它包括放射治疗与手术综合治疗、放射治疗与化学治疗综合治疗及术前放射治疗、化学治疗等。

4. 术中放射治疗的意义：应用直线加速器对头、颈、胸、腹等处肿瘤进行术中照射，包括对手术区的邻近组织和区域淋巴结的照射，可提高局部照射剂量，减少正常组织的放射损伤，从而减少复发，提高疗效。

§17

高压氧医学
试　　　卷

高压氧医学（hyperbaric oxygen medicine）是一门新兴的医学学科，在许多疾病的治疗中发挥了非常重要的作用。尤其对厌氧菌感染、一氧化碳中毒、减压病、气栓症等疾病，确有特殊疗效。在急性缺血缺氧性脑病、脑外伤、脑血管疾病、慢性难愈性溃疡、断指（趾）再植术后血运不良、突发性耳聋等疾病的综合治疗中，有不可替代的治疗作用。本试卷内容涉及高压氧医学相关知识。

一、选择题

【A型题】

1. 高压氧治疗 CO 中毒的主要机制是 （ ）
   A. 血液中物理溶解氧量增加　　B. 血液中结合氧量增加　　C. 血液中血红蛋白增加
   D. 氧和血红蛋白的亲和力增加　　E. 机体的摄氧能力增强

2. 高压氧的绝对禁忌证之一是 （ ）
   A. 急性鼻窦炎病人　　B. 有颅骨缺损者　　C. 妇女月经期与妊娠期　　D. 未经处理的气胸　　E. 活动性肺结核

3. 标准大气压是指下列哪种条件下物体在单位面积上所承受的压力 （ ）
   A. 在海平面上温度为 4 ℃时　　B. 在赤道海平面上，温度为 0 ℃时　　C. 在赤道海平面上，温度为 4 ℃时　　D. 在纬度为 45°的海平面上，温度为 0 ℃时　　E. 在纬度为 45°的海平面上，温度为 4 ℃时

4. 高压氧治疗的含义是 （ ）
   A. 在常压下呼吸纯氧　　B. 在超过常压的环境下吸 30％以下浓度的氧气　　C. 在超过一个大气压的密闭的环境下呼吸纯氧或高浓度的氧气　　D. 在超过一个绝对压的环境下吸氧与 CO_2 的混合气体　　E. 在高压环境下吸空气

5. 每次治疗完毕，舱内的紫外线空气消毒时间是 （ ）
   A. 10 分钟　　B. 20 分钟　　C. 30 分钟　　D. 1 小时　　E. 1.5 小时

6. 高压氧治疗时临床上常用的压力单位是 （ ）
   A. 大气压　　B. 表压　　C. 绝对压　　D. 附加压　　E. 氧压

7. 温度不变时，气体的体积（V）与压强（P）的关系是 （ ）
   A. $V_1/V_2 = P_2/P_1$　　B. $V_1/V_2 = P_1/P_2$　　C. $V_1 = K \cdot V_2 P_1/P_2$　　D. $V_1 = K \cdot V_2 P_2/P_1$　　E. $V_1 \cdot V_2 = P_1 \cdot P_2$

8. 常压下连续吸纯氧的安全时限为 （ ）
   A. 4～6 小时　　B. 8～12 小时　　C. 12～24 小时　　D. 24～48 小时　　E. 48 小时以上

9. 外界气压降低时，机体中氮的脱饱和最慢的组织是 （ ）

    A. 血液　　B. 淋巴　　C. 脂肪　　D. 肌肉　　E. 脑灰质

【X型题】

10. 高压氧治疗气性坏疽的作用是 （ ）

    A. 抑制梭状芽孢杆菌的生长　　B. 抑制 α-外毒素的产生　　C. 阻止组织坏死，促进伤口愈合　　D. 增强抗毒血清的作用　　E. 增强抗生素的效力

11. 惊厥型氧中毒发生的原因可能是 （ ）

    A. 压力在 0.25 MPa 上　　B. 脑内酪氨酸生成减少　　C. 脑内 H_2O_2 浓度升高

    D. 常压下持续吸氧超过 8 小时　　E. 乙酰胆碱酯酶活性降低

12. 医用氧气的质量标准应达到 （ ）

    A. 无杂质，无有害气体　　B. 氧浓度不少于 99.5%　　C. 水汽不高于 5 mL/瓶

    D. 温度不高于 22 ℃　　E. 二氧化碳浓度不高于 0.05%

13. 高压氧对循环系统的影响包括 （ ）

    A. 心率减慢　　B. 心排血量减少　　C. 血流减慢　　D. 心脏负荷加重　　E. 血循环时间缩短

14. 高压氧治疗气性坏疽的治疗原则是 （ ）

    A. 一经确诊，简单清创，立即行高压氧治疗　　B. 对疑似气性坏疽病人也应做预防治疗　　C. 应同时使用广谱抗生素及注射抗毒血清　　D. 待截肢后再行高压氧治疗　　E. 体温超过 40 ℃不宜行高压氧治疗

15. 人在高气压环境下并不会被"压扁"，这是因为 （ ）

    A. 人体是有弹性的　　B. 水的不可压缩性　　C. 人体有强大骨架的支持　　D. 人体各部位均匀受压　　E. 高压氧治疗的压力人体尚可耐受

16. 在高压氧下哪些微生物生长会受抑制 （ ）

    A. 厌氧菌　　B. 某些兼性厌氧菌　　C. 某些需氧菌　　D. 各种细菌　　E. 病毒

17. 高压氧对血液系统的影响主要包括 （ ）

    A. 红细胞减少　　B. 红细胞沉降率加快　　C. 白细胞增加　　D. 凝血时间延长

    E. 血液黏度下降

18. 氧瓶使用完后，瓶内应保留 1 kg/cm^2 的剩余压力，目的在于 （ ）

    A. 表明瓶未做过其他用途　　B. 外界杂质不易进入瓶内　　C. 再充气时，瓶无须清洗　　D. 保护减压器不易损坏　　E. 备取样验证气体性质

19. 影响减压病发生的因素包括 （ ）

    A. 机体所受压力的大小　　B. 高压下暴露时间　　C. 减压速度　　D. 环境温度

    E. 病人体质

20. 惊厥型氧中毒可能发生在 （ ）

    A. 0.15 MPa 高压氧治疗吸氧过程中　　B. 常压下持续吸氧 8 小时以上时　　C. 0.25 MPa 以上高压氧治疗过程中　　D. 在 0.3 MPa 高压氧治疗吸氧停止后　　E. 0.23 MPa 以

上的高压氧治疗过程中

二、填空题

1. "常压"是指在纬度_____°海平面上，温度为_____时，单位面积上所受到的大气压力。

2. 一个标准大气压为_____ mmHg，约为_____ kPa，相当于每平方厘米面积上承受_____ kgf。

3. 常压下连续吸纯氧的安全时限为_____小时。0.2 MPa 下连续吸纯氧为_____分钟，0.25 MPa 下连续吸氧的安全时限为_____分钟，0.3 MPa 下连续吸氧的时限为_____分钟。

4. 氧中毒的类型分为：_____、_____、_____。

5. 按国家标准，空气加压的高压氧舱内，氧浓度不能超过_____。

6. 燃烧的三要素是：_____、_____、_____。高压氧舱内灭火装置禁用_____或_____灭火气。

7. 高压氧治疗时由于方法不当，加压时可使病人患_____，稳压时可使病人患_____，减压时可使病人患_____。

8. 高压氧治疗气性坏疽普遍采用_____疗法，即第 1 天治疗_____次，第 2 天治疗_____次，第 3 天治疗_____次。治疗压力应取_____ MPa。

9. "氧分压"是指氧气在_____中的压强，"氧张力"是指溶解在_____中的氧分压。

10. 高压氧下血氧含量的增加主要是_____氧量的增加。

三、判断题

1. 高压氧下心率增快，心排血量增加。　　　　　　　　　　　　　(　)
2. 高压氧治疗时，采用间歇吸氧是为了防止减压病。　　　　　　　(　)
3. 高压氧舱内禁用二氧化碳灭火器。　　　　　　　　　　　　　　(　)
4. 减压时，舱内病人身上的引流管都要关闭。　　　　　　　　　　(　)
5. 妊娠者发生中度以上一氧化碳中毒时，原则上应做高压氧治疗。　(　)

四、名词解释

1. 附加压
2. 减压病
3. 高压氧疗法
4. 高压氧舱
5. 氧中毒

五、简答题

1. 试述高压氧治疗的作用机制。

2. 高压氧治疗的急症适应证有哪些?

3. 试述高压氧治疗的禁忌证。

4. 试述高压氧治疗病人在入舱前要做的准备。

5. 试述氧舱火灾应急处理原则。

参考答案

一、选择题

【A 型题】

题序	1	2	3	4	5	6	7	8	9
答案	A	D	D	C	C	C	A	C	C

【X 型题】

题序	10	11	12	13	14	15	16	17	18	19	20
答案	ABC	ABCE	ABCE	ABC	ABC	BD	ABC	ABCD	ABC	ABCD	CDE

二、填空题

1. 45   0 ℃
2. 760   100   1
3. 12~24   150   120   40
4. 肺型   脑型   眼型
5. 23%
6. 火种   易燃物   氧气   二氧化碳   四氯化碳
7. 气压伤   氧中毒   减压病
8. 3天7次   3   2   2   0.25~0.3
9. 空气   液体
10. 血浆物理溶解

三、判断题

题序	答案	解析
1	×	高压氧治疗已广泛应用于临床各科室,尤其以急症抢救病人更常用。许多临床实验报告中提示,在高压氧环境下,心率会发生变化,压力越高,吸氧时间越长,心率减慢越明显。所以对心率过缓的病人不适宜高压氧治疗。
2	×	减压病是一种因周围压力降低(如潜水上升,出沉箱或高压舱,或上升到高海拔区),促使溶解于血液或组织中的气体形成气泡所致的疾病。

题序	答案	解　析
3	√	二氧化碳与具有黏性的氢氧化铝溶液，生成二氧化碳泡沫，附着在可燃物表面，阻止其与空气接触，达到灭火的目的。而高压舱内的压力会将二氧化碳气泡压裂，或者根本就形成不了气泡，所以二氧化碳灭火器就失去了作用。高压氧舱内灭火应采用干粉灭火器。干粉灭火器主要起防振实、结块，改善干粉运动性能，催化干粉硅油聚合以及改善与泡沫灭火剂的共容等作用。
4	×	高压氧治疗过程分为3个阶段，即加压阶段、稳压吸氧阶段和减压阶段。加压阶段病人需要通过吞咽、咀嚼、张嘴、捏鼻子鼓气等方法来调整耳朵的压力，稳压吸氧阶段注意使用正确的吸氧方式，避免过快过深的呼吸。减压阶段不能屏气。引流管不需要都关闭，只需关闭一部分，因为减少压力，不是停止压力，压力也不能骤减。
5	√	孕妇出现一氧化碳中毒时，若是病情较为严重就可以吸高压氧，但是有可能会对胎儿造成影响，因为进行高压氧会导致胎盘处的血管发生收缩，从而诱发先兆流产。病情较轻的孕妇，应该使用促进脑细胞代谢和缓解脑水肿的药物进行治疗。

四、名词解释

1. 附加压：是指在大气压的基础上，在密闭的容器中，人为增加的气体压力。压力表上所显示的数值就是附加压，又称表压。

2. 减压病：是一种因环境压力降低过快，致使体液中溶解的气体被释出形成气泡，压迫组织或形成血栓而引起疾病。本病又称潜涵病、屈肢症等。高压氧治疗时如减压过快，可导致本病。

3. 高压氧疗法：是指将病人置于超过 1 个大气压的密闭的特殊环境中，呼吸高浓度的氧治疗疾病的一种方法。

4. 高压氧舱：是高压氧疗法的专用设备，大多用钢材制成。由于应用范围不同，加压舱有各种不同型别，但基本原理是相同的。主要有氧气加压舱和空气加压舱两种类型。

5. 氧中毒：高压氧环境下，长时间吸入高浓度的氧或纯氧，可以造成人体组织和功能的损害，称为氧中毒。氧中毒可累及机体任何细胞，根据临床主要损害可分为神经型氧中毒、肺型氧中毒以及高压氧对眼的副作用 3 种类型。

五、简答题

1. 高压氧治疗的作用机制有：①提高体内血氧分压、血氧含量及血氧张力，增加机体储氧量。②提高血氧弥散能力。③收缩血管，减少渗出，防止水肿。④抑制厌氧菌生长。⑤增强肿瘤细胞对化疗和放疗的敏感性。⑥加速组织内气泡的溶解和吸收。

2. 高压氧治疗的急症适应证有：急性一氧化碳中毒及其中毒性脑病、急性气栓症、急性减压病、有害气体（硫化氢、液化石油气、汽油等）中毒、厌氧菌感染（气体坏疽、破伤风等）、休克、视网膜动脉栓塞、心肺复苏后急性脑功能障碍（电击伤、溺水、缢伤、窒息、麻醉意外等）、脑水肿、肺水肿、挤压伤及挤压综合征、急性末梢循环障碍、急性脊髓损伤、断肢（指、趾）再植术后等。

3. 高压氧治疗的禁忌证如下：

(1) 绝对禁忌证：①未经处理的气胸、纵隔气肿。②活动性内出血及出血性疾病。③有氧中毒史。④结核性空洞形成并咯血。

（2）相对禁忌证：①重症上呼吸道感染。②重度肺气肿、肺大疱、支气管扩张症。③重度鼻窦炎。④高碳酸血症。⑤二度以上心脏传导阻滞。⑥脑血管瘤、畸形。⑦未经处理的恶性肿瘤。⑧视网膜脱离。⑨病态窦房结综合征。⑩心动过缓（<50 次/min）。⑪化脓性中耳炎（鼓膜未穿孔者）。⑫咽鼓管阻塞。⑬血压过高者。

4. 高压氧治疗前病人应做的准备如下：

（1）每次进舱前应向舱医务人员反映病情变化，进行必要的观察、检查或治疗。

（2）了解高压氧舱设备使用方法及治疗时的注意事项，严禁将火柴、打火机和汽油等易燃物品以及电动、闪光玩具、爆竹等带入舱内。另外，机械手表、钢笔、助听器等也不宜带入舱内，以免加压后损坏。

（3）单人纯氧舱严禁穿易产生静电火花的服装（氨纶、腈纶、尼龙、膨体纱等化学纤维织物）入舱。

（4）服从医务人员指导，掌握适应高压环境的配合动作，如咽鼓管咽口开张动作及如何有效吸氧等。

（5）除非紧急情况，一般不宜在饱餐后、酒后及疲劳状态下立即入舱。入舱前解好大、小便。

5. 当舱内发生火灾意外事故时，操作人员应沉着果断地做出如下处理：

（1）迅速关闭供氧、供气阀门，切断总电源开关。

（2）迅速打开排气阀、操作安全阀手柄及舱外紧急排气阀应急排气，力争 2 分钟内快速减至常压。

（3）设法迅速打开舱门，救出舱内人员。

（4）打开灭火器，将余火熄灭。

（5）通知医院相关科室进行抢救。如发生减压病应设法加压救治。

（6）立即如实报告上级。

（7）保护现场。

（8）查清起火事故原因。

（9）及时总结并向有关单位报告。

§18

临床营养学
试　　卷

营养是指生物从外界摄入食物，在体内经过消化、吸收、代谢以满足其自身生理功能和从事各种活动需要的必要生物学过程。临床营养学（clinical nutrition）是研究病人营养的一门科学，所涉及的内容包括机体代谢及其应激后的变化、营养状况评价、营养治疗方式的选择、治疗膳食的适用对象与配膳原则、营养制剂的种类及其特点、肠内与肠外营养支持的适应证、营养输入通路的建立及其监护、营养治疗的实施原则及其并发症的防治等。本试卷内容涉及临床营养学相关知识。

一、选择题

【A 型题】

1. 一般食物的含氮量转换为蛋白质含量的系数为 （ ）
   A. 5.85　　B. 6.50　　C. 6.25　　D. 6.45　　E. 6.15

2. 成人摄入混合膳食时，因食物特殊动力作用所消耗的能量约相当于总能量消耗的（ ）
   A. 5%　　B. 10%　　C. 15%　　D. 20%　　E. 30%

3. 下列物质中属于多糖的是 （ ）
   A. 淀粉　　B. 蔗糖　　C. 麦芽糖　　D. 葡萄糖　　E. 果糖

4. 组成低聚糖的单糖分子数为 （ ）
   A. 1～2 个　　B. 3～9 个　　C. 11～15 个　　D. 16～20 个　　E. 20～30 个

5. 有利于非血红蛋白铁吸收的是 （ ）
   A. 维生素 C　　B. 钙　　C. 草酸　　D. 膳食纤维　　E. 维生素 E

6. 人体必需微量元素包括 （ ）
   A. 钙、铁、镁　　B. 钾、镁、钠　　C. 铁、铬、磷　　D. 硒、锌、碘　　E. 硫、铬、钼

7. 味觉减退或有异食癖可能是由于缺乏 （ ）
   A. 锌　　B. 铬　　C. 硒　　D. 钙　　E. 碘

8. 下列哪种维生素具有抗氧化功能 （ ）
   A. 维生素 B_1　　B. 维生素 B_2　　C. 维生素 C　　D. 维生素 D　　E. 维生素 K

9. 豆类食物中哪种氨基酸含量比较低 （ ）
   A. 色氨酸　　B. 蛋氨酸　　C. 组氨酸　　D. 赖氨酸　　E. 苯丙氨酸

10. 克汀病是因为饮食中缺乏 （ ）
    A. 锌　　B. 硒　　C. 铁　　D. 碘　　E. 铬

11. 下列哪个氨基酸在婴儿期是必需氨基酸 （ ）
    A. 精氨酸　　B. 牛磺酸　　C. 组氨酸　　D. 酪氨酸　　E. 苯丙氨酸

12. 影响谷胱甘肽还原酶活力的营养素是　　　　　　　　　　　　　　（　　）

　　A. 硒　　B. 锌　　C. 维生素 B_1　　D. 维生素 B_2　　E. 铁

13. 下列哪个维生素是辅酶Ⅰ与辅酶Ⅱ的组成成分　　　　　　　　　　（　　）

　　A. 烟酸　　B. 维生素 B_2　　C. 维生素 B_1　　D. 维生素 C　　E. 维生素 K

14. 脑细胞可利用的能量形式是　　　　　　　　　　　　　　　　　　（　　）

　　A. 葡萄糖　　B. 乳糖　　C. 果糖　　D. 蔗糖　　E. 麦芽糖

15. 药膳组成为　　　　　　　　　　　　　　　　　　　　　　　　　（　　）

　　A. 中药与食物　　B. 西药与食物　　C. 中药、食物与调料　　D. 食物与调料

　　E. 中药与西药

16. 下述哪项符合少渣膳食要点　　　　　　　　　　　　　　　　　　（　　）

　　A. 蔬菜、水果不限制　　B. 少用调味品　　C. 选用含纤维少的食物　　D. 少用动物

　　油　　E. 注意烹调方法

17. 含膳食纤维最多的食物是　　　　　　　　　　　　　　　　　　　（　　）

　　A. 木耳　　B. 魔芋　　C. 海带　　D. 豆渣　　E. 洋葱

【X 型题】

18. 以下属于抗氧化的微量营养素是　　　　　　　　　　　　　　　　（　　）

　　A. 硒　　B. 维生素 D　　C. 维生素 B_1　　D. 维生素 C　　E. 维生素 E

19. 低嘌呤饮食禁用的食物是　　　　　　　　　　　　　　　　　　　（　　）

　　A. 沙丁鱼　　B. 鸡蛋　　C. 蔬菜　　D. 肉汁　　E. 动物内脏

20. 膳食纤维的生理功能有　　　　　　　　　　　　　　　　　　　　（　　）

　　A. 增加饱腹感，降低对其他营养素的吸收　　B. 预防糖尿病　　C. 降低血胆固醇，

　　预防胆结石　　D. 改变肠道菌群　　E. 促进排便

21. 产热营养素有　　　　　　　　　　　　　　　　　　　　　　　　（　　）

　　A. 糖类　　B. 蛋白质　　C. 维生素　　D. 矿物质　　E. 脂肪

22. 蛋白质按必需氨基酸的含量可分为　　　　　　　　　　　　　　　（　　）

　　A. 完全蛋白质　　B. 半完全蛋白质　　C. 不完全蛋白质　　D. 球蛋白质　　E. 胶

　　质蛋白质

23. 脂肪酸分类包括　　　　　　　　　　　　　　　　　　　　　　　（　　）

　　A. 饱和脂肪酸　　B. 单不饱和脂肪酸　　C. 多不饱和脂肪酸　　D. 亚麻油酸

　　E. 花生四烯酸

24. 下列哪些符合糖尿病饮食治疗的要求　　　　　　　　　　　　　　（　　）

　　A. 少量多餐　　B. 终身控制饮食　　C. 膳食要平衡　　D. 合理控制总热量

　　E. 维持理想体重

25. 下列哪些符合溃疡病饮食治疗要求　　　　　　　　　　　　　　　（　　）

　　A. 营养全面食物多样化　　B. 低脂肪膳食　　C. 烹调方法选用：煮、爆炒、油炸

　　D. 少食多餐　　E. 避免刺激性食物

26. 肝豆状核变性膳食宜　　　　　　　　　　　　　　　　　　　　（　　）
    A. 选细粮作为主食　　B. 避免摄取过高热量　　C. 低铜膳食　　D. 奶类含铜量高避免食用　　E. 低铁膳食

27. 平衡膳食的优点包括　　　　　　　　　　　　　　　　　　　　（　　）
    A. 供给充足热能　　B. 食物品种多样　　C. 生长发育所需　　D. 所含营养素全面
    E. 预防肿瘤

28. 结核病膳食应选择　　　　　　　　　　　　　　　　　　　　　（　　）
    A. 高热能　　B. 高蛋白质　　C. 低盐　　D. 低渣　　E. 丰富维生素

29. 颅脑损伤昏迷病人的膳食应　　　　　　　　　　　　　　　　　（　　）
    A. 鼻胃管饲　　B. 胃造瘘口管饲　　C. 供给高热能高蛋白质流质　　D. 半流质管饲
    E. 含有丰富维生素的饮食

30. 配制匀浆膳食时应注意　　　　　　　　　　　　　　　　　　　（　　）
    A. 选用食物新鲜卫生　　B. 选用优质高蛋白食物　　C. 食物搭配合理　　D. 管饲匀浆液浓度恰当　　E. 匀浆液使用时温度适宜

二、填空题

1. 人体需要的营养素按传统的方法分为六大类，即_____、_____、_____、_____、_____和_____。随着营养科学的发展，其他膳食成分如_____和_____等也有逐渐成为一大类的趋势。

2. 口角炎、舌炎与_____、_____缺乏有关，鸡胸、"O"形腿、"X"形腿与_____缺乏有关。

3. 必需脂肪酸是指人体不可缺少而自身又不能合成，必须由食物供给的多不饱和脂肪酸，如_____、_____等。

4. 根据维生素的溶解性可将维生素分成_____和_____两大类。

5. 我国人民膳食现阶段是以_____为主，_____为辅，即以粮豆菜为主，以肉蛋奶为辅助食物的东亚型膳食模式。

6. 谷类食物蛋白质中_____含量最少，其次为_____，则称其为第一、第二限制氨基酸。

7. 孕中期应比非孕时每天增加蛋白质_____g，孕后期增加_____g，其中优质蛋白应占_____以上。

8. 中医食物的"味"，既是指食物的具体味道，又是一种抽象的概念，主要有5种"味"：_____、_____、_____、_____、_____。

9. 食物的"性"是指食物具有_____、_____、_____、_____4种性质，中医称为"四性"或"四气"。

10. 肠外营养制剂包括_____、_____、_____、_____、_____、_____等几大类。

225

11. 肠内营养制剂按组成可分为_____、_____、_____和_____四类。

12. 计算标准体重的简单方法是_____。

13. 无盐膳食是在食物选择和烹调加工过程中避免_____，全天膳食总含钠量在_____ mg 以下。

14. 低胆固醇膳食是在低脂膳食的前提下，控制每天膳食中的胆固醇含量在_____ mg 以下。

15. 尿毒症病人饮食治疗的重点是_____和_____。

三、判断题

1. 非必需氨基酸是指人体代谢中可有可无的氨基酸。　　　　　　　　　　　（　　）

2. 上臂肱三头肌和肩胛下是测定体脂储备的重要部位。　　　　　　　　　（　　）

3. 任何形式的肠外营养支持均应包括强化胰岛素治疗。　　　　　　　　　（　　）

4. 严重创伤后病人处于负氮平衡状态常需给予特殊营养支持。　　　　　　（　　）

5. 酸性食物和碱性食物并非依据食物的口味进行判断。　　　　　　　　　（　　）

四、名词解释

1. 必需脂肪酸
2. 维生素
3. 膳食纤维
4. 无机盐
5. 恩格尔系数

五、简答题

1. 何谓食品等值交换份?

2. 何谓优质蛋白质?

3. 试述我国居民膳食指南。

4. 何谓绿色食品?

5. 某糖尿病病人，男，50 岁，身高 165 cm，体重 75 kg，从事轻体力活动，平素食量中等。请回答以下问题：

(1) 计算该病人全天热能需要量。

(2) 根据热能总量开出糖尿病饮食处方。

参考答案

一、选择题

【A型题】

题序	1	2	3	4	5	6	7	8	9	10	11	12	13	14	15	16	17
答案	C	B	A	B	A	D	A	C	B	D	C	A	A	A	C	C	B

【X型题】

题序	18	19	20	21	22	23	24	25	26	27	28	29	30
答案	ADE	ADE	ABCDE	ABE	ABC	ABC	BCDE	ADE	ABC	ABCD	ABE	ACE	ACDE

二、填空题

1. 蛋白质　　脂类　　糖类　　矿物质　　维生素　　水　　膳食纤维　　植物化学物
2. 维生素 PP　　维生素 B_2　　维生素 D
3. 亚油酸　　亚麻酸
4. 脂溶性维生素　　水溶性维生素
5. 植物性食物　　动物性食物
6. 赖氨酸　　苯丙氨酸
7. 15　　20　　1/2
8. 辛　　苦　　甘　　酸　　咸
9. 寒　　凉　　温　　热
10. 葡萄糖溶液　　脂肪制剂　　氨基酸制剂　　电解质制剂　　维生素制剂　　微量元素制剂
11. 要素制剂　　非要素制剂　　组件制剂　　特殊治疗用制剂
12. 标准体重（kg）＝身高（cm）－105（常数）
13. 含盐、酱油和其他钠盐调味品　　1000
14. 300
15. 优质低蛋白膳食　　低盐

三、判断题

题序	答案	解　析
1	×	氨基酸是能在人体内相互结合构建蛋白质的分子结构。非必需氨基酸是指能由身体合成的氨基酸，与必须从食物摄取的必需氨基酸不同。使用"非必需"这个词汇并不意味着这些氨基酸不重要，只表明人体自身有生产它们的能力，因此不需要通过外部来源获取。

227

题序	答案	解　　析
2	√	皮褶厚度是推断全身脂肪含量、判断皮下脂肪发育情况的一项重要指标。皮褶厚度可用 X 线、超声波、皮褶卡钳等方法测量。测量皮褶厚度的常用部位有上臂肱三头肌部（代表四肢）和肩胛下角部（代表躯体），两者之和大于 51 mm（男性）或大于 70 mm（女性）就可以认为是肥胖。
3	√	由于任何形式的肠外营养支持均需长期较大剂量的静脉输注 25% 高渗葡萄糖溶液。为防止出现高血糖症，不仅要每天进行血糖监测，而且应同时给予胰岛素强化治疗，并要求将血糖控制在 $6.1 \sim 8.3$ mmol/L 内。
4	√	构成和修补组织细胞是蛋白质的主要生理功能。严重创伤后因大量的组织细胞破坏分解，机体排出氮总量超过摄入量，致使机体处于负氮平衡状态，因此需要给予特殊营养支持，以补充蛋白质。
5	√	食物的酸碱性不是指食物直接测试 pH 值的分类，而是依据食物经过消化、吸收、代谢，最后在人体内变成酸性（pH<7）或者碱性（pH>7）的物质来界定的。例如动物内脏的代谢产物是酸性物质，这类食物即属酸性食物；代谢产物为碱性物质的为碱性食物，如菜瓜、豆类等。

四、名词解释

1. 必需脂肪酸：有几种不饱和脂肪酸是维持机体不可缺少的，但在体内不能合成，必须每天从膳食中摄取，这些不饱和脂肪酸称为必需脂肪酸，它们是亚油酸、亚麻酸、花生四烯酸。

2. 维生素：是维持人体正常功能所必需的一类小分子有机化合物，广泛存在于天然食物中。人体需要维生素量很小，但几乎不能合成，各有其特殊生理功能。常分为脂溶性和水溶性两大类。

3. 膳食纤维：食物中不能被人体利用的多糖类称为膳食纤维。可分为不溶性和可溶性两大类，主要存在于谷类和豆类种子的外表及植物的茎叶之中。

4. 无机盐：人体同其他物质一样，都是由化学元素组成的。这些元素一方面作为"建筑材料"构成人体组织，另一方面维持人体正常生理功能。其中，除碳、氢、氧、氮主要以有机物的形式存在外，其他各种元素常以无机物形式存在，称为无机盐，又称矿物质。

5. 恩格尔系数：是指一个家庭用于饮食支出的费用占总收入的比例。其比例越小，表明生活水平越高。恩格尔系数小于 30% 为生活富裕，30%～50% 为小康生活，50%～60% 为勉强维持，大于 60% 为生活贫困。

五、简答题

1. 食品等值交换份是用来进行食物交换的单位。凡食物所含蛋白质、脂肪、糖类及热能相似的食物归纳为一类，每类食物营养价值基本相等，在同一类中的不同食物彼此可以互相交换而不影响营养素的摄入量，用这种方法进行食物交换就称为等值交换份。常分为六大类：①粮谷类。②蔬菜类。③水果类。④瘦肉类。⑤乳、豆类。⑥油脂类。

2. 优质蛋白质又称完全蛋白质，其蛋白质中的必需氨基酸构成比例与人体组织蛋白质中的氨基酸构成比较相似，易被人体所利用。动物性食物中如蛋、乳、肉、鱼中蛋白质以及植物中豆类蛋白质均为优质蛋白质。

3. 中国营养学会提出的居民膳食指南内容主要包括：①食物多样，谷类为主。②多吃蔬菜、水果和薯类。③每天吃奶类、豆类或其制品。④经常吃适量鱼、禽、蛋、瘦肉，少吃肥肉和荤油。⑤食量与体力活动要平衡，保持适宜的体重。⑥吃清淡少盐的膳食。⑦饮酒应限量。⑧吃清洁卫生、不变质的食物。

4. 绿色食品是遵循可持续发展原则，按照特定生产方式生产，经专门机构认定，使用绿色食品标志商标的无污染的安全、优质、营养类食品。

5. 身高 165 cm，体重 75 kg，从事轻体力劳动的糖尿病病人的能量需要量和饮食处方如下：

(1) 全天热能需要量：该病人标准体重应为 $165-105=60$ kg。

体型判断：$75\div60\times100\%=125\%$，为肥胖型。

肥胖体型、轻体力活动每千克标准体重应供给 25 kcal/d。

每天热能需要量：$60\times25=1500$ kcal。

(2) 饮食处方：三大热能分配如下。

蛋白质：60 g，提供热能 240 kcal，热量比 16%。

脂肪：45 g，提供热能 405 kcal，热量比 27%。

糖类：214 g，提供热能 855 kcal，热量比 57%。

主食量的供给按早、中、晚餐各 1/3，或早 1/5、中 2/5、晚 2/5 分配。

注：1 cal＝4.184 J。

康复（rehabilitation）是达到下述目标的一个过程，即旨在通过综合、协调地应用各种措施，消除或减轻病、伤、残者身心、社会功能障碍，达到和保持生理、感官、智力精神和社会功能上的最佳水平，从而使其借助某种手段，改变生活，增强自立能力，使病、伤、残者能重返社会，提高生存质量；使病、伤、残者在有些病理变化无法消除的情况下，达到个体最佳的生存状态。常用的康复治疗方法有：物理治疗（physical therapy）、作业治疗（occupational therapy）、言语治疗（speech therapy）、心理辅导与治疗、文体治疗、中国传统治疗、康复工程、康复护理、社区服务等。本试卷内容涉及康复医学相关内容。

一、选择题

【A 型题】

1. 关于康复的叙述不正确的是　　　　　　　　　　　　　　　　　　　　（　　）

A. 康复是一种观念、指导思想　　B. 康复工作在疾病后期进行　　C. 康复需要环境和社会作为一个整体来参与　　D. 康复要求残疾者本人，其家庭及所在社区均参与康复服务计划的制订和实施　　E. 康复是训练残疾、残障者提高功能

2. 康复医学是一门　　　　　　　　　　　　　　　　　　　　　　　　　（　　）

A. 研究残疾人和病人的行为科学　　B. 研究残疾人和病人的社会心理学　　C. 是一门语言矫治学　　D. 是一门以促进残疾人及病人恢复身体、精神和社会生活功能为目标的学科　　E. 是一门有关促进残疾人恢复的特殊教育学

3. 康复的对象是　　　　　　　　　　　　　　　　　　　　　　　　　　（　　）

A. 截瘫、偏瘫病人　　B. 智力低下、语言障碍的病人　　C. 各种功能障碍的人

D. 心肺功能障碍的病人　　E. 脊髓灰质炎、精神病病人

4. 下列哪项不是超短波疗法的绝对禁忌证　　　　　　　　　　　　　　　（　　）

A. 妇女月经期下腹部　　B. 使用足够剂量抗肿瘤药的癌症病人　　C. 带有人工心脏起搏器　　D. 机体极度衰弱者　　E. 高热病人

5. 康复评估的特点是　　　　　　　　　　　　　　　　　　　　　　　　（　　）

A. 重点放在与生活自理、学习、劳动有关的综合功能评估　　B. 重点放在运动能力的评估　　C. 主要是医学心理学的检查　　D. 职业能力的评估　　E. 针对病因的评估

6. 康复评定的目的是　　　　　　　　　　　　　　　　　　　　　　　　（　　）

A. 客观地找到病因　　B. 为客观地判定疗效　　C. 为残损功能障碍定性　　D. 评定功能障碍程度　　E. 了解功能障碍的性质、部位、范围、程度、趋势、预后和结局及评定疗效和治疗计划的依据

7. 康复评定内容为 （　　）
A. 评分量表、问卷调查功能表　　B. 运动系统、神经系统功能评定　　C. 精神心理功能评定　　D. 听觉、言语功能评定　　E. 器官水平或系统水平、个体水平和社会水平功能评定

8. 以下有关几种常见病理步态的叙述哪一种正确 （　　）
A. 减痛步常见于足下垂　　B. 回旋步常见于偏瘫足内翻的病人　　C. 剪刀步常见于脊髓灰质炎后遗症　　D. 斜肩步常见于股四头肌瘫痪　　E. 前冲步常见于小脑性共济失调

9. 矫形器的使用目的 （　　）
A. 主要是预防或矫正畸形，减轻疼痛，补偿功能活动，支承体重　　B. 是防止骨折和扭伤　　C. 主要是加强肌力训练、发展肌肉　　D. 主要用于各种手术后的保护　　E. 主要用于纠正足下垂

10. 选择离子导入药物的原则，以下何者错误 （　　）
A. 必须选择用量较小即能生效的药物　　B. 药物离子或胶体微粒的直径必须明显小于汗腺排泄孔的口径　　C. 药物成分可含少量寄生离子　　D. 药物在局部应用时也有疗效　　E. 贵重药物一般不宜大量做直流电导入

11. 关于离子导入治疗，以下何者错误 （　　）
A. 透热较深但不损伤皮肤　　B. 导入药物剂量小，又无精确的计算方法，不能代替口服或注射药　　C. 导入药物在局部能保持较高的浓度　　D. 导入机体的是起主要药理作用的纯药物离子　　E. 用直流电导入机体的药物，在体内保留的时间较长

12. 关于神经肌肉电刺激疗法，以下何者错误 （　　）
A. 失神经支配后数月做电刺激疗效已不肯定，故没有必要做　　B. 电刺激使肌肉产生被动的节律性收缩，改善肌肉的血液循环　　C. 电刺激可以防止肌肉结缔组织的变厚、变短和硬化　　D. 电刺激使肌块增重和肌力增强　　E. 电刺激可延迟病变肌肉的萎缩

13. 以下概念，何者错误 （　　）
A. 紫外线照射剂量越大，红斑潜伏期越短　　B. 皮肤接受一定剂量的紫外线后，被照射区皮肤立即出现红斑，称为红斑反应　　C. 长波紫外线的潜伏期较长　　D. 紫外线剂量小时红斑持续时间短　　E. 紫外线波长 297 nm 引起的红斑反应最明显

14. 有关影响红斑强度的因素，以下说法何者错误 （　　）
A. 病人全身营养状况不佳时皮肤红斑反应减弱　　B. 同一人身体各部位的皮肤对紫外线的敏感性不同　　C. 皮肤色素含量不同红斑阈值相同　　D. 15 日龄以前的新生儿几乎不产生红斑反应　　E. 小儿红斑反应消失得较快

15. 有关石蜡疗法，以下何者不当 （　　）
A. 熔解石蜡须采用隔水加热的方法　　B. 目前蜡疗尚无绝对禁忌证　　C. 用过的石蜡可重复使用，但须清除其中汗、泥和脱落的皮肤污秽物　　D. 石蜡中的油质和其冷却凝固时对皮肤的压缩能使皮肤保持弹性和柔软　　E. 蜡疗能明显影响机体的代谢过

程，使局部和深部组织温度升高

16. 关于磁疗，以下何者不当 （　　）

A. 磁疗除装有心脏起搏器者外尚无绝对禁忌证　　B. 年老体弱病人及幼儿病人的磁疗宜从小剂量开始　　C. 根据磁片的表面磁场强度与人体对磁场强度的总接受量，均可将磁疗分为三级　　D. 按人体对磁场强度的总接受量分，磁场强度在 2000 GS（0.2 A/m）以上称为强磁场　　E. 磁疗疗程的长短根据病情与治疗方法决定

17. 下列哪项不是上肢运动功能检查的项目 （　　）

A. 拇、示、中指抓握、侧捏　　B. 拇指与其他各指的对捏　　C. 前臂的旋前旋后功能　　D. 运用上肢放置物体　　E. 两点分辨位置

18. 以下哪一项不是被动运动的注意事项 （　　）

A. 由远至近，有利于血液循环和淋巴回流　　B. 病人应处于放松舒适的位置
C. 运动中要有剧痛，才能达到治疗效果　　D. 运动要缓慢柔和，用力要有节律
E. 有皮肤感染和新鲜伤口新瘢痕的部位不能做按摩

19. 神经纤维生长速度平均为 （　　）

A. 1～2 mm/d　　B. 2.5 mm/d　　C. 3 mm/d　　D. 3～4 mm/d　　E. 4～5 mm/d

20. 以下哪一项不是寒冷疗法的作用机制 （　　）

A. 血管收缩，继之血管扩张　　B. 降低毛细血管的通透性　　C. 降低新陈代谢，抑制炎症　　D. 开始疼痛减轻，继之加重疼痛（如寒冷麻醉、止痛）　　E. 降低肌肉活动性，抑制肌肉痉挛

【X 型题】

21. 为了使医疗体育更为科学化、定量化和个体化，运动处方必须规定有 （　　）

A. 运动的种类　　B. 运动的强度　　C. 运动的次数　　D. 运动的时间　　E. 运动的方法

22. 运动疗法的注意事项中，以下何者正确 （　　）

A. 掌握好适应证　　B. 运动到稍感疲劳时，应终止运动　　C. 循序渐进、持之以恒　　D. 对暂无条件进行运动试验确定运动强度者，以 1 次运动后心率不超过 120～130 次/min 为宜　　E. 衣着要合身，避免穿过紧过小的衣服，以免影响循环和活动

23. 磁场的主要治疗作用是 （　　）

A. 消炎作用　　B. 消肿作用　　C. 镇痛、镇静作用　　D. 止咳、平喘作用
E. 磁处理后的水有排石作用

24. 肌力测定的意义是 （　　）

A. 了解损伤和疾病导致肌力减退的范围　　B. 制订治疗方案依据　　C. 评定治疗效果　　D. 了解损伤和疾病导致肌力减退的程度　　E. 判定预后

25. 物理因子中常用的反射疗法是 （　　）

A. 鼻黏膜区　　B. 披肩区　　C. 腰骶区　　D. 心前区　　E. 头顶区

26. 肌力测定应做到 （　　）

A. 正确的测试姿势　　　B. 防止协同肌的替代作用　　　C. 左右对比检查　　　D. 在运动后进行　　　E. 反复2次检查

27. 肌力检查的禁忌证有 （　　）

A. 严重疼痛　　　B. 严重关节积液、红肿　　　C. 关节极不稳定　　　D. 软组织损伤刚愈合　　　E. 骨折愈合后

28. 影响关节活动度测定的因素有 （　　）

A. 不良体位　　　B. 测量工具放置不当和选择的参考点不准　　　C. 病人缺乏理解与合作　　　D. 疼痛　　　E. 男女老少不受影响

29. 关节活动度检查的注意事项有 （　　）

A. 防止邻近关节的替代动作　　　B. 需测关节的主动活动范围和被动活动范围　　　C. 与健侧对比　　　D. 允许有3°~5°的误差　　　E. 按摩、运动后立即进行

30. 引起疼痛的原因包括 （　　）

A. 痛觉神经末梢受到各种刺激（力学、电、冷热、化学、细菌）　　　B. 骨骼肌痉挛，软组织牵拉　　　C. 脊髓休克　　　D. 组织缺血，浆膜组织炎症水肿　　　E. 血管炎症，膨胀收缩或被牵拉

二、填空题

1. 康复系针对病伤残者的_____，以提高_____水平为主线，以_____为对象。

2. 功能重组分_____与_____。

3. 剪刀步态常见于_____病人，_____肌痉挛。

4. 低中频脉冲电流和紫外线的抗痉挛作用，主要通过_____作用，达到_____的效果。

5. 电诊断是应用定量的电流刺激，通过观察神经和肌肉的_____，从而诊断疾病的方法。

6. 应用振动频率在_____以上，正常人耳听不到的机械振动波作用于人体治疗疾病的方法称为超声波疗法。

7. 激光和一般光线比较有如下特征：_____、_____、_____、_____。

8. 直流电进入人体的途径主要是通过_____。

9. 药物离子导入体内的原理是根据电学的_____、_____的原理。

10. 利用频率为_____Hz的正弦电流作用于人体进行治疗的方法，称为中频电流疗法。

11. 凡具有吸引铁、镍、钴等物质属性的物质，称为_____，反之则称为_____。

12. 被动运动应在没有_____的范围内进行。

13. 被动运动应缓慢而柔和，要有节律性，避免_____动作。

14. 在两个磁体之间会产生磁感应线，磁感应线作用的空间范围，称为_____。

15. 磁场切割导线时，可以产生电流，这种现象称为_____。

三、判断题

1. 被动运动是全靠外力帮助来完成的运动。 （　　）

2. 助力运动是以助力为主，主动运动为辅的运动。   （   ）

3. 被动运动时，运动要达到有疼痛才能起到治疗效果。   （   ）

4. 目前认为激光对生物机体的作用主要有热效应、电磁效应、光化效应、机械应力效应。

　　　　　　　　　　　　　　　　　　　　　　　　　　　　　　（   ）

5. 小剂量紫外线促进人体组织细胞生长繁殖，中剂量紫外线则杀伤细胞或致癌。 （   ）

四、名词解释

1. 功能性电刺激

2. 终极噪声

3. 关节松动术

4. 失神经过敏

5. 诱发电位（EP）

五、简答题

1. 何谓康复及康复医学？

2. 试述决定关节活动范围的因素和引起关节活动范围异常的原因。

3. 试述肌电图检查的应用范围。

4. 试述脊髓型颈椎病的诊断要点。

5. 试述中枢性疼痛和心理性疼痛。

 参考答案

一、选择题

【A 型题】

题序	1	2	3	4	5	6	7	8	9	10	11
答案	B	D	C	B	A	E	E	B	A	C	A
题序	12	13	14	15	16	17	18	19	20		
答案	A	B	C	B	D	E	C	A	D		

【X 型题】

题序	21	22	23	24	25	26	27	28	29	30
答案	ABCDE	ACDE	ABCDE	ABCDE	ABC	ABCE	ABCD	ABCD	ABCD	ABDE

二、填空题

1. 功能障碍　　局部与整体功能　　整体的人
2. 系统内功能重组　　系统间功能重组
3. 脑瘫　　股内收
4. 反射性交互抑制　　神经兴奋性降低
5. 兴奋性（功能状态）
6. 20000 Hz 以上
7. 发散角小（或方向性好）　　光谱纯（或单色性好）　　能量密度高（或亮度大或强度大）　　相干性好
8. 汗腺孔
9. 同性相斥　　异性相吸
10. 10000～100000
11. 磁体　　非磁体
12. 疼痛
13. 冲击性
14. 磁场
15. 电磁感应现象

三、判断题

题序	答案	解　析
1	√	被动运动指的是一种完全依靠外力帮助来完成的运动。外力可以是机械的，也可以是由他人或本人健康肢体的协助。进行时，被动运动的肢体肌肉应放松，利用外力固定关节的近端和活动关节的远端，根据病情需要尽量做关节各方向的全幅度运动，但要避免动作粗暴。适用于各种原因引起的肢体运动功能障碍，能起到放松痉挛肌肉，牵引挛缩的肌腱、关节囊和韧带，恢复和保持关节活动幅度的作用。
2	×	助力运动是一种医疗体操。进行时病残者凭借他人或健肢及器械的帮助，使患肢活动并完成一定的动作。主动运动是病人在没有辅助情况下完成的一种运动，分为等张训练、等长训练和等动训练。
3	×	临床上被动运动疗法注意事项有以下方面：①不能用力过猛或者是过分轻柔，用力过猛可能会造成病人的关节肌肉肌腱拉伤，甚至骨折，会影响肢体功能恢复，过分轻柔的手法往往又难以奏效。②缺血性脑卒中，可早期进行被动活动，出血性脑卒中，要在恢复期进行肢体锻炼，以防再次发生出血。③原则上由远端到近端逐个关节进行活动，该伸直者进行伸直，该曲折进行屈曲治疗室达到功能位置。要循序渐进持之以恒逐步增加强度，不可急于求成等。
4	√	激光作用于生物体，主要引起热效应、光化效应、机械效应、电磁场效应和刺激效应5种效应。

题序	答案	解　　析
5	×	紫外线具有灭菌作用，其对微生物有超强的破坏力，当紫外线照射到细菌体后，细胞间的链被打开断裂，从而使细菌死亡。做成紫外线汞灯对空气和食品灭菌；紫外线对人体具有保健作用。能引起皮肤机体的光化学作用，从而达到健康保健的效果。采用紫外线照射调节高级神经的功能、改善睡眠、降低血压。经常接受紫外线照射能加强白细胞的吞噬能力，增强人的免疫功能；可以用紫外光来改变其油脂的分子链，紫外光与空气中的氧产生反应，会产生臭氧，可以迅速把油脂分子冷燃生成二氧化碳和水，有机物被光解氧化，异味也随之消除。

四、名词解释

1. 功能性电刺激：功能性电刺激（FES）是用电流刺激丧失功能的器官或肢体，以所产生的即时效应来代替或纠正器官或肢体功能的康复治疗方法。如人工心脏起搏器、刺激膈神经调整呼吸功能、刺激膀胱有关肌肉改善排尿功能、刺激肢体来补偿或纠正肢体功能等。

2. 终极噪声：当针极插入正常肌肉运动终板及其邻近区域时，扬声器出现海啸样噪声，在基线上出现$10 \sim 40\ \mu V$的不规则低电压波动，称为终极噪声。

3. 关节松动术：是指治疗者在关节活动允许范围内完成的一种针对性很强的手法操作技术，常选择关节生理运动和附属运动作为治疗手段。它与我国传统推拿术或按摩术在理论体系、手法操作以及临床应用方面有较大区别。关节松动术的手法分为4级：Ⅰ、Ⅱ级用于治疗因疼痛引起的关节活动受限；Ⅲ级用于治疗关节疼痛并伴有僵硬；Ⅳ级用于治疗关节因周围组织粘连、挛缩而引起的关节活动受限。

4. 失神经过敏：是指失神经经过一定的时间后，局部的兴奋性异常增高的现象。

5. 诱发电位（EP）：广义的EP是指一切刺激引起的电位改变，是中枢神经系统在感受体内外各种特异性刺激时所产生的生物电活动，可以了解各种感觉从外周感觉器官至中枢神经的传导系统的功能。目前常用的有视觉诱发电位、脑干听觉诱发电位、躯体感觉诱发电位及事件相关电位、运动诱发电位检查。

五、简答题

1. 康复、康复医学定义如下：
   （1）康复：是综合、协调地应用各种措施，减少病伤残者身、心、社会功能障碍，以发挥其身体、解剖的最高潜能，使病伤残者能重返社会，提高生活质量。康复各种措施包括医学的、工程的、教育的、社会的、职业的一切手段，分别称为医疗康复、教育康复、康复工程、社会康复、职业康复。
   （2）康复医学：是医学的一个重要分支，是促进病、伤、残者康复的医学，研究有关功能障碍的预防、评定和处理（治疗、训练）等问题。

2. 决定关节活动范围的因素和引起关节活动范围异常的原因如下：
   （1）决定关节活动范围的因素：①关节的解剖结构情况。②产生关节运动的原动肌的肌力。③与原动肌相对抗的拮抗肌伸展性。
   （2）引起关节活动范围异常的常见原因：关节、软组织、骨骼病损所致的疼痛，肌肉痉挛；制动，长期保护性痉挛，肌力不平衡及慢性不良姿势等所导致的软组织挛缩；关节周围软组织瘢痕与粘连；关节内损伤与积液，关节周围水肿；关节内游离体；关节结构异常。

3. 肌电检查应用范围较广，可用于临床各科（内科、神经科、耳鼻咽喉科、眼科、口腔科、泌尿科、妇产科等）的诊断、科学研究和运动医学；确定神经系统有无损伤及损伤部位，区分神经源性异常与肌源性异常等。

4. 脊髓型颈椎病诊断要点如下：临床症状表现多从下肢开始逐步发展至上肢，始有下肢无力、小腿发紧、步态笨拙、上下肢麻木、手足颤抖。严重者大小便障碍。体格检查中有腱反射增强，病理征阳性，X线片、CT、MRI显示椎间隙变窄、椎管狭窄、椎间盘突出、脊髓受压变形。

5. 现将中枢性疼痛和心理性疼痛分述如下：

（1）中枢性疼痛：是指对脊髓、脑干、丘脑、大脑皮质等中枢部位的刺激引起的疼痛，表现为刺激不向任何区域投射，或是刺激向末梢部位投射疼痛，疼痛好像是因该部位病变而发生似的。

（2）心理性疼痛：是一种特殊类型的疼痛。疼痛的发作无直接的刺激源，而是过去的体验或间接接触了刺激源发生的疼痛，检查时无相应的器质性改变，疼痛部位和强度随着心理影响而改变。对于心理性疼痛的诊断要慎重，首先不要遗漏病人的器质性病变。

§20

新型冠状病毒
肺 炎 试 卷

新型冠状病毒肺炎（corona virus disease 2019，COVID-19）简称新冠肺炎，世界卫生组织命名为 2019 冠状病毒病，是指 2019 新型冠状病毒感染导致的肺炎。2019 年 12 月以来，全球陆续发现了多例不明原因肺炎病例，现已证实为 2019 新型冠状病毒感染引起的急性呼吸道传染病。2020 年 2 月 11 日，世界卫生组织在瑞士日内瓦宣布，将新型冠状病毒感染的肺炎命名为 "COVID-19"。2020 年 2 月 21 日，国家卫生健康委员会发布了关于修订新型冠状病毒肺炎英文命名事宜的通知，决定将 "新型冠状病毒肺炎" 英文名称修订为 "COVID-19"，与世界卫生组织命名保持一致，中文名称保持不变。截至 2020 年 3 月 4 日，国家卫生健康委员会发布了《新型冠状病毒肺炎诊疗方案（试行第七版）》。本试卷内容包括新冠肺炎的流行病学状况、各国发病和抗疫状况、疫苗研制情况，以及抗疫工作中存在的问题等。

一、选择题

【A 型题】

1. 正确戴口罩的方法是 　　　　　　　　　　　　　　　　　　　　　（　　）
　　A. 深色面朝内，浅色面朝外　　　B. 可以两面轮流使用　　　C. 将折面展开，完全包住嘴、鼻、下颌，使口罩与面部完全贴合　　　D. 将有金属条的一端戴在下方　　　E. 带口罩是反复使用

2. 对于新冠肺炎的密切接触者，下列描述中错误说法的是 　　　　　　　　（　　）
　　A. 医学隔离 7～14 天　　　B. 医学隔离 1 周　　　C. 医学隔离 21 天　　　D. 医学隔离 1 个月　　　E. 居家或集中进行医学隔离

3. 根据突发公共卫生事件性质、危害程度、涉及范围，突发公共卫生事件中Ⅰ级响应代表什么含义 　　　　　　　　　　　　　　　　　　　　　　　　　　　（　　）
　　A. 特别重大　　　B. 重大　　　C. 较大　　　D. 一般　　　E. 普遍

4. 医疗机构应加强日常环境表面清洁和消毒工作，有明显污染的情况下，应先去污，再实施消毒，可选用以下哪种含氯消毒液 　　　　　　　　　　　　　　　（　　）
　　A. 500 mg/L　　　B. 1000 mg/L　　　C. 2000 mg/L　　　D. 1500 mg/L　　　E. 2500 mg/L

5. 新冠肺炎早期胸部影像表现为 　　　　　　　　　　　　　　　　　　（　　）
　　A. 多发小斑片影及间质改变，外带明显　　　B. 进一步发展为双肺磨玻璃影、浸润影
　　C. 严重者出现肺实变　　　D. 单一小面积病灶　　　E. 铺路石征

6. 目前对新冠肺炎密切接触者医学观察期定为几天 　　　　　　　　　　　（　　）
　　A. 7　　　B. 14　　　C. 21　　　D. 2～3　　　E. 30

7. 平静状态下测量体温超过多少可判断为发热 　　　　　　　　　　　　　（　　）
　　A. 36.8 ℃　　　B. 37 ℃　　　C. 37.3 ℃　　　D. 37.7 ℃　　　E. 39 ℃

8. 手卫生是预防疾病传播的重要手段，当手部有可见脏污，应当如何处理　　　　（　　）

　　A. 流动水洗手　　B. 纸巾毛巾擦拭　　C. 使用肥皂和流动水洗手　　D. 佩戴手套

　　E. 使用乙醇或手清洁剂擦拭

9. 预防新型冠状病毒传染的方法包括　　　　　　　　　　　　　　　　　　　（　　）

　　A. 勤洗手　　B. 常开窗　　C. 避免用手直接接触眼睛、鼻子和嘴巴　　D. 尽量减少

前往人群聚集区域　　E. 佩戴医用口罩或 N95 口罩

10. 目前，新型冠状病毒感染的肺炎病人主要临床表现为　　　　　　　　　　　（　　）

　　A. 发热　　B. 乏力　　C. 咳嗽　　D. 缺氧　　E. 肺部等器官衰竭

11. 预防新冠肺炎，戴哪种口罩才有用　　　　　　　　　　　　　　　　　　　（　　）

　　A. 活性炭口罩　　B. 普通棉布口罩　　C. 医用外科口罩　　D. N95 医用防护口罩

　　E. 含铅口罩

12. 怀疑自己有新冠肺炎的症状时该怎么办　　　　　　　　　　　　　　　　　（　　）

　　A. 佩戴口罩　　B. 与对方保持 1～2 m 以上社交距离　　C. 不与其他人同室居住

　　D. 不与其他人同桌进餐　　E. 不与外卖投送人员直接接触

13. 外出进门后需要　　　　　　　　　　　　　　　　　　　　　　　　　　　（　　）

　　A. 脱衣服　　B. 摘口罩　　C. 洗手　　D. 洗澡　　E. 换鞋

14. 可以预防新型冠状病毒方法有哪些　　　　　　　　　　　　　　　　　　　（　　）

　　A. 隔离传染源　　B. 自我保护　　C. 阻断传播途径　　D. 尽量减少外出　　E. 不

要去人群聚集的地方

15. 我们应如何应对新型冠状病毒　　　　　　　　　　　　　　　　　　　　　（　　）

　　A. 做饭要做熟　　B. 生熟要分开　　C. 慎摸动物　　D. 妥善放置垃圾　　E. 人与

人之间距离保持 1 m 以上

二、填空题

1. 冠状病毒在_____年从_____的身体里被分离出来。

2. 目前所知，冠状病毒科只感染_____，与人和动物的许多疾病有关。

3. 2019 年末，引发肺炎疫情的冠状病毒被世界卫生组织（WHO）命名为_____的新型
冠状病毒，是目前已知的第 7 种可以感染人的冠状病毒。引发严重急性呼吸综合征
（SARS）的是 SARS-CoV，引发中东呼吸综合征（MERS）的是 MERS-CoV。

4. 新近暴发的 2019 新型冠状病毒肺炎（COVID-19）具有较高的传染性，其临床主要表现
为新型冠状病毒肺炎。_____是临床筛检和诊断_____的首选方式之一，正确认识
COVID-19 的 CT 表现对于明确诊断具有重要意义。

5. 冠状病毒仅感染_____，可引起人和动物_____、_____和_____疾病。

三、判断题

1. 新冠肺炎的传染源是昆虫。　　　　　　　　　　　　　　　　　　　　　　（　　）

2. 新冠肺炎属甲类传染病。 （　　）
3. 新冠肺炎和人感染高致病性禽流感应按甲类传染病处理。 （　　）

四、名词解释

1. 冠状病毒
2. 新冠肺炎核酸检测
3. 新冠肺炎抗体检测

五、简答题

1. 试述新冠肺炎的典型症状。
2. 试述正确的新冠肺炎防护手段。
3. 试述疑似新冠肺炎病例在就诊途中应注意的事项。

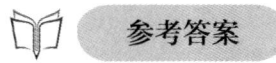

一、选择题

【A 型题】

题序	1	2	3	4	5	6	7
答案	C	B	A	A	A	B	C

【X 型题】

题序	8	9	10	11	12	13	14	15
答案	CE	ABCDE	ABCDE	BCD	ABCDE	ABCE	ABCDE	ABCDE

二、填空题

1. 1965　鸡
2. 脊椎动物
3. SARS-CoV-2
4. CT　COVID-19
5. 脊椎动物　呼吸道　消化道　神经系统

三、判断题

题序	答案	解　析
1	×	新冠肺炎的传染源是新型冠状病毒。

题序	答案	解　　析
2	×	新冠肺炎按传染病分类属乙类传染病。
3	√	新冠肺炎和人感染高致病性禽流感按传染病分类应属乙类传染病，但国家规定这两种病应按甲类传染病处理。

四、名词解释

1. 冠状病毒：冠状病毒在系统分类上属套式病毒目，冠状病毒科，冠状病毒属。是自然界广泛存在的一大类病毒，是目前已知 RNA 病毒中基因最大的病毒。2019 新型冠状病毒（SARS-CoV-2，引发新型冠状病毒肺炎）是目前已知的第 7 种可以感染人的冠状病毒。其余 6 种分别是 HCoV-229E、HCoV-OC43、HCoV-NL63、HCoV-HKU1、引发严重急性呼吸综合征（SARS）的 SARS-CoV 和引发中东呼吸综合征（MERS）的 MERS-CoV。

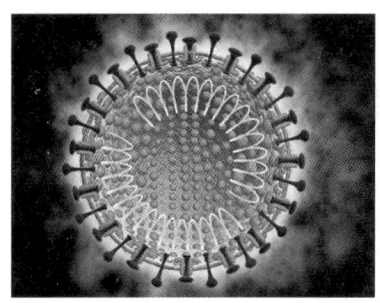 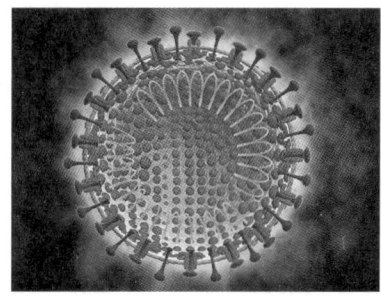

2019 新型冠状病毒

2. 新冠肺炎核酸检测：主要是依据每一个生物的核酸都是不一样的，都有特定的核酸序列以及 DNA 序列。病毒的特点就是形态非常之小，在普通的光学显微镜下是看不到的。但是可以根据每种病毒都有独特的基因序列来检测，只要检测出人体内有新冠病毒基因序列，并且采用荧光定量 PCR 的方法，把这个基因序列扩增后，带有病毒的病人会检测出荧光信号增强，这样就可以显示阳性的结果。如果检测样本中没有病毒，就不可能有靶基因的扩增，就检测不到荧光信号增强，这样的结果就属于新冠肺炎核酸检测阴性。

3. 新冠肺炎抗体检测：新型冠状病毒感染人体后可刺激人体的浆细胞产生特异性抗体，也就是 IgM 抗体和 IgG 抗体两类。通常情况下，IgM 抗体产生早，一经感染，快速产生，维持时间短，消失快，血液中检测阳性，可作为早期感染的指标。IgG 抗体产生晚，维持时间长，消失慢，血液中检测阳性，可作为感染和既往感染的指标。

五、简答题

1. 新冠肺炎的典型症状如下：
（1）以发热、乏力、干咳为主要表现。
（2）少数病人伴有鼻塞、流涕、咽痛和腹泻等症状。
（3）重症病人多在发病 1 周后出现呼吸困难和/或低氧血症，严重者快速进展为急性呼吸窘迫综合征。
（4）脓毒症休克和难以纠正的代谢性酸中毒。

（5）凝血功能障碍及多器官功能衰竭。

2. 正确的防护新冠肺炎方法可有效预防新型冠状病毒感染，其主要内容如下：

（1）要保持基本的手和呼吸道卫生，如用肥皂水和清水勤洗手。

（2）养成安全的饮食习惯，如烹调时彻底煮熟食物。

（3）在可能的情况下避免与表现出呼吸道疾病症状（如咳嗽和打喷嚏）的人密切接触。

（4）避免在未加防护的情况下接触野生或养殖动物。

（5）避免前往人多密集的场所。

3. 疑似新冠肺炎病例在就诊途中应注意以下事项：

（1）前往医院的路上，病人应佩戴医用外科口罩或 N95 口罩。

（2）应避免乘坐公共交通工具前往医院，路上打开车窗。

（3）时刻佩戴口罩和随时保持手卫生。

（4）在路上和医院时，尽可能远离其他人，保持至少 1 m 的社交距离。

（5）建议使用医用乙醇、含氯消毒剂或过氧乙酸对所有可能被呼吸道分泌物或体液污染的表面进行消毒。

艾滋病专题试卷

艾滋病是获得性免疫缺陷综合征（acquired immunodeficiency syndrome，AIDS）的简称，是一种危害性极大的传染病，由感染人类免疫缺陷病毒（HIV）引起。HIV是一种能攻击人体免疫系统的病毒。它把人体免疫系统中最重要的CD4$^+$ T淋巴细胞作为主要攻击目标，大量破坏该细胞，使人体丧失免疫功能。因此，人体易于感染各种疾病，并可发生恶性肿瘤，病死率较高。HIV在人体内的潜伏期为8~9年，在潜伏期内可以没有任何症状地生活和工作多年。本试卷内容涉及以上知识点。

一、选择题

【A型题】

1. 人类免疫缺陷病毒（HIV）不能通过下列哪种途径传播　　　　　　　　（　　）
   A. 性接触　　B. 输血　　C. 母婴　　D. 握手　　E. 共用注射器注射

2. HIV不可以用下列哪种方法消毒　　　　　　　　　　　　　　　　　（　　）
   A. 高压湿热消毒法　　B. 75％乙醇　　C. 0.2％次氯酸钠　　D. 焚烧　　E. 紫外线

3. 据估计，我国现有人类免疫缺陷病毒感染者和病人约74万人，已死于艾滋病的病人超过
   　　　　　　　　　　　　　　　　　　　　　　　　　　　　　　　（　　）
   A. 1万　　B. 5万　　C. 10万　　D. 20万　　E. 25万

【X型题】

4. 下列哪些消毒方法可以用于对HIV的消毒　　　　　　　　　　　　　（　　）
   A. 56 ℃，30分钟　　B. 0.2％次氯酸钠　　C. 0.1％甲醛　　D. γ射线　　E. 紫外线

5. 感染HIV后，下列哪些物质可能具有传染性　　　　　　　　　　　　（　　）
   A. 精液　　B. 血液　　C. 乳汁　　D. 艾滋病病人的骨灰　　E. 眼泪

6. HIV的传播途径有　　　　　　　　　　　　　　　　　　　　　　　（　　）
   A. 性接触　　B. 注射　　C. 母婴　　D. 人工授精　　E. 与感染者握手

7. HIV感染的高危人群有　　　　　　　　　　　　　　　　　　　　　（　　）
   A. 同性恋者　　B. 性乱交者　　C. 静脉吸毒者　　D. 医务工作者　　E. 住同一宿舍者

8. 目前抗HIV的药物有　　　　　　　　　　　　　　　　　　　　　　（　　）
   A. 核苷类逆转录酶抑制剂　　B. 非核苷类逆转录酶抑制剂　　C. 博来霉素　　D. 蛋白酶抑制剂　　E. 戊烷脒

9. 按照我国现行规定应在哪些种类的学校中组织学生学习艾滋病防治知识　（　　）
   A. 高等院校　　B. 中等职业学校　　C. 普通中学　　D. 普通小学　　E. 军队院校

10. 世界卫生组织将 HIV 感染分为 A、B、C 三大类，C 类包括　　　　（　　）

    A. 严重机会性感染　　B. 淋巴结肿大　　C. 神经系统症状　　D. 肿瘤　　E. 消化系统症状

二、填空题

1. AIDS 是由_____引起的致命性慢性传染病。

2. AIDS 的传染源为_____、_____。

3. _____是艾滋病传播的最主要途径。

4. 目前治疗 HIV 感染的抗病毒药有_____、_____和_____ 3 大类。

5. 艾滋病的潜伏期为_____年。

6. 艾滋病的临床表现可分为 4 期，包括_____、_____、_____、_____。

7. 艾滋病病人在艾滋病期的 5 种主要表现是_____、_____、_____、_____、_____。

8. 艾滋病血液传播的具体途径包括_____、_____、_____。

三、判断题

1. 人类免疫缺陷病毒感染者和艾滋病病人有义务将患病事实及时告知与其有性关系者。

   （　　）

2. 未经本人或者其监护人同意，任何单位或者个人不得公开人类免疫缺陷病毒感染者、艾滋病病人及其家属的姓名、住址、工作单位、肖像、病史资料以及其他可能推断出其具体身份的信息。　　　　　　　　　　　　　　　　　　　　（　　）

3. 按照我国现行规定，人类免疫缺陷病毒感染者和艾滋病病人不允许登记结婚。　（　　）

4. 目前艾滋病在我国全人群总体中处于高流行状态。　　　　　　　　　（　　）

5. 我国规定，向农村艾滋病病人和城镇经济困难的艾滋病病人免费提供抗艾滋病病毒治疗药品。　　　　　　　　　　　　　　　　　　　　　　　　（　　）

四、名词解释

1. 艾滋病
2. 艾滋病监测
3. 标准防护原则
4. 艾滋病检测
5. 行为干预措施

五、简答题

1. 艾滋病病人最常见的严重机会性感染是什么？试述其主要临床表现和诊断方法。

2. 试述进行抗 HIV 治疗的指征。

3. 试述 HIV 职业暴露的传染源。

4. 试述艾滋病医护人员的防护要点。

5. 简述艾滋病防治工作的基本原则。

参考答案

一、选择题

【A 型题】

题序	1	2	3
答案	D	E	C

【X 型题】

题序	4	5	6	7	8	9	10
答案	AB	ABCE	ABCD	ABC	ABD	ABC	ACD

二、填空题

1. HIV

2. 病人　　无症状 HIV 携带者

3. 性接触传播途径

4. 核苷类逆转录酶抑制剂　　非核苷类逆转录酶抑制剂　　蛋白酶抑制剂

5. 2～10

6. 急性 HIV 感染期　　无症状 HIV 感染期　　持续性全身淋巴结肿大综合征期　　艾滋病期

7. 艾滋病相关综合征　　神经系统症状　　严重机会性感染　　继发性肿瘤　　其他并发症症状

8. 输血传播　　血液制品传播　　共用污染的针具和医疗机械

三、判断题

题序	答案	解　析
1	√	人类免疫缺陷病毒感染者和艾滋病病人应对社会承担义务和责任，认真听从医务人员的医学指导，服从卫生防疫部门管理。到医疗机构就诊时，应当主动向医务人员说明自身的感染情况，防止将病毒传播给他人。
2	√	从事人类免疫缺陷病毒感染者和艾滋病病人诊断、治疗及管理工作的人员，不得向无关人员泄漏有关信息。任何单位和个人不得将人类免疫缺陷病毒感染者和艾滋病病人的姓名、住址等个人情况分布或传播，防止社会歧视。

题序	答案	解 析
3	×	现在没有明确的法律规定艾滋病病人没有结婚的权利，一般都是暂缓结婚，患有艾滋病的病人需要接受流行病学的检查和指导，将患有艾滋病的事实告知与其有性关系者，就医时需要告知医师自己是艾滋病的病人，采取必要的措施，以免感染他人。
4	×	艾滋病高发的人群，主要是男男性行为人群、娱乐场所卖淫人群、吸毒人群，还有一种性行为关系比较混乱、有多个性伴侣的人群。
5	√	国家针对艾滋病病人的管理，实现艾滋病抗病毒药的免费治疗，每年有一定的经费进行人类免疫缺陷病毒载量，或者 CD4$^+$ T 淋巴细胞的检测。国家公民可以自愿到疾控中心进行艾滋病的检查，这些检查都是免费的，只需要带身份证登记就可以。

四、名词解释

1. 艾滋病：医学全称是"获得性免疫缺陷综合征"，英语缩写为 AIDS，是由人类免疫缺陷病毒（HIV）侵入人体后引发的一种病死率极高的严重传染病。人类是人类免疫缺陷病毒的唯一携带者。

2. 艾滋病监测：是指连续、系统地收集各类人群中艾滋病（或者 HIV 感染）及其相关因素的分布资料，对这些资料综合分析，为有关部门制定预防控制策略和措施提供及时可靠的信息和依据，并对预防控制措施进行效果评价。

3. 标准防护原则：是指医务人员将所有病人的血液、其他体液以及被血液、其他体液污染的物品均视为具有传染性的病原物质，医务人员在接触这些物质时，必须采取防护措施。

4. 艾滋病检测：是指采用实验室方法对人体血液、其他体液、组织器官、血液衍生物等进行人类免疫缺陷病毒、人类免疫缺陷病毒抗体及相关免疫指标检测，包括监测、检验检疫、自愿咨询检测、临床诊断、血液及血液制品筛查工作中的艾滋病检测。

5. 行为干预措施：是指能够有效减少艾滋病传播的各种措施，包括：针对经注射吸毒传播艾滋病的美沙酮维持治疗等措施；针对经性传播艾滋病的安全套推广使用措施，以及规范、方便的性病诊疗措施；针对母婴传播艾滋病的抗病毒药预防和人工代乳品喂养等措施；早期发现感染者和有助于危险行为改变的自愿咨询检测措施；健康教育措施；提高个人规范意识以及减少危险行为的针对性同伴教育措施。

五、简答题

1. 艾滋病病人最常见的严重机会性感染为肺孢子虫肺炎。主要临床表现为慢性咳嗽及发热，呼吸急促和发绀，动脉血氧分压降低。肺部 X 线征为间质性肺炎。诊断须依靠痰或支气管灌洗液进行抹片染色找肺孢子虫滋养体和包囊。

2. 抗 HIV 治疗的指征如下：目前认为不论 CD4$^+$ T 细胞计数如何，当外周血 HIV 负荷量达 1000～10000 拷贝/mL 以上时，就应该进行抗病毒治疗。此外，无症状病人 CD4$^+$ T 细胞低于 0.5×10^9/L 和有症状的病人均应开始抗病毒治疗。

3. 就医务人员而言，工作中常见的 HIV 暴露源包括 HIV 感染者或 AIDS 病人的血液、含血体液、精液、阴道分泌物，含 HIV 的实验室样本、生物制品、器官等。由于艾滋病的潜伏期很长，HIV 感染者从外表无法辨认，却具有传染性；另外，因艾滋病没有特异的临床表现，病人常到各科（内科、皮肤科、神经科、口腔科等）就医，就诊时不易及时做出正确诊断，所以，医务人员在临床工作中面对更多的是潜在的传染源。在医务人员的工作中，许多情况下并不会直接接触 HIV 感染者的血液、有感染性的体液或含有 HIV 的其他体液而发生职业暴露，因此也不会感染 HIV。例如，在不直接接触血液和感染性体液的情况下给 HIV 感染者或艾滋病病人做常规体检；接触到 HIV 感染者或艾滋病病人的尿液或汗液；关怀 HIV 感染者或艾滋病病人，和他们谈话、握手。

4. 医务人员防护艾滋病要点如下：接触病人时，医护人员需穿隔离衣，戴一次性手套。接触病人之后及另一个病人之前必须洗手。护士操作前应向病人做好解释，取得合作，对不合作的病人或污染危险性较大的操作应由技术熟练的两人配合，操作可尽量集中安排，并严格按照规范操作程序进行。当进行侵入性治疗及护理操作如手术、穿刺、注射等时，要注意使用锐利针具时不要误伤自己。使用注射器时，要保证针头安牢在针管上，采血后不要将注射器针套套回去。有条件的单位最好使用真空采血管及相应蝶形针具等，以保护抽血者不直接接触血液标本。用过的利器必须放到特殊的容器中。如果手套被血液或体液污染，则必须及时更换手套或洗净手套，防止通过污染的手套将病毒传给其他病人；用后的针具置于坚硬的厚塑料容器内，统一消毒毁形处理。

5. 艾滋病防治工作的基本原则是：坚持预防为主、防治结合的方针，建立政府组织领导、部门各负其责、全社会共同参与的机制，加强宣传教育，采取行为干预和关怀救助等措施，实行综合防治。

§22

传染性非典型肺炎、人感染高致病性禽流感和手足口病专题试卷

传染病（communicable disease）是指由病原微生物或寄生虫感染人体后产生的有传染性、在一定条件下造成流行的疾病。传染病的致病因素是病原体，它在人体内发生发展的过程与其他致病因素所造成的疾病有本质上的区别：有病原体，包括病原微生物与寄生虫；有传染性；有流行病学特征；有感染后免疫，如主动免疫。本试卷内容涉及严重急性呼吸综合征（曾称传染性非典型肺炎，SARS）以及人感染高致病性禽流感、手足口病等知识。

一、选择题

【A 型题】

1. 传染性非典型肺炎多以发热为首发症状，体温一般是 （　）
   A. <37.5℃　　B. >37℃　　C. >38.5℃　　D. >38℃　　E. >36.5℃

2. 接触疑似传染性非典型肺炎病人和临床诊断病人的医务人员，脱离隔离区后需进行医学观察的天数为 （　）
   A. 1 周　　B. 8 天　　C. 15 天　　D. 10～14 天　　E. 6 天

3. 《公众预防传染性非典型肺炎指导原则》指出传染性非典型肺炎最有效的预防措施是 （　）
   A. 生活、工作场所通风　　B. 不与传染性非典型肺炎或疑似传染性非典型肺炎病人接触　　C. 注意个人卫生　　D. 在人群密度高或不通风的场所内戴口罩　　E. 服用中西药物

4. 手足口病的好发季节是 （　）
   A. 1～2 月　　B. 4～7 月　　C. 8～9 月　　D. 10～12 月　　E. 全年

5. 手足口病的多发年龄是 （　）
   A. 5 岁以下　　B. 2 岁以下　　C. 学龄前　　D. 18 岁以下　　E. 各种年龄

【X 型题】

6. 传染性非典型肺炎病人胸片检查可见 （　）
   A. 不同程度的片状、斑片状浸润性阴影　　B. 呈网状改变　　C. 大片状阴影
   D. 常为多叶或双侧改变　　E. 阴影消散吸收较快，肺部阴影与症状体征相符

7. 传染性非典型肺炎病人出院必须具备的标准是 （　）
   A. 体温正常 7 天以上　　B. 呼吸系统症状明显改善　　C. X 线胸片有明显吸收
   D. 心功能恢复正常　　E. 肝功能基本正常

8. 传染性非典型肺炎的传播方式为 （　）
   A. 短距离空气飞沫　　B. 接触病人呼吸道分泌物　　C. 密切接触　　D. 性传播

E. 血液传播

9. 人感染高致病性禽流感流行病学接触史是指 （　　）
   A. 发病前 1 周内曾到过疫点　　　B. 有病死禽接触史　　　C. 与被感染的禽或其分泌物、排泄物等有密切接触　　　D. 与人感染高致病性禽流感病人有密切接触　　　E. 实验室从事有关禽流感病毒研究

10. 能够灭活肠道病毒的因素有 （　　）
    A. 胃酸　　　B. 高锰酸钾　　　C. 紫外线照射　　　D. 漂白粉　　　E. 乙醚

二、填空题

1. 传染性非典型肺炎病人发热超过 38.5 ℃者，可使用解热镇痛药，但儿童忌用阿司匹林，因该药有可能引起_____。

2. 传染性非典型肺炎的主要传播途径包括_____、_____、_____。

3. 与传染性非典型肺炎病人有接触史者，应进行医学观察或隔离，一般为_____天。

4. 棉纱口罩更换的时限为_____小时。

5. 人感染高致病性禽流感的主要传播途径是_____。

6. 手足口病主要是由_____引起的传染病。

7. 手足口病主要的侵犯部位是_____、_____、_____、_____ 4 个部位。

8. 手足口病皮肤损害的"四不特征"是_____、_____、_____、_____。

9. 手足口病的皮疹"四不像"是指，不像_____、不像_____、不像_____、不像_____。

三、判断题

1. 传染性非典型肺炎病人早期不能用抗病毒药。 （　　）

2. 传染性非典型肺炎病区空气消毒可用 0.5％过氧乙酸喷雾。 （　　）

3. 传染性非典型肺炎的潜伏期病人和恢复期病人均有很强的传染性。 （　　）

4. 成年人感染手足口病后多不发病，但能够传播病毒。 （　　）

5. 手足口病患儿的衣物、玩具等用品可用煮沸或紫外线照射进行消毒。 （　　）

四、名词解释

1. 传染性非典型肺炎
2. 人感染高致病性禽流感疫区

五、简答题

1. 简述传染性非典型肺炎的症状和体征。
2. 简述重症传染性非典型肺炎的诊断标准。
3. 试述传染性非典型肺炎的预防。

4. 何谓人感染高致病性禽流感?

5. 试述人感染高致病性禽流感的主要临床表现。

6. 简述人感染高致病性禽流感的并发症。

7. 试述手足口病的临床诊断要点。

8. 试述托幼机构及小学等集体单位对手足口病的预防控制措施。

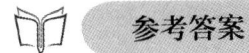 参考答案

一、选择题

【A 型题】

题序	1	2	3	4	5
答案	D	D	A	B	A

【X 型题】

题序	6	7	8	9	10
答案	ABCD	ABC	ABC	ABCDE	BCD

二、填空题

1. Reye 综合征

2. 近距离飞沫传播　　接触传播　　实验室传播

3. 14

4. 4

5. 呼吸道传播

6. 肠道病毒属的柯萨奇病毒

7. 手　　足　　口　　臀

8. 不痛　　不痒　　不结痂　　不结瘢

9. 蚊虫咬　　药物疹　　口唇牙龈疱疹　　水痘

三、判断题

题序	答案	解　　析
1	×	传染性非典型肺炎病人目前尚无特异性治疗。与其他病毒感染一样,抗菌药物治疗无效。

题序	答案	解　析
2	√	传染性非典型肺炎时期用的消毒液是：①84 消毒液，在家庭整个地面进行消毒。②应用高度白醋进行熏烤，净化空气，防止细菌传染。③过氧乙酸消毒液喷洒家具等用品进行消毒。
3	×	传染性非典型肺炎的潜伏期病人起病急，传染性强，以发热为首发症状，可有畏寒；传染性非典型肺炎治愈后一般不会传染给周围人群，但是有再次感染的可能性。因为传染性非典型肺炎属于一种病毒感染，根据冠状病毒类的属性，感染后并不会有持久的抗体，所以传染性非典型肺炎治愈后仍会有可能再次被传染。
4	√	手足口病是由多种肠道病毒引起的常见传染病，以婴幼儿发病为主，少年儿童和成人感染后多不发病，但可以传播疾病。
5	√	手足口病病人生活用品可采用以下方法消毒：耐热物品用 65 ℃以上的热水浸泡 30 分钟或者煮沸 3 分钟；污染的玩具、桌椅和衣物等使用含氯的消毒剂（84 消毒液或漂白粉）浸泡（浓度按使用说明）。孩子的痰、唾液和粪便、擦拭用纸等都最好倒入适量消毒剂，搅拌消毒后再倒入厕所。

四、名词解释

1. 传染性非典型肺炎：传染性非典型肺炎（infectious atypical pneumonia，IAP）医学规范名称为严重急性呼吸综合征（severe acute respiratory syndrome，SARS），是由 SARS 冠状病毒引起的急性呼吸系统传染病，主要通过短距离飞沫、接触病人呼吸道分泌物及密切接触传播。临床上以急性起病、发热、头痛、肌肉酸痛、乏力、干咳少痰为特征，严重者出现气促或呼吸窘迫。

2. 人感染高致病性禽流感疫区：是指高致病性禽流感疫点周围半径 3 km 的范围。

五、简答题

1. 传染性非典型肺炎的症状与体征如下：起病急，以发热为首发症状，体温一般>38 ℃，偶有畏寒；可伴有头痛、关节酸痛、肌肉酸痛、乏力、腹泻；常无上呼吸道卡他症状；可有咳嗽，多为干咳、少痰，偶有血丝痰；可有胸闷，严重者出现呼吸加速、气促，或明显呼吸窘迫。肺部体征不明显，部分病人可闻少许湿啰音，或有肺实变体征。

2. 符合以下 5 项标准中的一种即可诊断重症传染性非典型肺炎，其 5 项标准是：

   (1) 呼吸困难，呼吸频率>30 次/min。

   (2) 低氧血症，在吸氧 3～5 L/min 条件下，动脉氧分压<70 mmHg，或脉搏容积血氧饱和度（SpO_2）小于 93%，或可诊为急性肺损伤或急性窘迫综合征。

   (3) 多叶肺病变且病变范围超过 1/3 或 X 线胸片显示 48 小时内病灶进展大于 50%。

   (4) 休克或多器官功能障碍综合征。

   (5) 具有严重基础性疾病或合并其他感染或年龄大于 50 岁。

3. 传染性非典型肺炎的预防如下：

   (1) 培养良好的个人健康生活习惯：①保持良好的个人卫生习惯，打喷嚏、咳嗽和清洁鼻子后要洗手。②洗手后用清洁的毛巾和纸巾擦干。③不共用毛巾。④均衡饮食、根据气候增减衣服，定期运动，充分休息。⑤减轻压力和避免吸烟，以增强抵抗力。

（2）确保室内空气流通：①经常打开所有窗户，使空气流通。②保持空调的良好性能，并经常清洗隔尘网。③避免前往空气流通不畅、人口密集的公共场所。

4. 人感染高致病性禽流感是甲型禽流感病毒引起的一种禽类疾病。近年已确定可直接感染人类引起疾病，严重者可因并发症导致病人死亡，称为人感染高致病性禽流感。根据我国传染病防治法本病列为乙类传染病，并应采取甲类传染病的预防、控制措施。

5. 人感染高致病性禽流感的潜伏期一般为 1～7 天。人类感染禽流感病毒后可引起轻重不同的临床表现，轻者仅有普通的感冒症状。重症病人一般均为 H5N1 亚性病毒感染，急性起病，持续高热在 39 ℃以上，可伴有流涕、鼻塞、咳嗽、咽痛、头痛、肌肉酸痛和全身不适。部分病人可有恶心、腹痛、腹泻、稀水样便等消化道症状。

重症病人病情发展迅速，几乎所有病人都有临床表现明显的肺炎，可出现急性肺损伤、急性呼吸窘迫综合征（ARDS）、肺出血、胸腔积液、全血细胞减少、多器官衰竭、休克及 Reye 综合征等多种并发症。可继发细菌感染，发生败血症。发病 1 周内很快进展为呼吸窘迫，肺部有实变体征，随即发展为呼吸衰竭，大多数病例终至死亡。

6. 人感染高致病性禽流感进展快、预后差，可出现急性呼吸窘迫综合征、肺出血、胸腔积液、全血细胞减少、肾衰竭、败血症、休克及 Reye 综合征等多种并发症。病人常死于严重呼吸衰竭。

7. 手足口病的临床诊断要点如下：

（1）以发热、手、足、口、臀部出现斑丘疹、疱疹为主要表现，可伴有上呼吸道感染症状。

（2）部分病例仅表现为手、足、臀部皮疹或疱疹性咽峡炎。

（3）重症病例可出现神经系统受累、呼吸及循环衰竭等表现，实验室检查可有末梢血白细胞增高、血糖增高及脑脊液改变，脑电图、磁共振、胸部 X 线检查可有异常。

8. 托幼机构及小学等集体单位对手足口病的预防控制措施如下：

（1）本病流行季节，教室和宿舍等场所要保持良好通风。

（2）每天对玩具、个人卫生用具、餐具等物品进行清洗消毒。

（3）进行清扫或消毒工作（尤其清扫厕所）时，工作人员应戴手套。清洗工作结束后应立即洗手。

（4）每天对门把手、楼梯扶手、桌面等物体表现用漂白粉等进行擦拭消毒。

（5）教育指导儿童养成正确洗手的习惯。

（6）每天进行晨检，发现可疑患儿时，采取及时送诊、居家休息的措施。对患儿所用的物品要立即进行消毒处理。

（7）患儿增多时，要及时向卫生和教育部门报告。根据疫情控制需要教育和卫生部门可决定采取托幼机构或小学放假措施。

临床医技学科
综合试卷

临床医技学是一门应用现代医疗技术诊断和治疗疾病的临床学科，其涉及内容非常广泛。本书选择心电图诊断学、影像诊断学和介入放射学作为代表内容，其中影像诊断学包括超声诊断、X线诊断、CT诊断和MRI诊断。随着医学影像设备、计算机技术和其他高新技术的迅猛发展，各种医学成像技术、心电信息技术等更趋成熟和丰富，学科内容将日趋广泛和复杂，涉及人体各个器官和部位。

§23.1　临床医技学科综合试卷（一）

一、选择题

【A 型题】

1. 临床拟诊为肝管结石，下列哪种成像技术为首选　　　　　　　（　　）
   A. CT　　B. MRI　　C. CTA　　D. DSA　　E. MRA

2. X线照片上所指的关节间隙，代表解剖学上的　　　　　　　　（　　）
   A. 关节腔　　B. 关节囊　　C. 关节软骨　　D. 关节囊和关节腔　　E. 关节腔和关节软骨

3. 骨质疏松的病理基础是　　　　　　　　　　　　　　　　　　（　　）
   A. 骨有机成分减少，钙盐增加　　B. 骨有机成分增加，钙盐减少　　C. 骨有机成分正常，钙盐增加　　D. 骨有机成分正常，钙盐减少　　E. 骨有机成分和钙盐均减少

4. 脊柱结核的好发部位是　　　　　　　　　　　　　　　　　　（　　）
   A. 颈椎　　B. 胸椎　　C. 腰椎　　D. 胸腰交界区　　E. 骶、尾椎

5. 从一种成熟组织或细胞转变为另一种同类型组织或细胞的过程称为　（　　）
   A. 间变　　B. 发育不良　　C. 增生　　D. 化生　　E. 癌形成

6. DIC 指的是　　　　　　　　　　　　　　　　　　　　　　　（　　）
   A. 心、肝、肾等重要器官中有较多的血栓形成　　B. 全身小动脉内有广泛性的血栓形成　　C. 全身小静脉内有广泛的血栓形成　　D. 小动脉和小静脉内均有广泛性的血栓形成　　E. 微循环内有广泛的微血栓形成

7. 细菌性痢疾通常属于　　　　　　　　　　　　　　　　　　　（　　）
   A. 纤维素性炎症　　B. 化脓性炎症　　C. 卡他性炎症　　D. 浆液性炎症　　E. 出血性炎症

8. 乳腺单纯癌是指　　　　　　　　　　　　　　　　　　　　　（　　）
   A. 分化好的癌　　B. 预后好的癌　　C. 恶性程度低的癌　　D. 较晚发生转移的癌

E. 分化较差的腺癌

9. 恶性淋巴瘤是 （ ）

A. 发生于淋巴结的恶性肿瘤 　　B. 发生于骨髓的原始造血细胞恶性肿瘤 　　C. 主要是淋巴结反应性增生形成的肉芽肿 　　D. 主要是淋巴窦上皮反应性增生形成的恶性肉芽肿 　　E. 原发于淋巴结和结外淋巴组织的恶性肿瘤

10. 用于化学法检测尿液，如尿中含高浓度维生素 C，对下列哪项不产生负干扰 （ ）

A. 血红蛋白 　　B. 胆红素 　　C. 亚硝酸盐 　　D. pH 　　E. 葡萄糖

11. 以下关于尿糖的形成与机制的叙述错误的是 （ ）

A. 动脉血通过入球微动脉进入肾小球 　　B. 血中葡萄糖大部分通过滤过膜 　　C. 未被重吸收的糖，出现在尿中形成尿糖 　　D. 尿糖浓度与血糖浓度增高成正比 　　E. 葡萄糖是否出现于尿中主要取决于血糖浓度、肾血流量及肾糖阈 3 个因素

12. 人类的主要组织相容性抗原是 （ ）

A. H-2 　　B. HLA 　　C. RLA 　　D. m-H 　　E. DLA

13. 谷丙转氨酶不是 （ ）

A. GPT 　　B. ALT 　　C. AST 　　D. 丙氨酸氨基转移酶 　　E. 谷氨酸丙酮酸转移酶

14. 放射照射量的国际单位是 （ ）

A. C/kg 　　B. J/kg 　　C. Gy 　　D. Sv 　　E. Bq

15. 体外检测诊断用的核仪器是 （ ）

A. 放射性活度计 　　B. 脏器功能测定仪 　　C. 单光子发射型计算机断层（SPECT） 　　D. 正电子发射型计算机断层（PET） 　　E. γ 闪烁计数器

16. 放射免疫测定的基本原理是 （ ）

A. 放射性标记抗原与限量的特异抗体进行结合反应 　　B. 标准抗原与限量的特异抗体进行结合反应 　　C. 放射性标记抗体及过量抗体与抗原非竞争性结合反应 　　D. 放射性标记抗原与过量的特异抗体进行结合反应 　　E. 放射性标记抗原和非标记抗原与限量的特异性抗体进行竞争结合反应

17. ECT 与 X-CT 成像原理最大的区别是 （ ）

A. 计算机不一样 　　B. 放射源不一样 　　C. 影像灵敏度不一样 　　D. 成像速度不一样 　　E. 价格不一样

18. 放射性核素显像技术的优势是 （ ）

A. 影像分辨率高 　　B. 价格便宜 　　C. 可显示脏器功能 　　D. 无辐射损害 　　E. 可断层显像

19. 如果要了解脏器或四肢周围血管的情况，通常选择的超声检查仪器为 （ ）

A. M 型 　　B. D 型 　　C. A 型 　　D. B 型 　　E. B+D 型

20. 进行胆道或胃肠道疾病超声检查时，通常要求病人禁食时间为 （ ）

A. 24 小时 　　B. 20 小时 　　C. 12 小时 　　D. 8 小时 　　E. 4 小时

【B 型题】

问题 21～23

A. 碘化油

B. 碘番酸

C. 碘苯酯

D. 泛影葡胺

E. 胆影葡胺

21. 口服胆囊造影选用　　　　　　　　　　　　　　　　（　　）

22. 静脉尿路造影选用　　　　　　　　　　　　　　　　（　　）

23. 脊髓造影选用　　　　　　　　　　　　　　　　　　（　　）

问题 24～26

A. 铁锈色痰

B. 粉红色泡沫痰

C. 大量脓痰

D. 白色黏液泡沫状痰

E. 红棕色黏稠痰

24. 大叶性肺炎可出现　　　　　　　　　　　　　　　　（　　）

25. 支气管扩张可出现　　　　　　　　　　　　　　　　（　　）

26. 肺水肿可出现　　　　　　　　　　　　　　　　　　（　　）

问题 27～28

A. 机械阻挡与排菌作用

B. 生物拮抗作用

C. 呼吸爆发作用

D. 保护中枢神经的作用

E. 保护胎儿的作用

27. 正常菌群具有　　　　　　　　　　　　　　　　　　（　　）

28. 血-脑脊液屏障具有　　　　　　　　　　　　　　　　（　　）

问题 29～30

A. 骨髓

B. 胸腺

C. 法氏囊

D. 周围免疫器官

E. 淋巴结

29. 各种免疫细胞的发源地为　　　　　　　　　　　　　（　　）

30. 成熟淋巴细胞定居的部位为　　　　　　　　　　　　（　　）

问题 31～32

    A. 尿中发现

    B. 血中发现

    C. 两者均能

    D. 两者均否

31. 微丝蚴可在   (   )

32. 钩虫卵可在   (   )

问题 33～35

    A. 骨质破坏

    B. 骨质增生

    C. 两者均有

    D. 两者均无

33. 骨结核有   (   )

34. 骨巨细胞瘤有   (   )

35. 慢性化脓性骨髓炎有   (   )

【X 型题】

36. 下列哪些因素可能与自身免疫性疾病有关   (   )

    A. 微生物感染　　B. 环境因素　　C. 基因缺陷　　D. 遗传因素　　E. 激素水平异常

37. 与 X-CT 比较，SPECT、局部脑血流显像诊断缺血性脑病的优势在于诊断   (   )

    A. TIA　　B. 腔隙性脑梗死　　C. 超过 48 小时的脑梗死灶　　D. 48 小时以内的脑梗死灶　　E. 对脑瘤术后肿瘤复发与瘢痕形成的鉴别诊断

38. 慢性支气管炎可导致   (   )

    A. 支气管扩张症　　B. 肺气肿　　C. 支气管腔狭窄　　D. 肺癌　　E. 肺出血性梗死

39. 阴道结节可见于   (   )

    A. 绒毛膜上皮癌　　B. 良性葡萄胎　　C. 恶性葡萄胎　　D. 正常妊娠　　E. 宫颈癌

40. 胎儿死亡的非特异性指征为   (   )

    A. 羊水混浊　　B. 大脑镰消失　　C. 脑室扩大　　D. 双顶径缩小　　E. 胎头双环轮廓

二、填空题

1. B 超诊断甲状腺瘤的依据除内部回声光点均匀外，还具备有_____。

2. 最早妊娠的超声表现为_____，并可见_____。

3. 超声导向穿刺时常选择距皮肤最近区为进针路，且靶标前方有_____覆盖，又无_____存在。

4. 免疫系统的三大功能是_____、_____和_____。

5. 甲型肝炎病毒的主要传播途径是_____。

6. 乙型肝炎病毒属于嗜肝_____病毒。

7. 泌尿系功能测定（肾图）的主要应用意义在于了解_____和_____情况。

8. 急性心肌梗死做核医学显像检查，检出率最高的时间是在发病后_____小时。

9. 肾盂肾炎是_____炎症，伤寒是_____炎症。

三、判断题

1. 肠上皮化生常见于慢性萎缩性胃炎。　　　　　　　　　　　（　　）

2. 血栓形成对机体毫无益处。　　　　　　　　　　　　　　　（　　）

3. 大肠埃希菌是正常菌群，不会引起腹泻。　　　　　　　　　（　　）

4. 超敏反应实质上是一种异常的或病理性的免疫反应。　　　　（　　）

5. 60岁以上老人红细胞沉降率可以增快。　　　　　　　　　　（　　）

四、名词解释

1. DSA

2. 不完全再生

3. 栓子

4. 菌落

5. 居里

五、简答题

1. 试述非血管性介入治疗技术主要包含的内容。

2. 何谓萎缩？简述病理性萎缩常见的类型，请各举一例说明。

3. 何谓猝死？常见于哪些疾病？

4. 病毒的致病作用包括哪几个方面？

5. 试述肝肿块介入超声的适应证。

一、选择题

【A 型题】

题序	1	2	3	4	5	6	7	8	9	10	11
答案	A	E	E	D	D	E	A	E	E	D	B
题序	12	13	14	15	16	17	18	19	20		
答案	B	C	A	E	E	B	C	E	D		

【B 型题】

题序	21	22	23	24	25	26	27	28	29	30
答案	B	D	C	A	C	B	B	D	A	D

【C 型题】

题序	31	32	33	34	35
答案	C	D	A	A	C

【X 型题】

题序	36	37	38	39	40
答案	ABCDE	ADE	ABC	ACE	ABDE

二、填空题

1. 完整的纤维包膜
2. 子宫增大　　孕囊
3. 正常组织　　大血管
4. 免疫防御　　免疫自稳　　免疫监视
5. 消化道
6. DNA
7. 分肾功能　　上尿路通畅
8. 12～72
9. 化脓性　　增生性

三、判断题

题序	答案	解析
1	√	慢性胃炎时，胃黏膜上皮转变为含有帕内特细胞或杯状细胞的小肠或大肠黏膜上皮组织，称为肠上皮化生（简称肠化生），是一种比较常见的现象，特别是在高龄人更为多见。肠上皮化生常常合并于慢性胃炎，特别是慢性萎缩性胃炎。由于胃病检查技术的发展，特别是胃镜的应用，早期胃癌的大量发现与研究，认为胃黏膜肠上皮化生与胃癌有密切关系。
2	×	血栓对机体的不利影响是可以导致血管堵塞，以及血管发生栓塞或者心脏瓣膜变形，严重的时候还可以引起身体内的广泛出血。有一部分血栓形成，能够对破裂口有修补的作用，比如胃和十二指肠球部的溃疡，当血栓形成之后，可以阻止溃疡逐步的发展。
3	×	大肠埃希菌感染后会出现腹胀腹泻、水样便、尿急、尿频、发热等症状。大肠埃希菌是肠道之中的一种正常菌群，是属于条件致病菌，在肠道菌群平衡的状态下，是不会引起肠胃系统方面症状。在出现肠道菌群失衡时由于肠道中的有害细菌会大量滋生，大肠埃希菌就会对肠道系统造成一定的影响，从而诱发消化系统方面的症状。大肠埃希菌在对肠道系统造成侵犯时，会引起小肠分泌方面的功能紊乱，对于肠黏膜组织却不会造成侵袭，这时病人会因为小肠吸收分泌紊乱，会出现腹胀、腹泻等症状。
4	√	超敏反应（hypersensitivity）又称变态反应，是异常的、过高的免疫应答，即机体与抗原性物质在一定条件下相互作用，产生致敏淋巴细胞或特异性抗体，如与再次进入的抗原结合，可导致机体生理功能紊乱和组织损害的免疫病理反应。
5	√	老年人特别是60岁以上的高龄者，多因纤维蛋白原的增高而致红细胞沉降率增快。在病理情况中可见于各种炎症（急慢性炎症，如结核、结缔组织病、风湿热等），组织损伤和坏死，也可短期增加。恶性肿瘤中，尤其是恶性程度高，增长迅速肿瘤更明显，多种高球蛋白血症均可见红细胞沉降率增快。

四、名词解释

1. DSA：是数字减影血管造影（digital subtraction angiography）的英文缩写。它应用计算机处理数字化影像信息技术，以消除骨骼和软组织影像，突出显示血管影像。分为动脉法和静脉法 DSA 两种，前者血管显影较清晰，对比剂用量较少，但需行动脉内导管术，病人有一定的痛苦。

2. 不完全再生：组织缺损后，不能通过原组织的再生恢复原来的结构与功能，而由纤维结缔组织代之，称为不完全再生。

3. 栓子：引起血管栓塞的异常物质称为栓子。常见的栓子有血栓性栓子、脂肪栓子、空气栓子、细菌栓子和羊水栓子等。

4. 菌落：一个细菌在固定点上生长繁殖所形成的肉眼可见的细菌集团，称为菌落。一个菌落上全部细菌是一个细菌的后代。

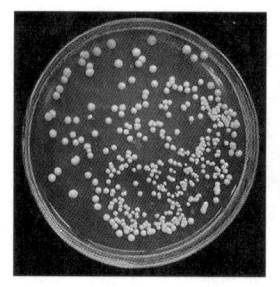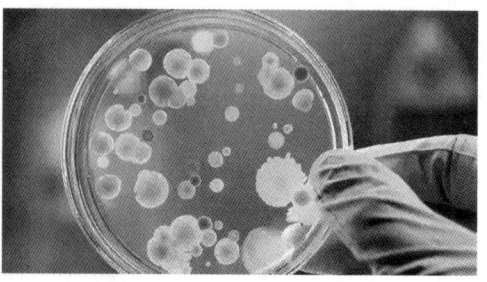

菌落示意图

5. 居里（Ci）：放射性活度单位，放射性核素每秒钟衰变 3.7×10^{10} 次，其放射性活度为 1 Ci。

五、简答题

1. 非血管性介入治疗主要内容包含：①穿刺活检术。②抽吸引流术。③结石处理。④椎间盘突出治疗。⑤立体定位 γ 刀治疗等。

2. 萎缩是指发育正常的器官、组织或细胞的体积缩小或数目减少。常见的病理性萎缩有：①营养不良性萎缩，如脑动脉硬化时大脑萎缩。②去神经性萎缩，如脊髓灰质炎下肢萎缩。③失用性萎缩，如骨折后长期固定导致肌肉萎缩。④压迫性萎缩，如肾盂积水。⑤内分泌性萎缩，如绝经后子宫的萎缩。

3. 猝死又称急死，是指平日似乎健康的人，由于潜在性疾病或功能障碍而突然出人意料地非暴力死亡。引起猝死常见的疾病有冠心病、心肌病、心脏瓣膜病、动脉瘤、羊水栓塞、脑出血、脑血管畸形、蛛网膜下腔出血、急性出血性胰腺炎和异位妊娠内出血等。

4. 病毒的致病作用包括以下几个方面：①溶细胞感染。②稳定状态感染。③携带状态感染。④恶性转化。

5. 肝肿块介入超声的适应证有：①肝内局灶病变或弥漫性实质占位病变性质不明者。②肝肿瘤放射治疗或化学治疗前的确诊。③临床疑为肝癌而声像图不典型者。④肝内转移病灶，原发部位不明者。

§23.2 临床医技学科综合试卷（二）

一、选择题

【A 型题】

1. 药物在血浆中与血浆蛋白结合后，下述正确的是 （　　）

　A. 药物作用增强　　B. 药物代谢加快　　C. 药物排泄加快　　D. 暂时失去药理活性
　E. 药物转运加快

2. 普鲁卡因青霉素之所以能长效，是因为 （　　）

　A. 改变了青霉素的化学结构　　B. 抑制排泄　　C. 减慢了吸收　　D. 延缓分解
　E. 加进了增效剂

3. 应用乙醚麻醉前给予阿托品，其目的是 （　　）

　A. 协助松弛骨骼肌　　B. 防止休克　　C. 解除胃肠道痉挛　　D. 减少呼吸道腺体分

泌　　E. 镇静作用

4. 具有"分离麻醉"作用的新型全身麻醉药是　　　　　　　　　　　　　　　（　　）

　　A. 甲氧氟烷　　　B. 硫喷妥钠　　　C. 氯胺酮　　　D. γ-羟基丁酸　　　E. 普鲁卡因

5. 儿童及青少年病人长期应用抗癫痫药苯妥英钠时容易发生的不良反应是　　　　（　　）

　　A. 嗜睡　　　B. 齿龈增生　　　C. 心动过速　　　D. 过敏　　　E. 记忆力减退

6. 下列降压药最易引起直立性低血压的是　　　　　　　　　　　　　　　　　　（　　）

　　A. 利血平　　　B. 甲基多巴　　　C. 胍乙啶　　　D. 氢氯噻嗪　　　E. 可乐定

7. 普鲁卡因水溶液的不稳定性是因为下列哪种结构易被氧化　　　　　　　　　　（　　）

　　A. 酯键　　　B. 苯胺基　　　C. 二乙胺　　　D. N-乙基　　　E. 苯基

8. 血型是指　　　　　　　　　　　　　　　　　　　　　　　　　　　　　　　（　　）

　　A. ABO 血型　　　B. 红细胞血型　　　C. 人体血液各成分的遗传多态性标记　　　D. 白细

　　胞血型　　　E. 血小板血型

9. ABO 不合新生儿溶血病患儿换血首选　　　　　　　　　　　　　　　　　　　（　　）

　　A. O 型红细胞＋AB 型血浆　　　B. 与病人同型的全血　　　C. AB 型红细胞＋O 型血浆

　　D. 与母亲同型的全血　　　E. O 型洗涤红细胞＋AB 型血浆

10. 非溶血性发热性输血反应首先考虑　　　　　　　　　　　　　　　　　　　　（　　）

　　A. Rh 血型不合　　　B. ABO 血型不合　　　C. 血小板抗原抗体所致　　　D. 白细胞抗原

　　抗体所致　　　E. 血浆蛋白所致

11. ACD 保养液保存全血于 4 ℃～6 ℃至 21 天，红细胞在体内存活率为　　　　　（　　）

　　A. 50%　　　B. 60%　　　C. 70%　　　D. 80%　　　E. 90%

12. 输血相关移植物抗宿主病易发生于　　　　　　　　　　　　　　　　　　　　（　　）

　　A. 肺炎病人输血后　　　B. 再生障碍性贫血病人输血后　　　C. 严重免疫缺陷性疾病输

　　血后　　　D. 溶血性贫血病人输血后　　　E. 白血病病人输血后

13. 以下哪项不是磁疗的作用　　　　　　　　　　　　　　　　　　　　　　　　（　　）

　　A. 提高痛阈，镇痛作用　　　B. 改善血循环，促进渗出液吸收，消肿作用　　　C. 使血

　　管壁通透性增高，促进炎症产物排泄，有消炎作用　　　D. 磁化水有排石作用

　　E. 磁屏障作用

14. 徒手肌力检查最适合　　　　　　　　　　　　　　　　　　　　　　　　　　（　　）

　　A. 脑瘫病人　　　B. 脑卒中病人　　　C. 周围神经损伤病人　　　D. 帕金森病病人

　　E. 脑外伤后遗症病人

15. 以下哪一种不是组织损伤所产生的化学性刺激物质　　　　　　　　　　　　　（　　）

　　A. 组胺　　　B. 5-羟色胺　　　C. 吗啡　　　D. 缓激肽　　　E. 乙酰胆碱

16. 高压氧治疗的含义是　　　　　　　　　　　　　　　　　　　　　　　　　　（　　）

　　A. 在常压下呼吸纯氧　　　B. 在超过常压的环境下吸 50% 以下浓度的氧气　　　C. 在超

　　过 1 个大气压的密闭环境下，呼吸高浓度的氧气以治疗疾病的一种方法　　　D. 在一个

　　绝对压的环境下吸入氧气与二氧化碳的混合气体　　　E. 在高压环境下吸入空气

17. 高压氧治疗时临床上常用的压力单位是 （ ）
    A. 大气压　　B. 表压　　C. 绝对压　　D. 附加压　　E. 氧压

18. 高压氧下血氧含量增加，主要是由于 （ ）
    A. 氧合血红蛋白的亲和力增加　　B. 血浆中物理溶解氧增加　　C. 血液中游离氧增加　　D. 结合氧的离解减少　　E. 机体耗氧量减少

19. 高压氧治疗的绝对禁忌证是 （ ）
    A. 肺结核　　B. 有颅骨缺损者　　C. 未经处理的气胸　　D. 收缩压＞150 mmHg
    E. 体温＞38 ℃

20. 高压氧治疗一氧化碳中毒的主要机制是 （ ）
    A. 血浆中物理溶解氧量增加　　B. 血液中结合氧量增加　　C. 血液中血红蛋白增加
    D. 氧和血红蛋白的亲和力增加　　E. 机体的摄氧能力增强

【B 型题】
问题 21～22
    A. 稳定溶酶体膜
    B. 抑制 DNA 的合成
    C. 抑制形成
    D. 抑制细菌
    E. 杀灭细菌

21. 糖皮质激素类抗炎作用的机制是 （ ）

22. 氟喹诺酮类抗菌作用的机制是 （ ）

问题 23～24
    A. 增加疗效，延长作用
    B. 增加超敏反应的可能性
    C. 促使青霉素失效
    D. 析出沉淀
    E. 促使普鲁卡因水解失效

23. 青霉素 G 与普鲁卡因注射液肌内注射的结果是 （ ）

24. 青霉素 G 与酸性注射液配伍的结果是 （ ）

问题 25～27
    A. 全血
    B. 浓缩红细胞
    C. 血浆
    D. 洗涤红细胞
    E. 冷冻红细胞

25. 老人和小孩贫血输血宜选 （ ）

26. 自身免疫性溶血性贫血输血宜选 （ ）

27. 稀有血型输血和自身输血宜选 （ ）

问题 28～30

A. 神经纤维轻度损伤

B. 神经轴突严重破坏

C. 神经纤维断裂

D. 神经髓鞘断裂

E. 神经实质无明显变化

28. 尺神经轻度损伤时 （ ）

29. 神经失用时 （ ）

30. 三叉神经痛时 （ ）

【C 型题】

问题 31～32

A. 溶血性输血反应

B. 非溶血性发热性输血反应

C. 两者均可

D. 两者均否

31. ABO 血型不合可致 （ ）

32. 白细胞抗原抗体反应可致 （ ）

问题 33～35

A. 鼓膜气压伤

B. 氧中毒

C. 两者均是

D. 两者均否

33. 高压氧舱加压时可能发生的并发症是 （ ）

34. 在 0.3～0.4 MPa 以上的环境中吸空气时可能发生的并发症是 （ ）

35. 在大于 0.25 MPa 环境下进行高压氧治疗可能发生的并发症是 （ ）

【X 型题】

36. Rh 抗体极少自然产生（抗 E、抗 C^W 除外），但可因以下哪些原因产生 （ ）

A. 免疫注射　　B. 输血　　C. 药物　　D. 妊娠　　E. 过敏

37. 成分输血的优点是 （ ）

A. 减少输血反应　　B. 减少病人心脏负担　　C. 提高治疗效果　　D. 节约血源

E. 减低输血传染病的发生

38. 能引起高脂血症的药物有 （ ）

A. 噻嗪类利尿药　　B. 普萘洛尔　　C. 红霉素　　D. 维生素 B_1　　E. 安妥明

39. 阿霉素的毒性有 （ ）

A. 迟发性心肌损害　　B. 非特异性心肌病　　C. 胃肠道反应　　D. 蛋白尿

E. 耳毒性

40. 肌力检查的禁忌证有 （ ）

A. 严重疼痛　　B. 严重关节积液、红肿　　C. 关节极不稳定　　D. 软组织损伤刚愈
合　　E. 骨折愈合后

二、填空题

1. 长期大量服用氢氯噻嗪可产生 _____，故与洋地黄等强心苷配伍使用时可诱发_____。

2. 给予糖皮质激素时，对于合并有慢性感染的病人，必须合用_____，其理由是防止_____。

3. 生物利用度是指_____；测定方法包括_____、_____两种。

4. 自身输血方式包括_____、_____和_____。

5. 受血者配血试验的血液标本必须是输血前_____天之内的。血液发出后，受血者和供血者的血样标本保存于 2 ℃～6 ℃冰箱至少_____天，以便对输血不良反应追查原因。

6. 引起燃烧的三要素是_____、_____、_____。

三、判断题

1. 起浊是指非离子型增溶剂的水溶液加热到一定温度时，可由澄明变混浊甚至分层，冷却后又恢复至澄明的现象。 （ ）

2. 冬虫夏草属动物类加工中药。 （ ）

3. 骨质疏松症的特征表现为低骨量、骨组织结构破坏、骨脆性增加、易骨折。 （ ）

4. 紫外线照射不但可以治疗急性浅表性炎症，还可以治疗系统性红斑狼疮、急性湿疹。
（ ）

5. DIC 病人出现贫血的主要原因是因大量出血后血液稀释所致。 （ ）

四、名词解释

1. 拮抗作用
2. 首关效应
3. ABO 反定型
4. 功能性电刺激
5. 标准大气压

五、简答题

1. 试述中草药学的定义。
2. 简述新生儿溶血症的发生机制。
3. 简述常用的红细胞制品的临床应用。

4. 何谓康复医学?

5. 氧舱发生火灾时应如何处理?

参考答案

一、选择题

【A 型题】

题序	1	2	3	4	5	6	7	8	9	10	11
答案	D	C	D	C	B	C	B	C	E	D	C
题序	12	13	14	15	16	17	18	19	20		
答案	C	E	C	C	C	C	B	C	A		

【B 型题】

题序	21	22	23	24	25	26	27	28	29	30
答案	A	B	A	C	B	D	E	C	A	E

【C 型题】

题序	31	32	33	34	35
答案	A	B	A	D	B

【X 型题】

题序	36	37	38	39	40
答案	ABD	ABCDE	AB	AB	ABCD

二、填空题

1. 低血钾　心律失常

2. 抗菌药物　感染扩散

3. 药物被吸收入血液循环的速度和程度　尿药浓度测定　血药浓度测定

4. 保存式　稀释式　回收式

5. 3　7

6. 火种　易燃物　高浓度的氧

279

三、判断题

题序	答案	解　　　析
1	√	所谓起浊现象，是指含有聚氧乙烯基的表面活性剂的水溶液加热至一定温度时，则变化为混浊状态，放冷后又可澄明。
2	×	冬虫夏草为麦角菌科真菌冬虫夏草菌 *Cordyceps sinensis*（Berk.）Sacc. 寄生在蝙蝠蛾科昆虫幼虫上的子座和幼虫尸体的干燥复合体。
3	√	骨质疏松症，轻者可无明显症状，随着病情的进展，病人感觉到乏力，腰背容易疼痛，甚至全身骨痛。跌倒、摔落时，更容易发生骨折。严重骨质疏松症，还可导致身体出现驼背等变形情况。骨密度是骨质量的一个重要标志，反映骨质疏松程度，预测骨折危险性的重要依据。
4	×	紫外线照射作用：①杀菌作用。用紫外线照射感染性创面，可直接杀灭病原体或改变微生物生存环境，抑制其生长繁殖。②促进维生素 D 合成作用。这是紫外线辐射皮肤后的重要生理作用，这不仅对佝偻病和软骨症有预防和治疗作用，对预防老年人骨质疏松症也有积极意义。③止痛作用。红斑量紫外线治疗有明显的镇痛效果。④促进伤口愈合作用。紫外线有促进细胞生长、分裂和增殖作用以及改善血液循环、改善组织细胞营养和再生条件的作用等，均有利于伤口的愈合。⑤色素沉着作用。紫外线导致的色素沉着既有利于增强皮肤的耐晒能力，提高对紫外线的抵抗，同时也是治疗白癜风的作用机制。⑥皮肤角质增厚。紫外线照射可促使皮肤角质增厚，最高增厚达 2～3 倍，从而增强皮肤的屏障作用，减少有害化学物质及过敏原渗入皮肤。⑦脱敏作用。在多次紫外线照射下，机体会产生少量组胺，从皮肤中不断进入血液，刺激组胺酶产生，当后者有足够量时，就能分解过敏反应时血中过多的组胺，而起到脱敏作用等。
5	×	DIC 为弥散性血管内凝血的英文缩写，它是很多疾病在发展过程中所出现的一种病理综合征，并不是一个独立的疾病。是在某些致病因子作用下凝血因子或血小板被激活，大量促凝物质入血，从而引起一个以凝血功能失常为主要特征的病理过程。临床主要表现为出血、休克、器官功能障碍及溶血性贫血。

四、名词解释

1. 拮抗作用：是指药物相互作用所引起的药效降低现象，包括竞争性拮抗作用和非竞争性拮抗作用。
2. 首关效应：又称首过效应、第一关卡效应。口服药物在胃肠道吸收后经肝门静脉到肝脏，某些药物能在肝脏中被代谢灭活，即药物第一次通过肝脏时，部分被破坏，使进入血液循环的有效药量减少，此即首关效应。
3. ABO 反定型：是指用已知 ABO 血型的试剂红细胞检查血清中的 ABO 血型抗体。
4. 功能性电刺激：是用电流刺激丧失功能的器官或肢体，以所产生的即时效应来代替或纠正器官或肢体的功能的康复治疗方法。如人工心脏起搏器、刺激膈神经调整呼吸功能、刺激膀胱有关肌肉改善排尿功能、刺激肢体来补偿或纠正肢体功能等。

5. 标准大气压：是指在纬度 45°的海平面上，温度为 0 ℃时，单位面积上所承受大气的压力。此压力值等于 760 mmHg（101.325 kPa），即相当于每平方厘米面积上承受 1.0325 kg 压力，此即称为 1 个标准大气压，又称常压。

五、简答题

1. 中草药学是研究中草药的一门科学，又称生药学。主要研究中草药鉴定的基本知识和基本技能，介绍中草药的来源、采制方法、鉴定特征、化学成分及效用等基本知识。中草药是中药和草药的总称。

2. 新生儿溶血症（HDN）是发生在胎儿或新生儿时期的一种疾病，主要原因是母胎血型不合，孕母体内 IgG 类血型抗体通过胎盘进入胎儿体内，胎儿红细胞被母亲的同种抗体包被。被包被的红细胞在分娩前后加速破坏，使胎儿发生以溶血为主要损害的一种被动免疫性疾病。这种抗体是针对胎儿红细胞上父源性的抗原的。免疫性抗 A、抗 B 和抗 Rh（特别是抗 D）等凡是以 IgG 性质出现的血型抗体，理论上都可引起新生儿溶血病。

3. 常用的红细胞制品及其临床应用如下：①浓缩红细胞和红细胞悬液，已去掉大部分血浆成分，主要作用是增强运氧能力，它适用于各种急性失血，各种慢性贫血，一氧化碳中毒，高钾血症，肝、肾、心功能障碍者，以及小儿和老年人贫血。②洗涤红细胞，经离心去除了绝大部分血浆和 80％白细胞，它仍能增强运氧能力，故可用于对血浆蛋白有超敏反应的贫血病人、自身免疫性溶血性贫血、阵发性睡眠性血红蛋白尿、高钾血症病人及肝、肾功能障碍而需要输血者。③对有反复输血史或妊娠史的病人，由于体内产生白细胞抗体，为避免免疫性发热输血反应，使用少白细胞红细胞较为安全；对器官移植病人，为防止产生白细胞抗体，亦宜用此种红细胞。因为输入血中带有白细胞，对受血者带来很多不良反应，现在主张输注红细胞应尽量去除白细胞。

4. 康复医学是医学的一个重要分支，是促进病、伤、残者康复的医学。它研究有关功能障碍的预防、评定和处理（治疗、训练）等问题。

5. 氧舱起火的处理程序如下：①迅速关闭舱内供气、供氧阀门和电源总开关。②打开排气阀和应急排气阀，拉起安全阀手柄快速减压。③打开舱门，救出病人，进行应急处理。④打开灭火器，将余火熄灭。⑤通知医院相关科室进行抢救（如发生减压病应设法再加压救治）。⑥立即如实报告上级。⑦保护现场。⑧查清起火事故原因。

图书在版编目（ＣＩＰ）数据

医学临床"三基"训练试题集. 医技分册 / 吴钟琪
主编. — 3 版. — 长沙 ： 湖南科学技术出版社，2022.2（2022.12重印）
（医学临床"三基"训练系列丛书）
ISBN 978-7-5710-1090-4

Ⅰ. ①医⋯ Ⅱ. ①吴⋯ Ⅲ. ①临床医学－资格考试－
习题集 Ⅳ. ①R4-44

中国版本图书馆 CIP 数据核字(2021)第 143890 号

医院分级管理参考用书
医学院校师生参考用书
医学继续教育参考用书
YIXUE LINCHUANG " SAN JI " XUNLIAN SHITIJI YIJI FENCE DI SAN BAN
医学临床"三基"训练试题集 医技分册 第三版

主　　编：吴钟琪
出 版 人：潘晓山
责任编辑：李　忠　黄一九
出版发行：湖南科学技术出版社
社　　址：长沙市芙蓉中路一段 416 号泊富国际金融中心
网　　址：http://www.hnstp.com
湖南科学技术出版社天猫旗舰店网址：
　　　　　http://hnkjcbs.tmall.com
邮购联系：0731 – 84375808
印　　刷：长沙鸿发印务实业有限公司
　　　　　（印装质量问题请直接与本厂联系）
厂　　址：长沙市长沙县黄花镇黄花印刷工业园
邮　　编：410137
版　　次：2022 年 2 月第 3 版
印　　次：2022 年 12 月第 2 次印刷
开　　本：740 ㎜×1000 ㎜　1/16
印　　张：18.5
字　　数：415 千字
书　　号：ISBN 978-7-5710-1090-4
定　　价：48.00 元